Hufeland, Christoph Wilhelm

Makrobiotik oder die Kunst das menschliche Leben zu verlängern

In zwei Teilen

Hufeland, Christoph Wilhelm

Makrobiotik oder die Kunst das menschliche Leben zu verlängern

In zwei Teilen

MV-Medizin ist ein Imprint der
Verlagsgruppe MusketierVerlag GmbH, Bremen,

Konsul-Smidt- Straße 92
28217 Bremen
www.musketierverlag.de

ISBN/EAN: 9783968754239

Makrobiotik

oder

die Kunst

das

menschliche Leben

zu verlängern

von

D. Christoph Wilhelm Hufeland,
Königl. Preuß. Staatsrath und Leibarzt.

Süßes Leben! Schöne freundliche Gewohnheit des Daseyns und Wirkens! — von dir soll ich scheiden?

Göthe.

In zwei Theilen.

Sechste verbesserte Auflage.

Stuttgart,
bei A. F. Macklot,
1826.

V o r r e d e.

Das menschliche Leben ist, physisch betrachtet, eine eigenthümliche, animalisch-chemische Operation, eine Erscheinung, durch die Konkurrenz vereinigter Naturkräfte und immer wechselnder Materien bewirkt. — Diese Operation muß, so wie jede andere physische, ihre bestimmten Gesetze, Grenzen und Dauer haben, in so fern sie von dem Maaß der verliehenen Kräfte und Materie, ihrer Verwendung, und manchen andern äußern und innern Umständen abhängt; — aber sie kann, so wie jede physische Operation, befördert oder gehindert, beschleunigt oder retardirt werden. — Durch Festsetzung richtiger Grundsätze über ihr Wesen und Bedürfnisse, und durch Erfahrung, lassen sich die Bedingungen bestimmen, unter welchen dieser Prozeß beschleunigt und verkürzt, oder retardirt und also verlängert werden kann; — es lassen sich hierauf Regeln der diätetischen und medizinischen Behandlung des Lebens, zur Verlängerung desselben, bauen, und es entsteht hieraus eine eigene Wissenschaft, die Makrobiotik, oder die Kunst das Leben zu verlängern, die den Inhalt des gegenwärtigen Buchs ausmacht.

Man darf diese Kunst nicht mit der gewöhnlichen Medizin oder medizinischen Diätetik verwechseln; sie hat andere Zwecke, andere Mittel, andere Grenzen. Der Zweck der Medizin ist Gesundheit, der Makrobiotik hingegen langes Leben; die Mittel der Medizin sind nur auf den gegenwärtigen Zustand und dessen Veränderung berechnet, die der Makrobiotik aber aufs Ganze; dort ist es genug, wenn man im Stande ist, die verlorne Gesundheit wieder herzustellen; aber man fragt dabei nicht, ob durch die Art, wie man die Gesundheit wieder herstellt, das Leben im Ganzen verlängert oder verkürzt wird, welches letztere bei manchen Methoden der Medizin der Fall ist; die Medizin muß jede Krankheit als ein Uebel ansehen, das nicht bald genug weggeschafft werden kann, die Makrobiotik zeigt, daß manche Krankheiten Verlängerungsmittel des Lebens werden können; die Medizin sucht, durch stärkende und andre Mittel, jeden Menschen auf den höchsten Grad seiner physischen Vollkommenheit und Stärke zu erheben, die Makrobiotik aber zeigt, daß es auch hier ein Maximum gibt, und daß ein zu weit getriebener Grad von Stärkung das Mittel werden kann, das Leben zu beschleunigen und folglich zu verkürzen; die practische Medizin ist also, in Beziehung auf die Makrobiotik, nur als eine Hülfswissenschaft zu betrachten, die einen Theil der Lebensfeinde, die Krankheiten, erkennen, verhüten und wegschaffen lehrt, die aber selbst dabei den höhern Gesetzen der Makrobiotik untergeordnet werden muß.

Langes Leben war von jeher ein Hauptwunsch, ein Hauptziel der Menschheit; aber wie verworren, wie widersprechend waren und sind noch jetzt die Ideen über seine Erhaltung und Verlängerung! Der strenge Theolog lächelt über solche Unternehmungen, und fragt: Ist nicht jedem Geschöpf sein Ziel bestimmt, und wer vermag ein Haar breit seiner Länge oder eine Minute seiner Lebensdauer zuzusetzen? Der practische Arzt ruft uns zu: Was sucht ihr nach besondern Mitteln der Lebensverlängerung? Braucht meine Kunst, erhaltet Gesundheit, laßt keine Krankheit aufkommen, und die, welche sich etwa einstellen, heilen; dies ist der einzige Weg zum langen Leben. Der Adept zeigt uns sein Lebenselixir, und versichert, nur, wer diesen verkörperten Lebensgeist fleißig einnähme, könnte hoffen alt zu werden. Der Philosoph sucht das Problem so zu lösen, daß er den Tod verachten, und das Leben durch intensiven Gebrauch verdoppeln lehrt. — Die zahllose Legion von Empirikern und Quacksalbern hingegen, die sich des großen Haufens bemeistert haben, erhält ihn in dem Glauben, daß kein besseres Mittel, alt zu werden, sey, als zur rechten Zeit Ader zu lassen, zu schröpfen, zu purgiren u. s. f.

Es schien mir also nützlich und nöthig, die Begriffe über diesen wichtigen Gegenstand zu berichtigen, und auf gewisse feste und einfache Grundsätze zurückzuführen, wodurch diese Lehre Zusammenhang und systematische Ordnung bekäme, die sie bisher nicht hatte.

Seit acht Jahren ist dieser Gegenstand die Lieblingsbeschäftigung meiner Nebenstunden gewesen, und ich würde mich sehr freuen, wenn sie Andern auch nur halb so viel Unterhaltung und Nutzen schaffen sollte, als sie mir verschafft hat. — Ja selbst in den zeitherigen traurigen und menschenverschlingenden Zeiten fand ich meine beste Tröstung und Aufheiterung darin, an der Aufsuchung der Mittel zur Verlängerung des Lebens zu arbeiten.

Mein Hauptzweck war zwar allerdings der, die Lehre von der Kunst der Lebensverlängerung systematisch zu gründen, und die Mittel dazu anzugeben; aber unvermerkt bekam sie noch einige Nebenzwecke, die ich hier anführen muß, um die Beurtheilung des Ganzen dadurch zu berichtigen. Einmal nämlich schien mir dies der beste Weg zu seyn, um mancher diätetischen Regel ein höheres Interesse und allgemeinere Gültigkeit zu geben, weil ich immer fand, daß es weit weniger Eindruck machte, wenn man sagte, diese oder jene Sache, diese oder jene Lebensweise ist gesund oder ungesund — denn dies ist relativ, hängt von der stärkern oder schwächern Constitution und andern Nebenumständen ab, und bezieht sich auf die unmittelbaren Folgen, die gar oft aussen bleiben, und den Nichtarzt unglaubig an dem ganzen Vorgeben machen; — als wenn man den Satz so stellte: diese Dinge diese Lebensarten verlängern oder verkürzen das Leben; denn dies hängt weniger von Umständen ab, und kann nicht nach den unmittelbaren Folgen beurtheilt werden. — Zweitens wurde diese Arbeit unvermerkt ein Archiv, in welchem ich mehrere meiner Lieblingsideen niederlegte, bei welchem ich mich auch wohl zuweilen mancher kosmopolitischen Digression überließ, und mich freuete, diese Idee an einen so schönen, alles verbindenden Faden, als der Lebensfaden ist, anreihen zu können.

Nach dem Standpunkt, den ich bei Betrachtung meines Gegenstandes nehmen mußte, war es natürlich, daß ich ihn nicht bloß medizinisch, sondern auch moralisch behandelte. Wer kann vom menschlichen Leben schreiben, ohne mit der moralischen Welt in Verbindung gesetzt zu werden, der es so eigenthümlich zugehört? Im Gegentheil habe ich bei dieser Arbeit es mehr als je empfunden, daß sich der

Mensch und sein höherer moralischer Zweck auch physisch schlechterdings nicht trennen lassen, und ich darf es vielleicht dieser Schrift als ein kleines Verdienst anrechnen, daß sie nicht allein die Wahrheit und den Werth der moralischen Gesetze in den Augen Vieler dadurch erhöht, daß sie ihnen die Unentbehrlichkeit derselben auch zur physischen Erhaltung und Verlängerung des Lebens zeigt, sondern daß sie auch mit unwiderleglichen Gründen darthut, daß schon das Physische im Menschen auf seine höhere moralische Bestimmung berechnet ist, daß dieses einen wesentlichen Unterschied der menschlichen Natur von der thierischen macht, und daß ohne moralische Kultur der Mensch unaufhörlich mit seiner eigenen Natur im Widerspruch steht, so wie er hingegen durch sie auch physisch erst der vollkommenste Mensch wird. Wäre ich doch so glücklich, auf diese Weise einen doppelten Zweck zu erreichen, nicht bloß die Menschen gesünder und länger lebend, sondern auch, durch das Bestreben dazu, besser und sittlicher zu machen! Wenigstens kann ich versichern, daß man eins ohne das andere vergebens suchen wird, und daß physische und moralische Gesundheit so genau verwandt sind, wie Leib und Seele. Sie fließen aus gleichen Quellen, schmelzen in eins zusammen, und geben vereint erst das Resultat der veredelten und vollkommensten Menschennatur.

Auch muß ich erinnern, daß dies Buch nicht für Aerzte allein, sondern fürs ganze Publikum bestimmt war, welches mir freilich die Pflicht auflegte, in manchen Punkten weitläuftiger und in manchen kürzer zu seyn, als es für den Arzt nöthig gewesen wäre. — Ich hatte vorzüglich junge Leute dabei zum Zweck, weil ich überzeugt bin, daß in dieser Periode des Lebens vorzüglich auf Gründung eines langen und gesunden Lebens gewirkt werden kann, und daß es eine unverzeihliche Vernachläßigung ist, daß man noch immer bei der Bildung der Jugend diese so wichtige Belehrung über ihr physisches Wohl vergißt. Ich habe daher die Punkte vorzüglich ins Licht gesetzt, die für diese Periode die wichtigsten sind, und überhaupt so geschrieben, daß man das Buch jungen Leuten ohne Schaden in die Hände geben kann, und es würde mir eine unbeschreibliche Freude seyn, wenn man es ihnen nicht allein zum Lesen empföhle, sondern es auch in Schulen zur Belehrung über die wichtigsten Gegenstände unsers physischen Wohls benutzte, die, ich wiederhole es nochmals, auf Schulen gegeben werden muß, denn sie kommt (wie ich leider aus gar zu vielen Erfahrungen weiß) auf Akademien mehrentheils zu spät.

Die Form der Vorlesungen erhielt es dadurch, weil ich drei Sommer hindurch wirklich öffentliche Vorlesungen darüber hielt, und ich glaubte, um so weniger ihm diese Einkleidung nehmen zu müssen, da sie dem Ganzen etwas mehr Annäherndes und Eindrückliches, genug etwas mehr vom mündlichen Vortrag zu geben schien.

Man wird mir es hoffentlich vergeben, daß ich nicht alle Beispiele und Facta mit Citaten belegt habe; aber ich besorgte, das Buch dadurch zu sehr zu vergrößern und zu vertheuern. Doch muß ich erwähnen, daß ich bei den Beispielen des menschlichen Alters aus der Geschichte hauptsächlich Baco Historia vitae et mortis benutzt habe.

Uebrigens will ich im voraus recht gern zugeben, daß manches anders, manches vollständiger, manches besser seyn könnte. Ich bin zufrieden mit der süßen Ueberzeugung, die mir Niemand rauben wird, daß das wenigstens, was ich geschrieben habe, Nutzen stiften kann, ja gewiß Nutzen stiften wird.

Jena, im Julius 1796.

Vorrede
zur zweiten Auflage.

Das Publikum hat dieses Werk mit einer Güte und Theilnahme aufgenommen, die meine höchsten Erwartungen übertroffen hat, und die mir um so erfreulicher war, je vollkommener ich dadurch meinen Wunsch, Nutzen zu stiften, und die Summe von Glück auf Erden zu vermehren, zu erreichen hoffen konnte. Ich statte dafür hierdurch meinen öffentlichen Dank ab, und übergebe mit desto mehr Zuversicht diese zweite Auflage desselben, bei der ich mir alle Mühe gegeben habe, durch eine Menge Zusätze und durch einige ganz neue Artikel: „Haus- und Reiseapotheke" und „über die flanellne Bekleidung," es seiner Vollkommenheit und wahren Zweck immer näher zu bringen.

Jena, den 29. November 1797.

Vorrede
zur dritten Auflage.

Ich übergebe hier dies Buch zum drittenmale dem Publikum, mit dem Wunsche, daß es fortfahren möge, Gutes zu wirken und Nutzen zu stiften, wie bisher.

Es war meine Pflicht, es abermals mit Aufmerksamkeit durchzugehen, und es vollkommner zu machen, und ich habe sie nach Möglichkeit erfüllt.

Im Wesentlichen zwar konnte ich nichts ändern, denn meine Grundsätze und Ueberzeugungen sind noch die nämlichen, die sie vor 18 Jahren waren, da ich dies Buch zu schreiben anfing, und nach meiner Meinung werden die schon damals von mir aufgestellten Hauptideen von Reizung als Grundgesetz alles organischen Lebens, der damit unzertrennlich verbundenen Krafterschöpfung und materiellen Aufreibung, der dadurch eben so nothwendig werdenden Wiederer-

X *

setzung des Verlorenen, und folglich eines beständigen Wechsels der Bestandtheile, eines steten Kampfs der lebenden Natur mit der todten, — ewig die Grundideen für alle Systeme und Behandlungsarten des Lebens bleiben müssen. — Ich hätte leicht das Wort Lebenskraft mit dem der Erregbarkeit vertauschen können, um dem Ganzen mehr den Anstrich von Modernität zu geben, aber ich fand das erste umfassender und zweckmäßiger. — Mit Vergnügen sehe ich, daß die neueste Ansicht, welche die wahre (nicht die schwärmende) Naturphilosophie gibt, im Wesentlichen damit übereinstimmt. Aber für die Bestimmung dieses Buchs wäre es überflüssig und zweckwidrig gewesen, in ihre Tiefen einzugehen, und es hätte dadurch leicht die allgemeine Verständlichkeit verlieren können, die ihm nöthig ist.

Was das Wort „Verlängerung des Lebens" betrifft, was Einigen anstößig gewesen ist, so bitte ich zu bedenken, daß ja hierbei nicht von einer Lebensverlängerung über die Grenzen der Naturmöglichkeit hinaus die Rede ist, noch seyn kann, sondern nur bis zu dem äußersten Ziel derselben, und daß man dies wohl mit eben dem Recht Verlängerung des Lebens nennen kann, als sich Jedermann das Gegentheil davon Verkürzung des Lebens zu nennen erlaubt.

Was die neuen Zusätze betrifft, so nenne ich unter

mehreren nur einige: merkwürdige Beispiele des höchsten Alters — vollständigere Uebersicht desselben nach dem Geschlecht, Lebensarten u. s. w. — die Bemerkungen über das Nachtheilige der physischen und moralischen Weichlichkeit in der Jugend, und ein medizinisches Tischbuch. — Auch habe ich den Text möglichst von ausländischen und technischen Wörtern gereinigt, und die unvermeidlichen erklärt.

Darf ich noch einen Wunsch bei dieser neuen Erscheinung beifügen, so ist es der, daß man doch das Buch mehr als bisher zur Belehrung der Jugend benutzen möchte. — Es wurde ursprünglich für die Jugend geschrieben; die Jugend ist der wahre Zeitpunkt, um Lebensfeinde und Freunde kennen zu lernen, Lebensdauer und Lebensglück zu gründen, und eine dem angemessene Lebensweise einzuleiten. Auch ist dies Buch so geschrieben, daß es ohne allen Nachtheil jungen Leuten in die Hände gegeben, und nicht bloß zum Besten ihrer physischen, sondern auch ihrer moralischen Bildung gelesen werden kann. Nach meiner Ueberzeugung ist der Zeitpunkt vom 14ten Jahre an der schicklichste dazu, besonders um eine gewisse Ausschweifung zu verhüten, für welche die Warnung nachher gewöhnlich zu spät kommt.

Berlin, am 30. März 1805.

Vorrede
zur fünften Auflage.

Es ist mir Freude und großer Lohn in meinem Alter, daß dieses vor 30 Jahren geschriebene Buch noch immer gelesen wird und Nutzen stiftet, und daß die abermals nöthig gewordene neue Auflage mich in den Stand gesetzt hat, dasselbe in vielen Stellen zu verbessern und zu vervollständigen, selbst es mit einem ganz neuen Artikel: „Specielle Anwendung der Lebensregeln auf besondere Temperamente, Constitutionen und Lebensarten der Menschen,“ zu vermehren; welcher, glaube ich, zur Vollständigkeit, besserer Verständniß und Benutzung des Ganzen beitragen wird.

Es knüpft diese neue Durchsicht auf eine wunderbare Weise mein Alter an meine Jugend an, und tiefe dankvolle Rührung ergreift meine Seele, wenn ich die Entstehung dieses Buchs und seinen, alle meine Erwartung übersteigenden Erfolg zusammenhalte. Vielleicht ist noch kein Buch so aus dem Innersten des Herzens hervorgegangen, als dieses; vielleicht ist noch nie ein Buch entstanden, mit so wenig Absicht eines zu schreiben. Von meiner ersten Jugend an erfüllte mich die Grundidee desselben; ich trug sie immer mit mir herum, und schon vom Jahre 1785 an war es meine tägliche Lieblingsbeschäftigung, sie mir klar zu machen und niederzuschreiben. Aber nur die stille Morgenstunde war ihr geweiht. Es war meine Morgenandacht, nicht der Zweck ein Buch zu schreiben, sondern der reine Erguß meiner innersten Ueberzeugungen und Gefühle, vor dem Lichte der ewigen Wahrheit, von ihm geprüft, und ihm geweiht, zum Wohl seiner Menschen. Erst in der Folge entstand die Idee, diese einzelnen Arbeiten zusammenzureihen und in ein Buch zu verwandeln, und so erschien, nachdem ich im eigentlichsten Verstande 9 Jahr daran gearbeitet hatte, im Jahr 1795 dies Buch zum erstenmal.

Gott hat es gesegnet. Ich weiß es aus bestimmten Beispielen, daß dadurch viele Jünglinge auf dem Wege der Tugend und der Mäßigkeit erhalten worden sind.

Ihm allein sey Dank dafür! Möge Er es auch ferner segnen, und möge es fortfahren — auch wenn ich nicht mehr bin — Gutes zu wirken, Reinheit, Unschuld, Mäßigkeit, frommen Sinn, sowohl im Physischen als Geistigen, besonders in den Herzen der Jugend zu verbreiten, und dadurch nicht bloß auf ein gesundes und langes zeitliches Leben, sondern auch auf das Ewige heilbringend einzuwirken!

Berlin, den 27. October 1823.

Inhalt.

Theoretischer Theil.

Seite

I. Schicksale dieser Wissenschaft . . . 3

Bei den Egyptern und Griechen — Gerocomie — Gymnastik — Hermippus — Zustand derselben im Mittelalter — Theophrastus Paracelsus — Astrologische Methode — Talismans — Thurneisen — Cornaro und seine strenge Diät — Transfusionsmethode — Baco — St. Germain — Mesmer — Cagliostro — Graham.

II. Untersuchung der Lebenskraft und der Lebensdauer überhaupt 27

Eigenschaften und Gesetze der Lebenskraft — Begriff des Lebens — Lebensconsumtion; unzertrennliche Folge der Lebensoperation selbst — Lebensziel — Ursachen der Lebensdauer — Retardation der Lebensconsumtion — Möglichkeit der Lebensverlängerung — Geschwind und langsam leben — Intensives und extensives Leben — Der Schlaf.

III. Lebensdauer der Pflanzen 55

Verschiedenheit derselben — Einjährige, zweijährige, vieljährige — Erfahrungen über die Umstände, die dies bestimmen — Resultate daraus — Anwendung auf die Hauptprincipien der Lebensverlängerung — Wichtiger Einfluß der Zeugung und Kultur auf die Lebenslänge der Pflanzen.

IV. Lebensdauer der Thiere 69

Erfahrungen von Pflanzenthieren — Würmern — Insecten — Metamorphose, ein wichtiges Lebens-

Seite
verlängerungsmittel — Amphibien — Fische — Vögel — Säugethiere — Resultate — Einfluß der Mannbarkeit und des Wachsthums auf die Lebenslänge — der Vollkommenheit oder Unvollkommenheit der Organisation — der schnellern oder langsamern Lebensconsumtion — der Restauration.

V. Lebensdauer der Menschen 86

Erklärungsversuch des unglaublich scheinenden Alters der Patriarchen — Das Alter der Welt hat keinen Einfluß auf das Lebensalter der Menschen - Beispiele des Alters bei den Juden — Griechen — Römern — Tabellen des Census unter Vespasian — Beispiele des hohen Alters bei Kaisern, Königen und Päpsten — Friedrich II. — Bei Eremiten und Klosterbrüdern — Philosophen und Gelehrten — Schulmännern — Dichtern, Künstlern und Handwerkern — Das höchste Alter findet sich nur unter Landleuten, Jägern, Gärtnern, Soldaten und Matrosen — Beispiele — Weniger bei Aerzten — Kürzestes Leben — Verschiedenheit des Alters nach dem Clima und Geschlecht.

VI. Resultate aus den Erfahrungen. Bestimmung des menschlichen Lebensziels . . 133

Unabhängigkeit der Mortalität im Ganzen vom hohen Alter Einzelner — Einfluß der Lage, des Clima, der Lufttemperatur und Beständigkeit auf Lebensdauer — Inseln und Halbinseln — Die alterreichsten Länder in Europa — Nutzen des naturgemäßen Lebens — Die zwei schrecklichsten Extreme der Mortalität in neuern Zeiten — Lebensverlängernde Kraft des Mittelmaßes in Allem — Des Ehestandes — Des Geschlechts — Der Thätigkeit — Der Frugalität — Der Kultur — Des Landlebens — Auch bei Menschen mögliche Verjüngung — Bestimmung des menschlichen Lebensziels — Absolute und relative Dauer desselben — Tabellen über die letztere.

)( )(

Seite

VII. Genauere Untersuchung des menschlichen Lebens, seiner Hauptmomente und des Einflusses seiner höhern und intellectuellen Vollkommenheit auf die Dauer desselben . . 155

Das menschliche Leben ist das vollkommenste, intensiv stärkste, und auch das längste aller ähnlichen organischen Leben. — Wesentlicher Begriff dieses Lebens — seine Hauptmomente — Zugang von aussen — Assimilation und Animalisation — Nutrition und Veredelung der organischen Materie — Selbstconsumtion der Kräfte und Organe durchs Leben selbst — Abscheidung und Zersetzung der verbrauchten Theile — Die zum Leben nöthigen Organe — Geschichte des Lebens — Ursachen der so vorzüglich langen Lebensdauer des Menschen — Einfluß der höhern Denkkraft und Vernunft darauf — Wie kommt es, daß bei den Menschen, wo die Fähigkeit zum langen Leben am stärksten ist, dennoch die Mortalität am größten ist?

VIII. Specielle Grundlagen und Kennzeichen der Lebensdauer einzelner Menschen . . . 178

Hauptpunkte der Anlage zum langen Leben — Guter Magen und Verdauungssystem, gesunde Zähne — gut organisirte Brust — nicht zu reizbares Herz — gute Restaurations- und Heilkraft der Natur — gehöriger Grad und Vertheilung der Lebenskraft, gut Temperament — harmonischer und fehlerfreier Körperbau — mittlere Beschaffenheit der Textur des Körpers — kein vorzüglich schwacher Theil — vollkommne Organisation der Zeugungskraft — das Bild eines zum langen Leben bestimmten Menschen.

IX. Prüfung verschiedener neuer Methoden zur Verlängerung des Lebens, und Festsetzung der einzig möglichen und auf menschliches Leben passenden Methode 191

Verlängerung durch Lebenselixire, Goldtincturen, Wunderessenzen ꝛc. — durch Abhärtung — durch

Practischer Theil.

Erster Abschnitt.

Verkürzungsmittel des Lebens.

Seite

Zweiter Abschnitt.

Verlängerungsmittel des Lebens.

Theoretischer Theil.

Erste Vorlesung.

Schicksale dieser Wissenschaft.

Bei den Egyptiern und Griechen — Gerocomic — Gymnastic — Hermippus — Zustand derselben im Mittelalter — Theophrastus Paracelsus — Astrologische Methode — Talismans — Thurneisen — Cornaro und seine strenge Diät — Transfusionsmethode — Baco — St. Germain — Mesmer — Cagliostro — Graham.

Durch die ganze Natur weht und wirket jene unbegreifliche Kraft, jener unmittelbare Ausfluß der Gottheit, den wir Leben nennen. Ueberall stoßen wir auf Erscheinungen und Wirkungen, die ihre Gegenwart, obgleich in unendlich verschiedenen Modifikationen und Gestalten, unverkennbar bezeugen, und Leben ist der Zuruf der ganzen uns umgebenden Natur. Leben ist's, wodurch der Stein sich ballt und crystallisirt, die Pflanze vegetirt, das Thier fühlt und wirket; — aber im höchsten Glanz von Vollkommenheit, Fülle und Ausbildung erscheint es in dem Menschen, dem obersten Gliede der sichtbaren Schöpfung. Wir mögen die ganze Reihe der Wesen durchgehen, nirgends finden wir eine so vollkommene Verbindung aller lebendigen Kräfte der

1*

Natur, nirgends so viel Energie des Lebens, mit solcher Dauer vereinigt, als hier. Kein Wunder also, daß der vollkommenste Besitzer dieses Gutes auch einen so hohen Werth darauf setzt, und daß schon der bloße Gedanke von Leben und Seyn so hohen Reiz für uns hat. Jeder Körper wird uns um so interessanter, je mehr wir ihm eine Art von Leben und Lebensgefühl zutrauen können. Nichts vermag so sehr auf uns zu wirken, solche Aufopferungen zu veranlassen, und die außerordentlichsten Entwicklungen und Anstrengungen unsrer verborgensten Kräfte hervorzubringen, als der Trieb es zu erhalten und in dem kritischen Augenblick es zu retten. Selbst ohne Genuß und Freuden des Lebens, selbst für den, der an unheilbaren Schmerzen leidet, oder im dunkeln Kerker auf immer seine Freiheit beweint, behält der Gedanke zu seyn und zu leben noch Reiz, und es gehört schlechterdings eine nur bei Menschen mögliche Zerrüttung der feinsten Empfindungsorgane, eine gänzliche Verdunkelung und Tödtung des innern Sinns dazu, um das Leben gleichgültig oder gar verhaßt zu machen. — So weise und innig wurde Liebe des Lebens, dieser eines denkenden Wesens so würdige Trieb, dieser Grundpfeiler sowohl der einzelnen als der öffentlichen Glückseligkeit, mit unserer Existenz verwebt! — Sehr natürlich war es daher, daß der Gedanke in dem Menschen aufsteigen mußte: Sollte es nicht möglich seyn, unser Daseyn zu verlängern, und dem nur gar zu flüchtigen Genuß dieses Guts mehr Ausdehnung zu geben? Und wirklich beschäftigte dies Problem von jeher die Menschheit auf verschiedene Weise. Es war ein Lieblingsgegenstand der scharfsinnigsten Köpfe, ein Tummelplatz der Schwärmer, und eine Hauptlockspeise der Charlatans und Betrüger, bei denen man von jeher finden wird, daß es entweder Umgang mit Geistern, oder Goldmacherkunst oder Verlängerung des Lebens war, wodurch sie das größere Publikum angelten. Es ist interessant und ein Beitrag zur Geschichte des menschlichen Verstandes, zu sehen, auf wie mannigfaltigen, sich oft ganz entgegengesetzten Wegen man dies Gut zu erlangen hoffte, und da selbst in den neuesten Zeiten die Cagliostros und Mesmers wichtige Beiträge dazu geliefert haben, so glaube ich Verzeihung zu erhalten, wenn ich eine kurze Uebersicht der nach und nach vorgekommenen Lebensverlängerungsmethoden vorausschicke, ehe ich zu meinem Hauptgegenstande übergehe.

Schon in den frühesten Zeiten, unter Egyptern, Griechen und Römern war diese Idee rege, und schon damals verfiel man in Egypten, der Mutter so mancher abentheuerlichen Ideen, auf künstliche und unnatürliche Mittel zu diesem Zweck, wozu freilich das durch Hitze und Ueberschwemmungen ungesunde Clima Veranlassung geben mochte. Man glaubte die Erhaltung des Lebens in Brechen und Schwitzen gefunden zu haben; es wurde allgemeine Sitte, alle Monate wenigstens zwei Brechmittel zu nehmen, und statt zu sagen, wie befindest du dich, fragte man einander: Wie schwitzest du? —

Ganz anders bildete sich dieser Trieb bei den Griechen, unter dem Einfluß einer reinen und schönen Natur, aus. Man überzeugte sich sehr bald, daß gerade ein vernünftiger Genuß der Natur und die beständige Uebung unserer Kräfte das sicherste Mittel sey, die Lebenskraft zu stärken, und unser Leben zu verlängern. Hippocrates und alle damaligen Philosophen und Aerzte kennen keine andern Mittel, als Mäßigkeit, Genuß der freien und reinen Luft, Bäder, und vorzüglich das tägliche Reiben des Körpers und Leibesübung. Auf letztere setzten sie ihr größtes Vertrauen. Es wurden eigene Methoden und Regeln bestimmt, dem Körper mannigfaltige, starke und schwache Bewegung zu geben; es entstand eine eigne Kunst der Leibesübung, die Gymnastic, daraus, und der größte Philosoph und Gelehrte vergaß nie, daß Uebung des Leibes und Uebung der Seele immer in gleichem Verhältniß bleiben müßten. Man brachte es wirklich zu einer außerordentlichen Vollkommenheit, diese für uns fast verschwundene Kunst den verschiedenen Naturen, Situationen und Bedürfnissen der Menschen anzupassen, und sie besonders zu dem Mittel zu gebrauchen, die innere Natur des Menschen immer in einer gehörigen Thätigkeit zu erhalten, und dadurch nicht nur Krankheitsursachen unwirksam zu machen, sondern auch selbst schon ausgebrochne Krankheiten zu heilen. Ein gewisser Herodicus ging so weit, daß er sogar seine Patienten nöthigte, spazieren zu gehen, sich reiben zu lassen, und je mehr die Krankheit abmattete, desto mehr durch Anstrengung der Muskelkräfte diese Mattigkeit zu überwältigen; und er hatte das Glück, durch seine Methode so vielen schwächlichen Menschen das Leben viele Jahre zu verlängern, daß ihm sogar Plato den Vorwurf machte, er habe sehr ungerecht gegen diese armen Leute gehandelt, durch seine Kunst ihr immer sterbendes Leben bis ins Alter zu verlängern. Die hellsten und naturgemäßesten Ideen über die Erhaltung und Verlängerung des Lebens finden wir beim Plutarch, der durch das glücklichste Alter die Wahrheit seiner Vorschriften bestätigte. Schon er schließt seinen Unterricht mit folgenden auch für unsere Zeiten gültigen Regeln: den Kopf kalt und die Füße warm zu halten; anstatt bei jeder Unpäßlichkeit gleich Arzneien zu brauchen, lieber erst einen Tag zu fasten, und über dem Geist nie den Leib zu vergessen.

Eine sonderbare Methode, das Leben im Alter zu verlängern, die sich ebenfalls aus den frühesten Zeiten herschreibt, war die Gerocomie, die Gewohnheit, einen alten abgelebten Körper durch die nahe Atmosphäre frischer aufblühender Jugend zu verjüngen und zu erhalten. Das bekannteste Beispiel davon enthält die Geschichte des Königs David; aber man findet in den Schriften der Aerzte mehrere Spuren, daß es damals eine sehr gewöhnliche und beliebte Hülfe des Alters war. Selbst in neuern Zeiten ist dieser Rath mit Nutzen befolgt worden; der große Boerhave ließ einen alten Amsterdamer Bürgermeister zwischen zwei jungen Leuten schlafen, und versichert, der Alte habe dadurch sichtbar an Munterkeit und Kräften zugenommen. Und gewiß, wenn man bedenkt, was der Lebensdunst frisch aufgeschnittener Thiere auf gelähmte Glieder, was das Auflegen lebendiger Thiere auf schmerzhafte Uebel vermag, so scheint diese Methode nicht verwerflich zu seyn.

Höchst wahrscheinlich gründete sich auf diese Ideen der hohe Werth, den man bei Römern und Griechen auf das Anwehen eines reinen gesunden Athems setzte. Es gehört hierher eine alte Inschrift, die man im vorigen Jahrhundert zu Rom fand, und so lautet:

Aesculapio et Sanitati
L. Clodius Hermippus
Qui vixit Annos CXV. Dies V.
Puellarum Anhelitu
Quod etiam post mortem ejus
Non parum mirantur Physici.
Iam posteri, sic vitam ducite.

Dem Aeskulap und der Gesundheit
geweiht
von L. Clodius Hermippus
der 115 Jahr 5 Tage lebte
durch den Athem junger Mädchen u. s. w.

Diese Inschrift mag nun ächt seyn oder nicht; genug sie veranlaßte noch zu Anfang des 18ten Jahrhunderts eine Schrift, worin ein Doctor Cohausen sehr gelehrt beweiset, dieser Hermippus sey ein Waisenhaus-Vorsteher oder Mädchenschulmeister zu

Rom gewesen, der beständig in dem Zirkel kleiner Mädchen gelebt, und eben dadurch sein Leben so weit verlängert habe. Er gibt daher den wohlmeinenden Rath, sich nur alle Morgen und Abende von kleinen unschuldigen Mädchen anhauchen zu lassen, und versichert zu seyn, daß man dadurch zur Stärkung und Erhaltung der Lebenskräfte unglaublich viel beitragen werde, indem, selbst nach dem Ausspruch der Adepten, in dem Hauche der Unschuld die erste Materie am reinsten enthalten wäre.

Aber am ergiebigsten an neuen und abentheuerlichen Ideen über diese Materie war jene tausendjährige Nacht des Mittelalters, wo Schwärmerei und Aberglauben alle reinen naturgemäßen Begriffe verbannten, wo zuerst der spekulative Müssiggang der Klöster die und jene chemische und physische Erfindung veranlaßte; aber dieselben mehr zur Verwirrung als zur Aufhellung der Begriffe, mehr zur Beförderung des Aberglaubens als zur Berichtigung der Erkenntniß nutzte. Diese Nacht ist's, in der die monströsesten Geburten des menschlichen Geistes ausgebrütet, und jene abentheuerlichen Ideen von Behexung, Sympathie der Körper, Stein der Weisen, geheimen Kräften, Chiromantie, Kabala, Universalmedizin u. s. w. in die Welt gesetzt oder wenigstens ausgebildet wurden, die leider noch immer nicht außer Cours sind, und nur in veränderten und modernisirten Gestalten immer noch zur Verführung des Menschengeschlechts dienen. In dieser Geistesfinsterniß erzeugte sich nun auch der Glaube, daß die

Erhaltung und Verlängerung des Lebens, die man zeither als ein Geschenk der Natur auch durch die natürlichsten Mittel gesucht hatte, durch chemische Verwandlungen, durch Hülfe der ersten Materie, die man in Destillirkolben gefangen zu haben meinete, durch Vermeidung böser Constellationen und ähnlichen Unsinn erhalten werden könnte. Es sey mir erlaubt, einige dieser an die Menschheit ergangenen Vorschläge, die, troz ihrer Ungereimtheit, dennoch Glauben fanden, nahmhaft zu machen.

Einer der unverschämtesten Charlatans und hochprahlenden Lebensverlängerer war Theophrastus Paracelsus, oder, wie sein ganzer, ihn karakterisirender Name hieß, Philippus Aureolus Theophrastus Paracelsus Bombastus ab Hohenheim. Er war die halbe Welt durchreiset, hatte aus allen Orten und Enden Rezepte und Wundermittel zusammengetragen, und besonders, was damals noch selten war, in den Bergwerken Kenntniß und Behandlung der Metalle studirt. Er fing seine Laufbahn damit an, alles niederzureissen, was bisher gelehrt worden war, alle hohe Schulen mit der größten Verachtung zu behandeln, sich als den ersten Philosophen und Arzt der Welt zu präsentiren, und heilig zu versichern, daß keine Krankheit sey, die er nicht heilen, kein Leben, das er nicht verlängern könnte. Zur Probe seiner Insolenz und des Tons, in dem die Charlatans des 15ten Jahrhunderts ihr Publikum anredeten, will ich nur den Anfang seines Hauptwerks anführen: „Ihr müsset mir

„nach, ich nicht euch, ihr mir nach, Avicenna, Rha-„ses, Galen, Mesue, mir nach und nicht ich euch, „ihr von Paris, ihr von Montpellier, ihr von „Schwaben, ihr von Meissen, ihr von Köln, ihr „von Wien, und was an der Donau und dem Rhein-„strom liegt, ihr Inseln im Meer, du Italien, du „Dalmatien, du Athen, du Grieche, du Araber, „du Israelite, mir nach und nicht ich euch; Mein „ist die Monarchey!" Man sieht, daß er nicht Unrecht hatte, wenn er von sich sagt: „Von der Natur „bin ich nicht subtil gesponnen; es ist auch nicht „unsre Landesart, die wir unter Tannzapfen auf-„wachsen." Aber er hatte die Gabe, seinen Unsinn in einer so dunkeln und mystischen Sprache vorzutragen, daß man die tiefsten Geheimnisse darin ahnete, und noch hie und da darinnen sucht, und daß es wenigstens ganz unmöglich war, ihn zu widerlegen. Durch alles dies und durch die neuen und auffallenden Wirkungen einiger chemischen Mittel, die er zuerst in die Medizin verpflanzte, machte er erstaunliche Sensation, und sein Ruf wurde so verbreitet, daß aus ganz Europa Schüler und Patienten zu ihm strömten, und daß selbst ein Erasmus sich entschließen konnte, ihn zu consultiren. Er starb im 50sten Jahre, unerachtet er den Stein der Unsterblichkeit besaß, und wenn man diesen vegetabilischen Schwefel genauer untersucht, so findet man, daß er weiter nichts war, als ein hitziges, dem Hofmannschen Liquor gleiches Mittel.

Aber nicht genug, daß man die Chemie und die

Geheimnisse des Geisterreichs aufbot, um unsere Tage zu verlängern, selbst die Gestirne mußten dazu benutzt werden. Es wurde damals allgemeiner Glaube, daß der Einfluß der Gestirne (die man sich doch nicht ganz müssig denken konnte) Leben und Schicksale der Menschen regiere, daß jeder Planet und jede Constellation derselben der ganzen Existenz des darin erzeugten Wesens eine gewisse Richtung zum Bösen oder Guten geben könne, und daß folglich ein Astrolog nur die Stunde und Minute der Geburt zu wissen brauche, um das Temperament, die Geistesfähigkeiten, die Schicksale, die Krankheiten, die Art des Todes und auch den Tag desselben bestimmen zu können. — Dies war der Glaube nicht bloß des großen Haufens, sondern der größten, verständigsten und einsichtsvollsten Personen der damaligen Zeit, und es ist zum Erstaunen, wie lange und wie fest man daran hing, unerachtet es nicht an Beispielen fehlen konnte, wo die Prophezeiung fehlschlug. Bischöfe, hohe Geistliche, berühmte Philosophen und Aerzte gaben sich mit dem Nativitätstellen ab, man las sogar auf Universitäten Collegia darüber, so gut wie über die Punctirkunst und Cabala. Zum Beweise erlaube man mir ein Paar Worte von dem berühmten **Thurneisen**, dem glänzendsten Phänomen dieser Art, und einem wirklich ausgezeichneten Menschen, zu sagen. Er lebte im 17ten Jahrhundert an dem kurfürstlichen Hofe zu Berlin, und war Leibarzt, Chemist, Nativitätsteller, Calendermacher, Buchdrucker und Buchhändler, alles in einer Person. Seine Reputation in der Astrologie war so groß, daß fast in keinem angesehenen Hause in Deutschland, Polen, Ungarn, Dänemark, ja selbst in England ein Kind geboren wurde, wo man nicht sogleich einen Boten mit der Bestimmung der Geburtsstunde an ihn absendete. Es kamen oft acht, zehn bis zwölf solche Geburtsstunden auf einmal bei ihm an, und er wurde zuletzt so überhäuft, daß er sich Gehülfen zu diesem Geschäft halten mußte. Noch befinden sich viele Bände solcher Anfragen auf der Bibliothek zu Berlin, in denen sogar Briefe von der Königin Elisabeth erscheinen. Außerdem schrieb er noch jährlich einen astrologischen Calender, in welchem nicht nur die Natur des Jahres überhaupt, sondern auch die Hauptbegebenheiten und die Tage derselben mit kurzen Worten oder Zeichen angegeben waren. Freilich lieferte er gewöhnlich die Auslegung erst das Jahr darnach; doch findet man auch Beispiele, daß er sich durch Geld und gute Worte bewegen ließ, dieselbe im voraus mitzutheilen. Und bewundern muß man, was die Kunst der unbestimmten prophetischen Diction und die Gefälligkeit des Zufalls thun können; der Calender erhielt sich über 20 Jahre, hatte reissenden Abgang, und verschaffte, nebst andern Charlatanerien, dem Verfasser ein Vermögen von einigen hunderttausend Gulden.

Aber wie konnte man in einer Kunst, die dem Leben der Menschen so bestimmte und unvermeidliche Gränzen setzte, Mittel zur Verlängerung desselben finden! Dies geschah auf folgende sinnreiche Art:

Man nahm an, daß eben so wie jeder Mensch unter dem Einfluß eines gewissen Gestirns stände, eben so habe auch jeder andere Körper, Pflanzen, Thiere, sogar ganze Länder und einzelne Häuser, ein jegliches sein eignes Gestirn, von dem es regiert würde, und besonders war zwischen den Planeten und Metallen ein genauer Zusammenhang und Sympathie. Sobald man also wußte, von welchen Constellationen und Gestirnen das Unglück und die Krankheiten eines Menschen herrührten, so hatte er weiter nichts nöthig, als sich lauter solcher Speisen, Getränke und Wohnungen zu bedienen, die von den entgegengesetzten Planeten beherrscht wurden. Dies gab eine ganz neue Diätetik, aber freilich von ganz anderer Art als jene griechische. Kam nun ein Tag vor, der durch seine besonders unglückliche Constellation eine schwere Krankheit u. dergl. fürchten ließ, so begab man sich an einen Ort, der unter einem freundlichen Gestirn stand, oder man nahm solche Nahrungsmittel und Arzneien zu sich, die unter der Protection eines guten Gestirns den Einfluß des bösen zu nichte machen *). Aus eben diesem Grunde hoffte man die

*) Marsilius Ficinus ermahnte damals in seiner Abhandlung über Verlängerung des Lebens alle vorsichtige Leute, alle 7 Jahre einen Sterndeuter um Rath zu fragen, um sich über die etwa in den folgenden 7 Jahren drohenden Gefahren Nachricht einzuziehen, und vorzüglich die Mittel der heil. drei Könige, Gold, Weihrauch und Myrrhen zu respectiren und gehörig zu gebrauchen. — M. Pansa dedizirte im Jahr 1470 dem Rathe zu Leip-

Verlängerung des Lebens durch Talismans und Amulete. Weil die Metalle mit den Planeten in genauester Verbindung standen, so war es genug, einen Talisman an sich zu tragen, der unter gewissen Constellationen aus passenden Metallen geschmolzen, gegossen und geprägt war, um sich die ganze Kraft und Protection des damit verbundenen Planeten eigen zu machen. Man hatte also nicht nur Talismans, die die Krankheiten eines Planeten abwendeten, sondern auch Talismans für alle astralische Krankheiten, ja auch solche, die durch eine besondere Vermischung verschiedener Metalle und eigene Künste bei Schmelzung derselben die wunderbare Kraft erhielten, den ganzen Einfluß einer unglücklichen Geburtsstunde aufzuheben, zu Ehrenstellen zu befördern, und in Handels- und Heirathsgeschäften gute Dienste zu leisten. — War Mars im Zeichen des Scorpions darauf geprägt, und sie in dieser Constellation gegossen, so machten sie siegreich und unverwundbar im Kriege, und die deutschen Soldaten waren von dieser Idee so eingenommen, daß von einer Niederlage derselben in Frankreich ein französischer Schriftsteller erzählt, man habe bei allen Todten und Gefangenen Amulete am Halse hängend

zig ein Buch De proroganda vita: Aureus libellus, worin er den Herren sehr angelegentlich räth, sich vor allen Dingen ihre günstigen und ungünstigen Aspecten bekannt zu machen, und alle 7 Jahre auf der Hut zu seyn, weil dann Saturn, ein böser feindseliger Planet, herrschte.

gefunden. Aber die Bilder der Planetgottheiten durften in dieser Absicht durchaus keine antike Form, sondern eine mystische abentheuerliche Gestalt und Tracht haben. Man hat noch eines gegen die jovialischen Krankheiten mit dem Bildnisse des Jupiters. Hier sieht Jupiter völlig so aus, wie ein alter Wittenberger oder Baseler Professor. Es ist ein bärtiger Mann in einem weiten mit Pelz gefütterten Ueberrock, hält in der einen Hand ein aufgeschlagenes Buch, und docirt mit der Rechten. — Ich würde mich nicht so lange bei dieser Materie aufgehalten haben, wenn nicht diese Grille voriger Jahrhunderte noch vor wenig Jahren von Cagliostro wieder in Gang gebracht worden wäre, und noch in dem letzten Viertheil des achtzehnten Jahrhunderts hie und da Beifall gefunden hätte.

Je ungereimter und verworrener die damaligen Begriffe waren, desto schätzbarer muß uns das Andenken eines Mannes seyn, der sich glücklich aus denselben herauszuwinden und die Kunst, sein Leben zu verlängern, auf dem Wege der Natur und der Mäßigkeit zu finden wußte. Cornaro, der Italiener, war's, der durch die einfachste und strengste Diät, und durch eine beispiellose Beharrlichkeit in derselben, sich ein glückliches und hohes Alter verschaffte, das ihm reichliche Belohnung seiner Entsagung, und der Nachwelt ein lehrreiches Beispiel gab. Nicht ohne Theilnahme und freudiges Mitgefühl kann man den drei und achtzigjährigen Greis die Geschichte seines Lebens und seiner Erhaltung beschreiben, und alle die Heiterkeit und Zufriedenheit preisen hören, die er seiner Lebensart verdankt. Er hatte bis in sein 40stes Jahr ein schwelgerisches Leben geführt, war beständig krank an Koliken, Gliederschmerzen und Fieber, und kam durch letzteres endlich dahin, daß ihm seine Aerzte versicherten, er werde nicht viel über zwei Monate mehr leben, alle Arzneien seyen vergebens, und das einzige Mittel für ihn sey eine sparsame Diät. Er folgte diesem Rath, bemerkte schon nach einigen Tagen Besserung, und nach Verlauf eines Jahres war er nicht nur völlig hergestellt, sondern gesünder als er je in seinem Leben gewesen war. Er beschloß also, sich noch mehr einzuschränken, und schlechterdings nicht mehr zu genießen, als was zur Subsistenz unentbehrlich wäre, und so nahm er denn 60 ganzer Jahre hindurch täglich nicht mehr als 24 Loth Speise (alles mit eingeschlossen) und 26 Loth Getränk zu sich. Dabei vermied er auch starke Erhitzungen, Erkältungen und Leidenschaften, und durch diese sich immer gleiche gemäßigte Diät erhielt nicht nur sein Körper, sondern auch die Seele ein so bestimmtes Gleichgewicht, daß nichts ihn erschüttern konnte. In seinem hohen Alter verlor er einen wichtigen Prozeß, worüber sich zwei seiner Brüder zu Tode grämten, er blieb gelassen und gesund; er wurde mit dem Wagen umgeworfen, und von den Pferden geschleift, daß er Arm und Fuß ausrenkte; er ließ sie wieder einrichten, und ohne sonst etwas zu brauchen, war er in kurzem wieder hergestellt. — Aber am merkwürdigsten

2

und beweisend, wie gefährlich die geringste Abweichung von einer langen Gewohnheit werden kann, war folgendes. Als er 80 Jahr alt war, drangen seine Freunde in ihn, doch nun, da sein Alter mehr Unterstützung brauchte, seiner Nahrung etwas zuzusetzen. Er sah zwar wohl ein, daß mit der allgemeinen Abnahme der Kräfte auch die Verdauungskraft abnehmen, und man im Alter die Nahrung eher vermindern als vermehren müßte. Doch gab er nach, und erhöhete seine Speise auf 28 und sein Getränk auf 32 Loth. „Kaum hatte ich," sagt er selbst, „diese Lebensart 10 Tage fortgesetzt, als ich anfing, „statt meiner vorigen Munterkeit und Fröhlichkeit, „kleinmüthig, verdrossen, mir und Andern lästig zu „werden. Am 12ten Tage überfiel mich ein Schmerz „in der Seite, der 24 Stunden anhielt, und nun „erfolgte ein Fieber, das 35 Tage in solcher Stärke „fortdauerte, daß man an meinem Leben zweifelte. „Aber durch Gottes Gnade und meine vorige Diät „erholte ich mich wieder, und genieße nun in mei„nem 83sten Jahre den muntersten Leibes- und See„lenzustand. Ich steige von der Erde auf mein „Pferd, ich klettre steile Anhöhen hinauf, und habe „erst kürzlich ein Lustspiel voll von unschuldiger „Freude und Scherz geschrieben. Wenn ich von mei„nen Privatgeschäften oder aus dem Senat nach „Hause komme, so finde ich 11 Enkel, deren Aufer„ziehung, Zeitvertreib und Gesänge die Freude mei„nes Alters sind. Oft singe ich selbst mit ihnen, „denn meine Stimme ist jetzt klarer und stärker,

„als sie je in meiner Jugend war, und ich weiß „nichts von den Beschwerden und den mürrischen „und ungenießbaren Launen, die so oft das Loos „des Alters sind.“ In dieser glücklichen Stimmung erreichte er das hundertste Jahr, aber sein Beispiel ist ohne Nachfolge geblieben *).

Es war eine Zeit, wo man in Frankreich den Werth des Bluts so wenig zu kennen schien, daß man König Ludwig XIII. in den letzten zehn Monaten seines Lebens 47mal zur Ader ließ, und ihm noch überdies 215 Purganzen und 210 Lavements gab, und gerade da suchte man durch einen ganz entgegengesetzten Prozeß, durch Einfüllung eines frischen jungen Bluts in die Adern, das Leben der Menschen zu verjüngen, zu verlängern, und incurable Krankheiten zu heilen. Man nannte dies Transfusion, und die Methode war diese, daß man zwei Blutadern öffnete, und vermittelst eines Röhrchens das Blut aus der Pulsader eines andern lebenden Geschöpfs in die eine leitete, während man durch die andere Aderöffnung das alte Blut auslaufen ließ. Man hatte in England einige glückliche Versuche an Thieren gemacht, und wirklich einigen alten lahmen und tauben Geschöpfen, Schafen, Kälbern und Pferden, durch die Anfüllung mit dem Blut eines jungen

*) Auch würde ich recht sehr bitten, ehe man diese Diät im strengsten Sinne anfinge, erst seinen Arzt zu consuliren. Denn nicht Jedem ist es heilsam, die Abstinenz so weit zu treiben.

Thiers, Gehör, Beweglichkeit und Munterkeit wenigstens auf einige Zeit wieder verschafft; ja man unternahm es, furchtsame Geschöpfe durch das Blut eines wilden grausamen Geschöpfs kühn zu machen. Hierdurch aufgemuntert, trug man kein Bedenken, auch Menschen auf diese Weise zu restauriren. Dr. Denis und Riva zu Paris waren wirklich so glücklich, einen jungen Menschen, der an einer unheilbaren Schlafsucht litt (in der man ihm gleichfalls 20mal zur Ader gelassen hatte), durch die Anfüllung mit Lammsblut, und einen Wahnsinnigen durch die Vertauschung seines Bluts mit Kalbsblut völlig herzustellen. Aber da man nur die unheilbarsten und elendesten Menschen dazu nahm, so trug sich's bald zu, daß einige unter der Operation starben, und seitdem hat es Niemand wieder gewagt. Doch ist sie an Thieren auch hier in Jena sehr glücklich ausgeführt worden; und in der That sollte sie nicht ganz verworfen werden; denn, obschon das eingelassene fremde Blut in kurzem in das unsrige verwandelt werden muß, und also zur Verjüngung und Verlängerung des Lebens nicht viel davon zu hoffen seyn möchte, so müßte doch bei gewissen Krankheiten, besonders der Seele und des Nervensystems, der plötzliche ungewohnte Eindruck eines neuen Bluts auf die edelsten Lebensorgane, eine große und heilsame Revolution bewirken können.

Selbst der große Baco, dessen Genie alles Wissen umfaßte, und der dem so lange irre geführten menschlichen Geiste zuerst die Bahn vorzeichnete, die

Wahrheit wieder zu finden, selbst dieser große Mann fand das Problem der Verlängerung des Lebens seiner Aufmerksamkeit und Untersuchung würdig. Seine Ideen sind kühn und neu. Er denkt sich das Leben als eine Flamme, die beständig von der umgebenden Luft consumirt wird. Jeder, auch der härteste, Körper wird am Ende durch diese beständige feine Verdunstung aufgelöset und verzehrt. Er zieht daraus den Schluß, daß durch Verhütung dieser Consumtion und durch eine von Zeit zu Zeit unternommene Erneuerung unserer Säfte das Leben verlängert werden könne. Zur Verhütung der Consumtion von aussen empfiehlt er besonders kühle Bäder und das bei den Alten so beliebte Einreiben von Oel und Salben nach dem Bade; zur Verminderung der Consumtion von innen Gemüthsruhe, eine kühle Diät und den Gebrauch des Opiums und der Opiatmittel, wodurch die zu große Lebhaftigkeit der innern Bewegungen gemäßigt und das damit verbundene Aufreiben retardirt würde. Um aber bei zunehmenden Jahren die unvermeidliche Vertrocknung und Verderbniß der Säfte zu verbessern, hält er für das Beste, alle zwei bis drei Jahre einen Renovationsprozeß mit sich vorzunehmen, der darin besteht, daß man durch magere Diät und ausleerende Mittel erst den Körper von allen alten und verdorbenen Säften befreie, und dann durch eine ausgesuchte erfrischende und nahrhafte Diät und stärkende Bäder die durstigen Gefäße wieder mit belebenden Säften anfülle, und sich also von Zeit zu Zeit im eigentlichsten Verstande erneue und verjünge. — Das Wahre, was in diesen Ideen liegt, ist nicht zu verkennen; und mit einigen Modifikationen würden sie immer anwendbar seyn.

In den neuesten Zeiten hat man leider mehr Progressen in den Künsten, das Leben zu verkürzen, als in der, es zu verlängern, gemacht. Charlatans genug sind erschienen und erscheinen noch täglich, die durch astralische Salze, Goldtincturen, Wunder- und Luftsalzessenzen, himmlische Betten und magnetische Zauberkräfte den Lauf der Natur zu hemmen versprechen. Aber man fand nur zu bald, daß der berühmte Thee zum langen Leben des Grafen St. Germain ein sehr alltägliches Gemisch von Sandelholz, Senesblättern und Fenchel, das angebetete Lebenselixir Cagliostro's ein ganz gewöhnliches, nur sehr hitziges Magenelixir, die Wunderkraft des Magnetismus aus Imagination, Nervenreiz und Sinnlichkeit zusammengesetzt war, und die gepriesenen Luftsalze und Goldtincturen mehr auf das Leben ihrer Erfinder, als derer, die sie einnahmen, berechnet waren.

Besonders verdient die Erscheinung des Magnetismus in dieser Sammlung noch einige Erwähnung. Ein herunter gekommener und unbedeutender, aber schwärmerischer und wahrscheinlich nicht sowohl von unsichtbaren Kräften, als von unsichtbaren Obern geleiteter Arzt, Mesmer, fiel endlich auf den Gedanken, künstliche Magnete zu machen, und diese als souveraine Mittel gegen eine Menge Krankheiten,

Lähmung, Gichtflüsse, Zahnweh, Kopfweh u. dgl. zu verkaufen. Da er merkte, daß dies glückte, so ging er weiter, und versicherte, daß er nun gar keine künstliche Magnete mehr nöthig hätte, sondern daß er selbst der große Magnet sey, der die Welt magnetisiren sollte. — Seine eigne Person war so mit magnetischer Kraft angefüllt, daß er durch Berührung, durch Ausstreckung seines Fingers, ja durch bloßes Anschauen dieselbe Andern mittheilen zu können versicherte. Er führte wirkliche Beispiele von Personen an, die durch Berührungen von ihm, ja durch seine bloßen Blicke versicherten, Empfindungen bekommen zu haben, als wenn man sie mit einem Stock oder mit einem Eisen geschlagen hätte. Diese sonderbare Kraft nannte er nun animalischen Magnetismus, und vereinigte unter dieser seltsamen Benennung alles, was der Menschheit am meisten am Herzen liegt, Weisheit, Leben und Gesundheit, die er dadurch nach Belieben mittheilen und verbreiten konnte.

Da man das Unwesen nicht länger in Wien dulden wollte, so ging er nach Paris, und hier nahm es nun erst seinen rechten Anfang. Er hatte erstaunlichen Zulauf; alles wollte von ihm geheilt seyn, alles wollte einen Theil seiner Kraft mitgetheilt haben, um auch Wunder wirken zu können. Er errichtete eigene geheime Gesellschaften, wo ein jeder Novize 100 Louisd'or erlegen mußte, und äußerte endlich ganz laut, daß er der Mann sey, den die Vorsehung zum großen Erneuerungsgeschäfte der so sichtbar hinwelkenden menschlichen Natur erwählt habe. Zum Beweis will ich Ihnen nur folgenden Zuruf mittheilen, den er durch einen seiner Apostel, den Pater Hervier, ans Publikum ergehen ließ. „Seht eine Entdeckung, die dem Menschengeschlecht „unschätzbare Vortheile und ihrem Erfinder ewigen „Ruhm bringen wird! Seht eine allgemeine Revo„lution! Andre Menschen werden die Erde bewoh„nen; sie werden durch keine Schwachheiten in ihrer „Laufbahn aufgehalten werden, und unsre Uebel nur „aus der Erzählung kennen! Die Mütter werden „weniger von den Gefahren der Schwangerschaft und „den Schmerzen der Geburt leiden, werden stärkere „Kinder zur Welt bringen, die die Thätigkeit, Ener„gie und Anmuth der Urwelt erhalten werden. „Thiere und Pflanzen, gleich empfänglich für die „magnetische Kraft, werden frei von Krankheiten „seyn; die Heerden werden sich leichter vermehren, „die Gewächse in unsern Gärten werden mehr Kräfte „haben und die Bäume schönere Früchte geben; der „menschliche Geist, im Besitz dieses Wesens, wird „vielleicht der Natur noch wunderbarere Wirkungen „gebieten. — Wer kann wissen, wie weit sich sein „Einfluß erstrecken wird?“

Man sollte meinen, einen Traum aus dem tausendjährigen Reiche zu hören. Und diese ganz pompösen Versprechungen und Aussichten verschwanden plötzlich, als eine Commission, an deren Spitze Franklin stand, das Wesen des Magnetismus genauer untersuchte. — Der Nebel verschwand, und es ist nun von dem ganzen Blendwerk weiter nichts übrig geblieben, als die animalische Electricität und die Ueberzeugung, daß solche durch gewisse Arten von Streichen und Manipuliren des Körpers in Bewegung gesetzt werden kann, aber gewiß ohne Beihülfe von Nervenschwäche und Schwärmerei nie jene wunderbare Phänomene hervorbringen wird, noch weniger im Stande seyn kann, das menschliche Leben zu verlängern.

Um die nämliche Zeit erschien Dr. Graham mit seinem celestial bed, einem Bette, welches die wunderbare Eigenschaft haben sollte, den darin Liegenden mit neuer Lebenskraft zu imprägniren, und insonderheit die Procreationskraft bis zu dem gewünschten Ziel zu erhöhen. Aber dies wunderbare himmlische Bett hat selbst so wenig Lebensdauer gehabt, daß es sehr bald unter den Händen unbarmherziger Gläubiger sein Ende fand, und stückweise in einer öffentlichen Auction versteigert wurde, bei welcher Gelegenheit sich's dann zeigte, daß das ganze Geheimniß in einer Verbindung von electrischen Einströmungen und den concentrirten Wirkungen sinnlicher Reize, wohlriechender Düfte, der Töne der Harmonica u. s. w. bestand, wodurch zwar wohl eine Nacht voll erhöheter Sinnlichkeit und Lebensgenuß, aber auch eine desto schnellere Erschöpfung der Lebenskraft und gewisse Verkürzung des Lebens bewirkt werden mußte.

Fast schien es, als wolle man jene Idee ganz den Charlatans überlassen, um so mehr, da der aufgeklärtere Theil sich für die Unmöglichkeit dieser Erfindung dadurch entschädigte, daß er die Länge des Lebens nicht in der Zahl der Tage, sondern in dem Gebrauch und Genuß desselben fand.

Da aber dies doch unmöglich für einerlei gelten kann, und da sich in neuern Zeiten unsere Einsichten in die Natur des organischen Lebens und der dazu nöthigen Bedingungen so sehr vervollkommnet und berichtigt haben, so ist es wohl der Mühe werth, diese bessern Kenntnisse zur Entwicklung eines so wichtigen Gegenstandes zu verarbeiten, und die Methode, das Leben zu verlängern, so auf die Prinzipien der animalischen Physik zu gründen, daß nicht allein eine bestimmtere Richtschnur des Lebens daraus entstehe, sondern auch, was kein unwichtiger Nebennutzen seyn wird, dieser Gegenstand inskünftige den Schwärmern und Betrügern unbrauchbar gemacht werde, die bekanntlich ihr Wesen in einem scientifischen Gebiet nur so lange treiben können, als es noch nicht durch die Fackel gründlicher Untersuchung erleuchtet ist.

Zweite Vorlesung.

Untersuchung der Lebenskraft und der Lebensdauer überhaupt.

Eigenschaften und Gesetze der Lebenskraft — Begriff des Lebens — Lebensconsumtion, unzertrennliche Folge der Lebensoperation selbst — Lebensziel — Ursachen der Lebensdauer — Retardation der Lebensconsumtion — Möglichkeit der Lebensverlängerung — Geschwind und langsam leben — Intensives und extensives Leben — Der Schlaf.

Das Erste, worauf es uns bei Verlängerung des Lebens ankommt, muß wohl nähere Kenntniß der Natur des Lebens und besonders der Lebenskraft, der Grundursache alles Lebens, seyn.

Sollte es denn gar nicht möglich seyn, die innere Natur jener heiligen Flamme etwas genauer zu erforschen, und daraus das, was sie nähren, das, was sie schwächen kann, zu erkennen? — Ich fühle ganz, was ich bei dieser Untersuchung wage. Es ist das Allerheiligste der Natur, dem ich mich nähere, und nur zu viel sind der Beispiele, wo der zu kühne Forscher geblendet und beschämt zurückkehrte, und wo selbst ihr innigster Vertrauter, Haller, ausrufen mußte:

> Ins Inn're der Natur dringt kein erschaffner Geist.

Aber dennoch darf dies uns nicht abschrecken. Die Natur bleibt immer eine gütige Mutter, sie liebet und belohnt den, der sie sucht, und ist es uns gleich nicht allemal möglich, das vielleicht zu hoch gesteckte

Ziel unsers Strebens zu erreichen, so können wir doch gewiß seyn, auf dem Wege schon so viel Neues und Interessantes zu finden, daß uns schon der Versuch, ihr näher zu kommen, reichlich belohnt wird. — Nur hüte man sich, mit zu raschen übermüthigen Schritten auf sie einzudringen. Unser Sinn sey offen, rein, gelehrig, unser Gang vorsichtig und immer aufmerksam, Täuschungen der Phantasie und der Sinne zu vermeiden, und unser Weg sey der sichere, wenn gleich nicht der bequemste, Weg der Erfahrung und bescheidenen Prüfung — nicht der Flug kühner Hypothesen, der gewöhnlich zuletzt der Welt nur zeiget, daß wir wächserne Flügel hatten. — Auf diesem Wege sind wir am sichersten, das Schicksal jener Philosophen zu vermeiden, von welchen Baco sehr passend sagt: „sie werden zu Nachteulen, „die nur im Dunkel ihrer Träumereien sehen, aber „im Licht der Erfahrung erblinden, und gerade das „am wenigsten wahrnehmen können, was am hell„sten ist.“ Auf diesem Wege und in dieser Geistesstimmung sind seit dieses großen Mannes Zeiten die Freunde der Natur ihr näher gekommen, als jemals vorher, sind Entdeckungen ihrer tiefsten Geheimnisse, Benutzungen ihrer verborgensten Kräfte gemacht worden, die unser Zeitalter in Erstaunen setzen, und die noch die Nachwelt bewundern wird. Auf diesem Wege ist es möglich geworden, selbst ohne das innere Wesen der Dinge zu erkennen, dennoch durch unermüdetes Forschen ihre Eigenschaften und Kräfte so genau abzuwiegen und zu ergründen, daß wir sie wenigstens practisch kennen und benutzen. So ist's dem menschlichen Geiste gelungen, selbst unbekannte Wesen zu beherrschen, und nach seinem Willen und zu seinem Gebrauch zu leiten. Die magnetische und electrische Kraft, sind beides Wesen, die sogar unsern Sinnen sich entziehen, und deren Natur uns vielleicht ewig unerforschlich bleiben wird, und dennoch haben wir sie uns so dienstbar gemacht, daß die eine uns auf der See den Weg zeigen, die andere die Nachtlampe am Bett anzünden muß.

Vielleicht gelingt es mir auch in gegenwärtiger Untersuchung ihr näher zu kommen, und ich glaube, daß dazu folgende Behandlung die schicklichste seyn wird: erstens die Begriffe von Leben und Lebenskraft genauer zu bestimmen, und ihre Eigenschaften festzusetzen, sodann über die Dauer des Lebens überhaupt, und in verschiedenen organischen Körpern insbesondere, die Natur zu befragen, Beispiele zu sammeln und zu vergleichen, und aus den Umständen und Lagen, in welchen das Leben eines Geschöpfs längere oder kürzere Dauer hat, Schlüsse auf die wahrscheinlichsten Ursachen des langen oder kurzen Lebens überhaupt zu ziehen. Nach diesen Voraussetzungen wird sich das Problem, ob und wie menschliches Leben zu verlängern sey, am befriedigendsten und vernünftigsten auflösen lassen.

Was ist Leben und Lebenskraft? — Diese Fragen gehören unter die vielen ähnlichen, die uns bei Untersuchung der Natur aufstoßen. Sie scheinen leicht, betreffen die gewöhnlichsten alltäglichsten Erscheinungen, und sind dennoch so schwer zu beantworten. Wo der Philosoph das Wort Kraft braucht, da kann man sich immer darauf verlassen, daß er in Verlegenheit ist, denn er erklärt eine Sache durch ein Wort, das selbst noch ein Räthsel ist; — denn wer hat noch je mit dem Worte Kraft einen deutlichen Begriff verbinden können? Auf diese Weise sind eine unzählige Menge Kräfte, die Schwerkraft, Attractionskraft, electrische, magnetische Kraft u. s. w. in die Physik gekommen, die alle im Grunde weiter nichts bedeuten, als das X in der Algebra, die unbekannte Größe, die wir suchen. Indeß wir müssen nun einmal Bezeichnungen für Dinge haben, deren Existenz unläugbar, aber ihr Wesen unbegreiflich ist, und man erlaube mir also auch hier sie zu gebrauchen, unerachtet dadurch noch nicht einmal entschieden wird, ob es eine eigene Materie, oder nur eine Eigenschaft der Materie, eine erhöhete Thätigkeit der Natur ist, was wir Lebenskraft nennen.

Unstreitig gehört die Lebenskraft unter die allgemeinsten, unbegreiflichsten und gewaltigsten Kräfte der Natur. Sie erfüllt, sie bewegt alles, sie ist höchst wahrscheinlich der Grundquell, aus dem alle übrigen Kräfte der physischen, vorzüglich organischen, Welt fließen. Sie ist's, die alles hervorbringt, erhält, erneuert, durch die die Schöpfung nach so manchem Tausende von Jahren noch jeden Frühling mit eben der Pracht und Frischheit hervorgeht, als das erstemal, da sie aus der Hand ihres Schöpfers kam. Sie ist unerschöpflich, unendlich, — ein wahrer ewiger Hauch der Gottheit. Sie ist's endlich, die, verfeinert und durch eine vollkommnere Organisation exaltirt, sogar die Denk- und Seelenkraft entflammt, und dem vernünftigen Wesen zugleich mit dem Leben auch das Gefühl und das Glück des Lebens gibt. Denn ich habe immer bemerkt, daß das Gefühl von Werth und Glück der Existenz sich sehr genau nach dem mehr oder wenigern Reichthum an Lebenskraft richtet, und daß, so wie ein gewisser Ueberfluß derselben zu allen Genüssen und Unternehmungen aufgelegter und das Leben schmackhafter macht, nichts so sehr, als Mangel daran, im Stande ist, jenen Ekel und Ueberdruß des Lebens hervorzubringen, der leider unsere Zeiten so merklich auszeichnet.

Durch genauere Beobachtung ihrer Erscheinungen in der organischen Welt lassen sich folgende Eigenschaften und Gesetze derselben bestimmen:

1) Die Lebenskraft ist die feinste, durchdringendste, unsichtbarste Thätigkeit der Natur, die wir bis jetzt kennen. Sie übertrifft darin sogar das Licht, die electrische und magnetische Kraft, mit denen sie übrigens am nächsten verwandt zu seyn scheint.

2) Unerachtet sie alles durchdringt, so gibt es doch gewisse Modifikationen der Materie, zu denen sie eine größere Verwandtschaft zu haben scheint als zu andern. Sie verbindet sich daher inniger und in größrer Menge mit ihnen, und wird ihnen gleichsam eigen. Diese Modifikation der Materie nennen wir die organische Verbindung und Structur der Bestandtheile, und die Körper, die sie besitzen, organi-

sche Körper, — Pflanzen und Thiere. Diese organische Structur scheint in einer gewissen Lage und Mischung der feinsten Theilchen zu bestehen, und wir stoßen hier auf eine merkwürdige Aehnlichkeit der Lebenskraft mit der magnetischen Kraft, indem auch diese durch einen Schlag, der in gewisser Richtung auf ein Stück Eisen geführt wird und die innere Lage der feinsten Bestandtheile ändert, sogleich erweckt und durch eine entgegengesetzte Erschütterung wieder aufgehoben werden kann. Daß wenigstens die organische Structur nicht in dem festen faserichten Gewebe liegt, sieht man am Ei, wo davon keine Spur zu finden, und dennoch organisches Leben gegenwärtig ist.

3) Sie kann in einem freien und gebundenen Zustand existiren, und hat darin viel Aehnlichkeit mit dem Feuerwesen und der electrischen Kraft. So wie diese in einem Körper wohnen können, ohne sich auf irgend eine Art zu äußern, bis sie durch einen angemessenen Reiz in Wirksamkeit versetzt werden, eben so kann die Lebenskraft in einem organischen Körper lange im gebundenen Zustand wohnen, ohne sich durch etwas anders, als seine Erhaltung und Verhütung seiner Auflösung, anzudeuten. Man hat davon erstaunliche Beispiele. — Ein Saamenkorn kann auf diese Art Jahre, ein Ei mehrere Monate lang, ein gebundenes Leben behalten; es verdunstet nicht, es verdirbt nicht, und der bloße Reiz der Wärme kann das gebundene Leben frei machen, und entwickeltes reges Leben hervorbringen. Ja selbst das schon ent-

wickelte organische Leben kann auf diese Art unterbrochen und gebunden werden, aber dennoch in diesem Zustande einige Zeit fortdauern und die ihm anvertraute Organisation erhalten, wovon uns besonders die Polypen und Pflanzenthiere höchst merkwürdige Beispiele liefern.

4) So wie sie zu verschiedenen organischen Körpern eine verschiedene Verwandtschaft zu haben scheint, und manchen in größerer, manchen in geringerer Menge erfüllt, so ist auch ihre Bindung mit einigen fester, mit andern lockerer. Und merkwürdig ist es, daß gerade da, wo sie in vorzüglicher Menge und Vollkommenheit existirt, sie weniger fest gebunden und vergänglicher scheint. Der unvollkommne schwach lebende Polyp z. B. hält sie fester, als ein vollkommneres Thier aus einer höhern Klasse der Wesen. — Diese Bemerkung ist für unsere jetzige Untersuchung von vorzüglicher Wichtigkeit.

5) Sie gibt jedem Körper, den sie erfüllt, einen ganz eigenthümlichen Karakter, ein ganz spezifisches Verhältniß zur übrigen Körperwelt. Sie theilt ihm nämlich erstens die Fähigkeit mit, Eindrücke als Reize zu empfinden (sie zu percipiren) und darauf auf eine ganz eigenthümliche Weise zurückzuwirken (zu reagiren); und zweitens entzieht sie ihn zum Theil den allgemeinen physischen und chemischen Gesetzen der todten Natur, so daß man also mit Recht sagen kann: durch den Beitritt der Lebenskraft wird ein Körper aus der mechanischen und chemischen Welt in eine neue, die organische oder belebte, versetzt. Hier

finden die allgemeinen physischen Naturgesetze nur zum Theil und mit gewissen Einschränkungen Statt. Alle Eindrücke werden in einem belebten Körper anders modificirt und reflectirt, als in einem unbelebten. Daher ist auch in einem belebten Körper kein bloß mechanischer oder chemischer Prozeß möglich, und alles trägt den Karakter des Lebens. Ein Stoß, Reiz, Kälte und Hitze wirken auf ein belebtes Wesen nach ganz eigenthümlichen Gesetzen, und jede Wirkung, die da entsteht, muß als eine aus dem äußerlichen Eindruck und der Reaction der Lebenskraft zusammengesetzte angesehen werden.

Eben hierin liegt auch der Grund der Eigenthümlichkeit einzelner Arten, ja jedes einzelnen Individuums. Wir sehen täglich, daß Pflanzen, die in einerlei Boden neben einander wachsen und ganz einerlei Nahrung genießen, doch in ihrer Gestalt, Säften und Kräften himmelweit von einander verschieden sind. Eben das finden wir im Thierreich, und es ist eigentlich das, wovon man sagt: Ein jedes hat seine eigne Natur.

6) Die Lebenskraft ist das größte Erhaltungsmittel des Körpers, den sie bewohnt. Nicht genug, daß sie die ganze Organisation bindet und zusammen hält: so widersteht sie auch sehr kräftig den zerstörenden Einflüssen der übrigen Naturkräfte, in so fern sie auf chemischen Gesetzen beruhen, die sie aufzuheben, wenigstens zu modificiren vermag. Ich rechne hieher vorzüglich die Wirkungen der **Fäulniß**, der **Verwitterung**, des **Frosts**. — Kein lebendiges

Wesen fault; es gehört immer erst Schwächung oder Vernichtung der Lebenskraft dazu, um Fäulniß möglich zu machen. Selbst in ihrem gebundenen unwirksamen Zustand vermag sie Fäulniß abzuhalten. Kein Ei, so lange noch Lebenskraft darin ist, kein Saamenkorn, keine eingesponnene Raupe, kein Scheintodter fault, und es ist ein wahres Wunderwerk, wie sie Körper, die eine so starke Neigung zur Fäulniß haben, wie eben der menschliche, 60 — 80 — ja 100 Jahre dafür schützen kann. — Aber auch der zweiten Art von Destruction, der Verwitterung, die endlich alles, selbst die härtesten Körper auflöset und zerfallen macht, widersteht sie durch ihre bindende Eigenschaft. — Und eben so der gefährlichen Entziehung der Feuertheilchen, dem Frost. Kein lebender Körper erfriert, das heißt, so lange seine Lebenskraft noch wirkt, kann ihm der Frost nichts anhaben. Mitten in den Eisgebirgen des Süd- und Nordpols, wo die ganze Natur erstarrt zu seyn scheint, sieht man lebendige Geschöpfe, sogar Menschen, die nichts von dem allgemeinen Frost leiden *). Und dies gilt ebenfalls nicht bloß von ihrem wirksamen,

*) Galanthus nivalis treibt sogar seine Blüthe durch den Schnee aus gefrornem Erdreich; auch bleibt die Blume unbeschädigt, unerachtet vieler starken Nachtfröste.

Hunter ließ Fische im Wasser einfrieren: so lange sie lebten, blieb das übrigens gefrorne Wasser um sie herum flüssig, und bildete eine wahre Höhle; erst in dem Augenblicke, da sie starben, froren sie ein.

sondern auch von dem gebundenen Zustande. Ein noch Leben habendes Ei und Saamenkorn erfriert weit später, als ein todtes. Der Bär bringt den ganzen Winter halb erstarrt im Schnee, die todtscheinende Schwalbe, die Puppe des Insects unter dem Eise zu, und erfrieren nicht. Dann erst, wenn der Frost so hoch steigt, daß er die Lebenskraft schwächt oder unterdrückt, kann er sie überwältigen, und den nun leblosen Körper durchdringen. Dies Phänomen beruht besonders auf der Eigenschaft der Lebenskraft, Wärme zu entwickeln, wie wir gleich sehen werden.

7) Ein gänzlicher Verlust der Lebenskraft zieht also die Trennung der organischen Verbindung des Körpers nach sich, den sie vorher erfüllte. Seine Materie gehorcht nun den Gesetzen und Affinitäten der todten chemischen Natur, der sie nun angehört, sie zersetzt und trennt sich in ihre Grundstoffe; es erfolgt unter den gewöhnlichen Umständen die Fäulniß, die allein uns überzeugen kann, daß die Lebenskraft ganz von einem organischen Körper gewichen ist. Aber groß und erhebend ist die Bemerkung, daß selbst die, alles Leben zu vernichten scheinende, Fäulniß das Mittel werden muß, wieder neues Leben zu entwickeln, und daß sie eigentlich nichts anders ist, als ein höchst wichtiger Prozeß, die in dieser Gestalt nicht mehr lebensfähigen Bestandtheile aufs schnellste frei und zu neuen organischen Verbindungen und Leben geschickt zu machen. Kaum ist ein Körper auf diese Art aufgelöset, so fangen sogleich seine Theilchen an, in tausend kleinen Würmchen

wieder belebt zu werden, oder sie feiern ihre Auferstehung in der Gestalt des schönsten Grases, der lieblichsten Blumen, beginnen auf diese Art von neuem den großen Lebenszirkel organischer Wesen, und sind durch einige Metamorphosen vielleicht ein Jahr darnach wieder Bestandtheile eines eben so vollkommnen menschlichen Wesens, als das war, mit dem sie zu verwesen schienen. Ihr scheinbarer Tod war also nur der Uebergang zu einem neuen Leben, und die Lebenskraft verläßt einen Körper nur, um sich bald vollkommener wieder damit verbinden zu können.

8) Die Lebenskraft kann durch gewisse Einwirkungen geschwächt, ja ganz aufgehoben, durch andre erweckt, gestärkt, genährt werden. Unter die sie vernichtenden gehört vorzüglich die Kälte, der Hauptfeind alles Lebens. Zwar ein mäßiger Grad von Kälte kann in so fern stärkend seyn, indem er die Lebenskraft concentrirt, und ihre Verschwendung hindert; aber es ist keine positive, sondern negative Stärkung, und ein hoher Grad von Kälte verscheucht sie ganz. In der Kälte kann keine Lebensentwicklung geschehen, kein Ei ausgebrütet werden, kein Saamenkorn keimen.

Ferner gehören hieher gewisse Erschütterungen, die theils durch Vernichtung der Lebenskraft, theils auch durch eine nachtheilige Veränderung der innern organischen Lage der Theilchen zu wirken scheinen. So entzieht ein heftiger electrischer Schlag, oder der Blitz, der Pflanzen- und Thierwelt augenblicklich die Lebenskraft, ohne daß man oft die geringste

Verletzung der Organe entdecken kann. So können, besonders bei vollkommnern Geschöpfen, Seelenerschütterungen, heftiges Schrecken oder Freude, die Lebenskraft augenblicklich aufheben.

Endlich gibt es noch gewisse physische Potenzen, die äußerst schwächend, ja vernichtend auf sie wirken, und die wir daher gewöhnlich Gifte nennen, z. E. das faule Contagium, das Kirschlorbeerwasser, das wesentliche Oel der bittern Mandeln u. dgl.

Aber nun existiren auch Wesen von entgegengesetzter Art, die eine gewisse Freundschaft und Verwandtschaft zur Lebenskraft haben, sie erwecken, ermuntern, ja höchst wahrscheinlich ihr eine feine Nahrung geben können. Diese sind vorzüglich Licht, Wärme, Luft und Wasser, vier Himmelsgaben, die man mit Recht die Freunde und Schutzgeister alles Lebens nennen kann.

Oben an steht das Licht, unstreitig der nächste Freund und Verwandte des Lebens, und gewiß in dieser Rücksicht von weit wesentlicherer Einwirkung, als man gewöhnlich glaubt. Ein jedes Geschöpf hat ein um so vollkommneres Leben, je mehr es den Einfluß des Lichts genießt. Man entziehe einer Pflanze, einem Thier das Licht, es wird bei aller Nahrung, bei aller Wartung und Pflege, erst die Farbe, dann die Kraft verlieren, im Wachsthum zurückbleiben, und am Ende verbutten. Selbst der Mensch wird durch ein lichtloses Leben bleich, schlaff und stumpf, und verliert zuletzt die ganze Energie des Lebens, wie so manches traurige Beispiel lange im dunkeln

Kerker verschloßner Personen beweist. — Ja, ich glaube nicht zu viel zu sagen, wenn ich behaupte: Organisches Leben ist nur in der Influenz des Lichts, und also wahrscheinlich durch dieselbe möglich, denn in den Eingeweiden der Erde, in den tiefsten Höhlungen, wo ewige Nacht wohnt, äußert sich nur das, was wir unorganisches Leben nennen. Hier athmet nichts, hier empfindet nichts; das Einzige, was man etwa noch antrifft, sind einige Arten von Schimmel oder Steinmoos, der erste unvollkommenste Grad von Vegetation; und sogar da zeigt sich, daß diese Vegetation meistens nur an oder bei verfaultem Holzwerk entstehe. Also muß auch da der Keim organischen Lebens erst durch Holz und Wasser hinunter gebracht, oder lebenserzeugende Fäulniß hervorgebracht werden, welche außerdem in diesen Abgründen nicht existirt.

Die andere nicht weniger wohlthätige Freundin der Lebenskraft ist: Wärme. Sie allein ist im Stande, den ersten Lebenskeim zu entwickeln. Wenn der Winter die ganze Natur in einen todtenähnlichen Zustand versetzt hat, so braucht nur die warme Frühlingsluft sie anzuwehen, und alle schlafenden Kräfte werden wieder rege. Je näher wir den Erdpolen kommen, desto todter wird alles, und man findet endlich Gegenden, wo schlechterdings keine Pflanze, kein Insect, kein kleineres Thier existiren, sondern bloß große Massen von Geschöpfen, als Wallfische, Bären u. dgl., die zum Leben nöthige Wärme erhalten können. — Genug, wo Leben ist, da ist auch

Wärme in mehr oder minderem Grade, und es ist eine höchst wichtige unzertrennliche Verbindung zwischen beiden. Wärme gibt Leben, und Leben entwickelt auch wiederum Wärme, und es ist oft schwer zu bestimmen, welches Ursach und welches Folge ist.

Von der außerordentlichen Kraft der Wärme, Leben zu nähren und zu erwecken, verdient folgendes ganz neue und entscheidende Beispiel angeführt zu werden. Den 2. August 1790 stürzte sich ein Carabinier, Namens Petit, zu Strasburg ganz nackend aus dem Fenster des Militärhospitals in den Rhein. Um 5 Uhr Nachmittags bemerkte man erst, daß er fehle, und er mochte über eine halbe Stunde im Wasser gelegen haben, als man ihn herauszog. Er war ganz todt. Man that weiter nichts, als daß man ihn in ein recht durchwärmtes Bett legte, den Kopf hoch, die Arme an den Leib, und die Beine nahe neben einander gelegt. Man begnügte sich dabei, ihm nur immerfort warme Tücher, besonders auf den Magen und die Beine aufzulegen. Auch wurden in verschiedene Gegenden des Bettes heisse Steine, mit Tüchern umwickelt, gelegt. Nach 7 bis 8 Minuten nahm man an den obern Augenliedern eine kleine Bewegung wahr. Einige Zeit darauf ging die bis dahin fest an die obere geschloßne untere Kinnlade auf, es kam Schaum aus dem Munde, und Petit konnte einige Löffel Wein verschlucken. Der Puls kam wieder, und eine Stunde darauf konnte er reden. — Offenbar wirkt die Wärme im Scheintod eben so kräftig, als zur ersten Entwicklung des Lebens; sie nährt den kleinsten Funken des noch übrigen Lebens, facht ihn an, und bringt ihn nach und nach zur Flamme.

Die dritte wichtigste Nahrung des Lebens ist Luft. Wir finden kein Wesen, das ganz ohne Luft leben könnte, und bei den meisten folgt auf Entziehung derselben sehr bald, oft augenblicklich, der Tod. Und was ihren Einfluß am sichtbarsten macht, ist, daß die athemholenden Thiere weit reicher an Lebenskraft sind und sie in vollkommnerem Grade besitzen, als die nichtathmenden. Vorzüglich scheint die dephlogistisirte, oder Feuerluft (Sauerstoffgas), derjenige Bestandtheil unsrer Atmosphäre zu seyn, der zunächst und am kräftigsten die Lebenskraft nährt, und man hat in neuern Zeiten, wo uns unsre wunderthätige Chemie dieselbe rein darzustellen gelehrt hat, durch das Einathmen derselben ein allgemeines Gefühl von Stärkung und Ermunterung bemerkt. Die Grundlage dieser Feuer- oder Lebensluft nennen die Chemiker den Sauerstoff (Oxygene), und dieser Bestandtheil ist es eigentlich, der das Belebende in der Luft enthält, und beim Athemholen in das Blut übergehet. — Auch das Wasser gehört in so fern zu den Lebensfreunden, als es auch Sauerstoff enthält, und zu den unentbehrlichen Lebensbedingungen, als ohne Flüssigkeit keine Aeußerung des Lebens möglich ist.

Ich glaube also mit Recht behaupten zu können, daß Licht, Wärme, reine Luft und Wasser die wahren eigenthümlichen Nahrungs- und Erhaltungs-

4

mittel der Lebenskraft sind. Gröbere Nahrungsmittel (den Antheil von Sauerstoff und Feuermaterie abgerechnet, den sie enthalten) scheinen mehr zur Erhaltung der Organe und zur Ersetzung der Consumtion zu dienen. Sonst ließe sich's nicht erklären, wie Geschöpfe so lange ohne eigentliche Nahrung ihr Leben erhalten konnten. Man sehe das Hühnchen im Ei an. Ohne den geringsten Zugang von aussen lebt es, entwickelt sich's, und wird ein vollkommnes Thier. Eine Hyazinthen- oder andere Zwiebel kann ohne die geringste Nahrung, als den Dunst von Wasser, sich entwickeln, ihren Stengel und die schönsten Blätter und Blumen treiben. Selbst bei vollkommnern Thieren sehen wir Erscheinungen, die ausserdem unerklärbar wären. Der Engländer Fordyce z. E. schloß Goldfische in Gefäße, mit Brunnenwasser gefüllt, ein, ließ ihnen anfangs alle 24 Stunden, nachher aber nur alle drei Tage frisches Wasser geben, und so lebten sie ohne alle Nahrung 15 Monate lang, und, was noch mehr zu bewundern ist, waren noch einmal so groß geworden. Weil man aber glauben konnte, daß doch in dem Wasser eine Menge unsichtbarer Nahrungstheilchen seyn möchten, so destillirte er nun dasselbe, setzte ihm wieder Luft zu, und um auch allen Zugang von Insecten abzuhalten, verstopfte er das Gefäß sorgfältig. Demungeachtet lebten auch hier die Fische lange Zeit fort, wuchsen sogar und hatten Excretionen. — Wie wäre es möglich, daß selbst Menschen so lange hungern und dennoch ihr Leben erhalten konnten, wenn die unmittelbare Nahrung der Lebenskraft selbst aus den Nahrungsmitteln gezogen werden müßte? Ein französischer Offizier*) verfiel nach vielen erlittenen Kränkungen in eine Gemüthskrankheit, in welcher er beschloß, sich auszuhungern, und blieb seinem Vorsatz so getreu, daß er ganzer 46 Tage lang nicht die geringste Speise zu sich nahm. Nur am 5ten Tage forderte er abgezogenes Wasser, und da man ihm ein halbes Nösel Anisbranntewein gab, verzehrte er solches in 3 Tagen. Als man ihm aber vorstellte, daß dies zu viel sey, that er in jedes Glas Wasser, das er trank, nicht mehr als 3 Tropfen, und kam mit dieser Flasche bis zum 39sten Tage aus. Nun hörte er auch auf zu trinken, und nahm die letzten 8 Tage gar nichts mehr zu sich. Vom 36sten Tage an mußte er liegen, und merkwürdig war es, daß dieser sonst äußerst reinliche Mann die ganze Zeit seiner Fasten über einen sehr übeln Geruch von sich gab (eine Folge der unterlassenen Erneuerung seiner Säfte und der damit verbundenen Verderbniß), und daß seine Augen schwach wurden. Alle Vorstellungen waren umsonst, und man gab ihn schon völlig verloren, als plötzlich die Stimme der Natur durch einen Zufall wieder in ihm erwachte. Er sah ein Kind mit einem Stück Butterbrod hereintreten. Dieser Anblick erregte mit einem Male seinen Appetit dermaßen, daß er dringend um eine Suppe bat. Man reichte ihm von nun an alle 2 Stunden einige

*) S. Hist. de l'Académie R. des Sciences. A. 1769.

Löffel Reisschleim, nach und nach stärkere Nahrung, und so wurde seine Gesundheit, obwohl langsam, wieder hergestellt. — Aber merkwürdig war es, daß, so lange er fastete und matt war, sein eingebildeter Stand, sein Wahnsinn verschwunden war, und er sich bei seinem gewöhnlichen Namen nennen ließ; sobald er aber durch Essen seine Kräfte wieder erlangte, kehrte auch das ganze Gefolge ungereimter Ideen wieder zurück *).

*) Ein anderes Beispiel, wo das Leben 36 Tage lang bloß durch Wärme und Luft, fast ohne allen Genuß eigentlicher Nahrungsmittel erhalten wurde, führe ich hier noch an, weil ich es selbst beobachtete, und für die strengste Wahrheit der Thatsache vollkommen einstehen kann. Ein gesundes, aber zur Stille und Schwermuth geneigtes Mädchen von 18 Jahren verfiel, nach heftigen Gemüthsbewegungen, in Tiefsinn, und, als dieser einige Tage gedauert hatte, in eine vollkommne Schlafsucht, wo sie alle Empfindungs- und Bewegungskraft nebst dem Bewußtseyn verlor. Dies dauerte 6 Wochen lang, in welcher ganzen Zeit sie einer Leiche ähnlich lag, kein anderes Lebenszeichen äußerte, außer den Puls und ein kaum bemerkbares Athmen, und nichts weiter zu sich nahm, als täglich eine Tasse voll dünnen Haferschleim, den man ihr nur mit Mühe eingießen konnte. Ihr Unterleib war so zusammengefallen, daß man die Rückenwirbel sehr deutlich durchfühlen konnte, und es stellte sich zuletzt jener faulichte Geruch der Ausdünstung ein, der immer die Folge einer langen Entziehung der Nahrung ist. — Die kräftigsten Reizungs- und Erweckungsmittel waren ganz ohne Wir-

9) Es gibt noch ein Schwächungs- oder Vermin-derungsmittel der Lebenskraft, was in ihr selbst liegt, nämlich der Verlust durch Aeußerung der Kraft. Bei jeder Aeußerung derselben geschieht eine Entziehung von Kraft, und wenn diese Aeußerungen zu stark oder zu anhaltend fortgesetzt werden, so kann völlige Erschöpfung die Folge seyn. Dies zeigt sich schon bei der gewöhnlichen Erfahrung, daß wir durch Anstren-gungen derselben beim Gehen, Denken u. s. w. müde werden. Noch deutlicher aber zeigt sich's bei den neuern galvanischen Versuchen, wo man nach dem Tode einen noch lebenden Muskel und Nerven durch Metallbelegung reizt. Wiederholt man den Reiz oft und stark, so wird die Kraft bald, geschieht es lang-

kung, bis ich zuletzt den Galvanismus anwendete. Die-ser brachte zwar anfangs, als er durch die Herzgrube und Rückgrat geleitet wurde, keine Veränderung hervor. Als aber der eine Pol in die Herzgrube und der andre ins Ohr gebracht wurde, war der Erfolg bewunderns-würdig. Die bisher ruhenden Gesichtsmuskeln zogen sich zum Ausdruck des höchsten Schmerzes zusammen, die bisherige Leichenfarbe des Gesichts bekam Röthe, die ge-schlossenen Augen öffneten sich, sie richtete sich seit sechs Wochen zum ersten Mal auf, und rief: Vater, Vater — der erste Laut, den man in der ganzen Zeit von ihr ge-hört hatte. — Sie blieb nun von dem Augenblick an bei Bewußtseyn, fing wieder an Nahrung zu sich zu neh-men und sich allmählig daran zu gewöhnen, bekam wie-der Kräfte und den vollkommnen Gebrauch ihrer Glie-der, und ward völlig hergestellt.

samer, so wird sie später erschöpft, und selbst, wenn sie erschöpft scheint, kann man dadurch, daß man einige Zeit die Reizungen unterläßt, neue Ansammlung und neue Aeußerungen derselben bewirken. Dadurch entsteht also ein neues negatives Stärkungsmittel, nämlich die Ruhe, die unterlaßne Aeußerung. Dadurch kann sie sich sammeln, und wirklich vermehren.

10) Die nächsten Wirkungen der Lebenskraft sind nicht bloß, Eindrücke als Reize zu percipiren und darauf zurück zu wirken, sondern auch die Bestandtheile, die dem Körper zugeführt werden, in die organische Natur umzuwandeln (d. h. sie nach organischen Gesetzen zu verbinden), und ihnen auch die Form und Structur zu geben, die der Zweck des Organismus erfordert (d. h. die plastische Kraft, Reproductionskraft, Bildungstrieb).

11) Die Lebenskraft erfüllt alle Theile des organischen belebten Körpers, sowohl feste als flüssige, äußert sich aber nach Verschiedenheit der Organe auf verschiedene Weise, in der Nervenfaser durch Sensibilität, in der Muskelfaser durch Irritabilität u. s. f. Dies geschieht einige Zeit sichtbar und zunehmend, und wir nennen es Generation, Wachsthum — so lange, bis der organische Körper den ihm bestimmten Grad von Vollkommenheit erreicht hat. Aber diese bildende schaffende Kraft hört deswegen nun nicht auf zu wirken, sondern das, was vorher Wachsthum war, wird nun beständige Erneuerung, und diese immerwährende Reproduction

ist eins der wichtigsten Erhaltungsmittel der Geschöpfe.

Dies sey genug von dem Wesen dieser Wunderkraft. Nun wird es uns leichter seyn, über das Verhältniß dieser Kraft zum Leben selbst, über das, was eigentlich Leben heißt, und die Dauer desselben, etwas Bestimmteres zu sagen.

Leben eines organischen Wesens heißt der freie wirksame Zustand jener Kraft, und die damit unzertrennlich verbundene Regsamkeit und Wirksamkeit der Organe. — Lebenskraft ist also nur Vermögen, Leben selbst Handlung. — Jedes Leben ist folglich eine fortdauernde Operation von Kraftäußerungen und organischen Anstrengungen. Dieser Prozeß hat also nothwendig eine beständige Consumtion oder Aufreibung der Kraft und der Organe zur unmittelbaren Folge, und diese erfordert wieder eine beständige Ersetzung beider, wenn das Licht fortdauern soll. Man kann also den Prozeß des Lebens als einen beständigen Consumtionsprozeß ansehen, und sein Wesentliches in einer beständigen Aufzehrung und Wiederersetzung unsrer selbst bestimmen. Man hat schon oft das Leben mit einer Flamme verglichen, und wirklich ist es ganz einerlei Operation. Zerstörende und schaffende Kräfte sind in unaufhörlicher Thätigkeit in einem beständigen Kampf in uns, und jeder Augenblick unsrer Existenz ist ein sonderbares Gemisch von Vernichtung und neuer Schöpfung. So lange die Lebenskraft noch ihre erste Frischheit und Energie besitzt, werden die lebenden schaffenden Kräfte die Oberhand behalten, und in diesem Streite sogar noch ein Ueberschuß für sie bleiben; der Körper wird also wachsen und sich vervollkommnen. Nach und nach werden sie ins Gleichgewicht kommen, und die Consumtion wird mit der Regeneration in so gleichem Verhältniß stehen, daß nun der Körper weder zu- noch abnimmt. Endlich aber mit Verminderung der Lebenskraft und Abnutzung der Organe wird die Consumtion die Regeneration zu übertreffen anfangen, und es wird Abnahme, Degradation, zuletzt gänzliche Auflösung die unausbleibliche Folge seyn. — Dies ist's, was wir auch durchgängig finden. Jedes Geschöpf hat drei Perioden, Wachsthum, Stillestand, Abnahme.

Die Dauer des Lebens hängt also im Allgemeinen von folgenden Punkten ab: 1) zu allererst von der Summe der Lebenskraft, die dem Geschöpf beiwohnt. Natürlich wird ein größrer Vorrath von Lebenskraft länger ausdauern und später consumirt werden, als ein geringer. Nun wissen wir aber aus dem Vorigen, daß die Lebenskraft zu manchen Körpern mehr, zu andern weniger Verwandtschaft hat, manche in größrer, manche in geringerer Menge erfüllt, ferner, daß manche äußerliche Einwirkungen schwächend, manche nährend für sie sind. — Dies gibt also schon den ersten und wichtigsten Grund der Verschiedenheit der Lebensdauer. — 2) Aber nicht bloß die Lebenskraft, sondern auch die Organe werden durchs Leben consumirt und aufgerieben, folglich muß in einem Körper von festern Organen die gänzliche Consumtion später erfolgen, als bei einem zarten leicht auflöslichen Bau. Ferner die Operation des Lebens selbst bedarf der beständigen Wirksamkeit gewisser Organe, die wir daher Lebensorgane nennen. Sind diese unbrauchbar oder krank, so kann das Leben nicht fortdauern. Also eine gewisse Festigkeit der Organisation und gehörige Beschaffenheit der Lebensorgane gibt den zweiten Grund, worauf Dauer des Lebens beruht. — 3) Nun kann aber der Prozeß der Consumtion selbst entweder langsamer oder schneller vor sich gehen, und folglich die Dauer desselben, oder des Lebens, bei übrigens völlig gleichen Kräften und Organen, länger oder kürzer seyn, je nachdem jene Operation schneller oder langsamer geschieht, gerade so, wie ein Licht, das man unten und oben zugleich anbrennt, noch einmal so geschwind verbrennt, als ein einfach angezündetes, oder wie ein Licht in oxygenirter Luft gewiß zehnmal schneller verzehrt seyn wird, als ein völlig gleiches in gemeiner Luft, weil durch dieses Medium der Prozeß der Consumtion wohl zehnfach beschleunigt und vermehrt wird. Dies gibt den dritten Grad der verschiedenen Lebensdauer. — 4) Und da endlich die Ersetzung des Verlornen und die beständige Regeneration das Hauptmittel ist, der Consumtion das Gegengewicht zu halten, so wird natürlich der Körper, der in sich und außer sich die besten Mittel hat, sich am leichtesten und vollkommensten zu regeneriren, auch von längerer Dauer seyn, als ein anderer, dem dies fehlt.

Genug, die Lebensdauer eines Geschöpfs wird

sich verhalten, wie die Summe der ihm angebornen Lebenskräfte, die mehrere oder wenigere Festigkeit seiner Organe, die schnellere oder langsamere Consumtion, und die vollkommne oder unvollkommne Restauration. — Und alle Ideen von Lebensverlängerung, so wie alle dazu vorgeschlagenen oder noch vorzuschlagenden Mittel, lassen sich unter diese vier Classen bringen, und nach diesen Grundsätzen beurtheilen.

Hieraus lassen sich mehrere lehrreiche Folgerungen ziehen, und außerdem dunkele Fragen beantworten, von denen ich hier nur einige vorläufig anzeigen will.

Ist das Ziel des Lebens bestimmt oder nicht? — Diese Frage ist schon oft ein Zankapfel gewesen, der die Philosophen und Theologen entzweite, und schon mehrmals den Werth der armen Arzneikunst ins Gedränge brachte. Nach obigen Begriffen ist diese Frage leicht zu lösen. In gewissem Verstande haben beide Parteien Recht. Allerdings hat jedes Geschlecht von Geschöpfen, ja jedes einzelne Individuum eben so gewiß sein bestimmtes Lebensziel, als es seine bestimmte Größe und seine eigenthümliche Masse von Lebenskraft, Stärke der Organe und Consumtions- oder Regenerationsweise hat; denn die Dauer des Lebens ist nur eine Folge dieser Consumtion, die keinen Augenblick länger währen kann, als Kräfte und Organe zureichen. Auch sehen wir, daß deswegen jede Classe von Wesen ihre bestimmte Gränze der Lebensdauer hat, der sich die einzelnen Individuen mehr oder weniger nähern. — Aber diese Consumtion kann beschleunigt oder retardirt werden, es können günstige oder ungünstige, zerstörende oder erhaltende Umstände Einfluß darauf haben, und daraus folgt denn, daß, troß jener natürlichen Bestimmung, das Ziel dennoch verrückt werden kann.

Nun läßt sich auch schon im Allgemeinen die Frage beantworten: Ist Verlängerung des Lebens möglich? Sie ist es allerdings, aber nicht durch Zaubermittel und Goldtincturen, auch nicht in so fern, daß man die uns zugetheilte Summe und Capacität von Lebenskräften zu vermehren und die ganze Bestimmung der Natur zu verändern hoffen könnte, sondern nur durch gehörige Rücksicht auf die angegebenen vier Punkte, auf denen eigentlich Dauer des Lebens beruht: Stärkung der Lebenskraft und der Organe, Retardation der Consumtion, und Beförderung und Erleichterung der Wiederersetzung oder Regeneration. — Je mehr also Nahrung, Kleidung, Lebensart, Clima, selbst künstliche Mittel, diesen Erfordernissen ein Genüge thun, desto mehr werden sie zur Verlängerung des Lebens wirken; je mehr sie diesen entgegen arbeiten, desto mehr werden sie die Dauer der Existenz verkürzen.

Vorzüglich verdient hier noch das, was ich Retardation der Lebensconsumtion nenne, als in meinen Augen das wichtigste Verlängerungsmittel des Lebens, einige Betrachtung. Wenn wir uns eine gewisse Summe von Lebenskräften und Organen, die gleichsam unsern Lebensfonds ausmachen, denken, und das Leben in der Consumtion derselben besteht, so kann durch eine stärkere Anstrengung der Organe und die damit verbundene schnellere Aufreibung, jener Fonds natürlich schneller, durch einen mäßigern Gebrauch hingegen langsamer aufgezehrt werden. Derjenige, der in einem Tage noch einmal so viel Lebenskraft verzehrt, als ein Anderer, wird auch in halb so viel Zeit mit seinem Vorrath von Lebenskraft fertig seyn, und Organe, die man noch einmal so stark braucht, werden auch noch einmal so bald abgenutzt und unbrauchbar seyn. Die Energie des Lebens wird also mit seiner Dauer im umgekehrten Verhältniß stehen, oder je mehr ein Wesen intensiv lebt, desto mehr wird sein Leben an Extension verlieren. — Der Ausdruck, geschwind leben, der jetzt so wie die Sache gewöhnlich worden ist, ist also vollkommen richtig. Man kann allerdings den Prozeß der Lebensconsumtion, sie mag nun im Handeln oder Genießen bestehen, geschwinder oder langsamer machen, also geschwind und langsam leben. Ich werde in der Folge das eine durch das Wort intensives Leben, das andere durch extensives bezeichnen. Diese Wahrheit bestätigt sich nicht bloß bei dem Menschen, sondern durch die ganze Natur. Je weniger intensiv das Leben eines Wesens ist, desto länger dauert es. Man vermehre durch Wärme, Düngung, künstliche Mittel, das intensive Leben einer Pflanze, sie wird schneller, vollkommner sich entwickeln, aber auch sehr bald vergehen. — Selbst ein

Geschöpf, was von Natur einen großen Reichthum von Lebenskraft besitzt, wird, wenn sein Leben sehr intensiv wirksam ist, von kürzerer Dauer seyn, als eins, das an sich viel ärmer an Lebenskraft ist, aber von Natur ein weniger intensives Leben hat. So ist's z. B. gewiß, daß die höhern Classen der Thiere ungleich mehr Reichthum und Vollkommenheit der Lebenskraft besitzen, als die Pflanzen, und dennoch lebt ein Baum wohl hundertmal länger, als das lebensvolle Pferd, weil das Leben des Baums intensiv schwächer ist. — Auf diese Weise können sogar schwächende Umstände, wenn sie nur die intensive Wirksamkeit des Lebens mindern, Mittel zur Verlängerung desselben werden; hingegen lebensstärkende und erweckende Einflüsse, wenn sie die innere Regsamkeit zu sehr vermehren, der Dauer desselben schaden, und man sieht schon hieraus, wie eine sehr starke Gesundheit ein Hinderungsmittel der Dauer, und eine gewisse Art von Schwächlichkeit das beste Beförderungsmittel des langen Lebens werden kann, und daß die Diät und die Mittel zur Verlängerung des Lebens nicht ganz die nämlichen seyn können, die man unter dem Namen stärkende versteht. — Die Natur selbst gibt uns hierin die beste Anleitung, indem sie mit der Existenz jedes vollkommnern Geschöpfs eine gewisse Veranstaltung verwebt hat, die den Strom seiner Lebensconsumtion aufzuhalten und dadurch die zu schnelle Aufreibung zu verhüten vermag. Ich meine den Schlaf, ein Zustand, der sich bei allen Geschöpfen vollkommner Art findet;

eine äusserst weise Veranstaltung, deren Hauptbestimmung Regulirung und Retardation der Lebensconsumtion, genug das ist, was der Pendel dem Uhrwerk. — Die Zeit des Schlafs ist nichts als eine Pause des intensiven Lebens, ein scheinbarer Verlust desselben; aber eben in dieser Pause, in dieser Unterbrechung seiner Wirksamkeit, liegt das größte Mittel zur Verlängerung desselben. Eine 12 — 16stündige ununterbrochene Dauer des intensiven Lebens bei Menschen bringt schon einen so reissenden Strom von Consumtion hervor, daß sich ein schneller Puls, eine Art von allgemeinem Fieber (das sogenannte tägliche Abendfieber) einstellt. Jetzt kommt der Schlaf zu Hülfe, versetzt ihn in einen mehr passiven Zustand, und nach einer solchen 7 bis 8stündigen Pause ist der verzehrende Strom der Lebensconsumtion so gut unterbrochen, das Verlorne so schön wieder ersetzt, daß nun Pulsschlag und alle Bewegungen wieder langsam und regelmäßig geschehen, und alles wieder den ruhigen Gang gehet *). — Daher vermag nichts so schnell uns aufzureiben und zu zerstören, als lange dauernde Schlaflosigkeit. — Selbst die Nestors des Pflanzenreichs, die Bäume, würden, ohne den jährlichen Winterschlaf, ihr Leben nicht so hoch bringen **). —

*) Darum schlafen alte Leute weniger, weil bei ihnen das intensive Leben, die Lebensconsumtion, schwach ist, und weniger Erholung braucht.

**) Ja bei mancher Pflanze finden wir wirklich etwas, was sich mit dem täglichen Schlaf der Menschen vollkommen vergleichen läßt. Sie legen alle Abende ihre Blätter an einander oder senken sie nieder, die Blüthen verschließen sich, und das ganze Aeußerliche verräth einen Zustand von Ruhe und Eingezogenheit. Man hat dies der Kühlung und Abendfeuchtigkeit zuschreiben wollen, aber es geschieht auch im Gewächshause. Andre haben es für eine Folge der Dunkelheit gehalten, aber manche schließen sich im Sommer schon Nachmittags 6 Uhr. Ja das Tragopogon luteum schließt sich schon früh um 9 Uhr, und diese Pflanze ließe sich also mit den Nachtthieren und Vögeln der animalischen Welt vergleichen, die bei Nacht nur munter sind, und bei Tage schlafen. — Ja fast jede Stunde des Tages hat eine Pflanze, die sich da schließt, und darauf gründet sich die Pflanzenuhr.

Dritte Vorlesung.

Lebensdauer der Pflanzen.

Verschiedenheit derselben — Einjährige, zweijährige, vieljährige — Erfahrungen über die Umstände, die dies bestimmen — Resultate daraus — Anwendung auf die Hauptprinzipien der Lebensverlängerung — Wichtiger Einfluß der Zeugung und Kultur auf die Lebenslänge der Pflanzen.

Es sey mir nun erlaubt, zur Bestätigung oder Prüfung des Gesagten einen Blick auf alle Classen der organisirten Welt zu werfen, und die Belege zu meinen Behauptungen aufzusuchen. Hierbei werden wir zugleich Gelegenheit haben, die wichtigsten Nebenumstände kennen zu lernen, die auf Verlängezung oder Verkürzung des Lebens Einfluß haben. — Unendlich mannigfaltig ist die Dauer der verschiedenen organischen Wesen! — Von dem Schimmel an, der nur ein Paar Stunden lebt, bis zur Zeder, welche ein Jahrtausend erreichen kann, welcher Abstand, welche unzählige Zwischenstufen, welche Mannigfaltigkeit von Leben! Und dennoch muß der Grund dieser längern oder kürzern Dauer in der eigenthümlichen Beschaffenheit eines jeden Wesens und seinem Standpunkt in der Schöpfung liegen, und durch fleißiges Forschen zu finden seyn. Gewiß ein erhabener und interessanter, aber auch zugleich ein unübersehlicher Gegenstand! Ich werde mich daher begnügen müssen, die Hauptpunkte heraus zu heben, und in unsern gegenwärtigen Gesichtspunkt zu stellen.

Zuerst stellen sich uns die Pflanzen dar, diese unübersehbare Welt von Geschöpfen, diese erste Stufe der organischen Wesen, die sich durch innere Zueignung ernähren, ein Individuum formiren, und ihr Geschlecht fortpflanzen. Welche unendliche Verschiedenheit von Gestalt, Organisation, Größe und Dauer! Nach den neuesten Entdeckungen und Berechnungen wenigstens 50,000 verschiedene Gattungen und Arten.

Dennoch lassen sie sich alle, nach ihrer Lebensdauer, in drei Hauptklassen bringen, einjährige, oder eigentlich nur halbjährige, die im Frühling entstehen und im Herbst sterben, zweijährige, die am Ende des zweiten Jahres sterben, und endlich perennirende, deren Dauer länger, von vier Jahren bis zu 1000, ist.

Alle Pflanzen, die von saftiger und wässerichter Constitution sind, und sehr feine zarte Organe besitzen, haben ein kurzes Leben, und dauern nur ein, höchstens zwei Jahre. Nur die, welche festere Organe und zähere Säfte haben, dauern länger; aber es gehört schlechterdings Holz dazu, um das höchste Pflanzenleben zu erreichen.

Selbst bei denen, welche nur ein oder zwei Jahre leben, finden wir einen merklichen Unterschied. Die, welche kalter, geruch- und geschmackloser Natur sind, leben unter gleichen Umständen nicht so lange, als die starkriechenden balsamischen, und mehr wesentliches Oel und Geist enthaltenden. Z. B. Lactuk, Waizen, Roggen, Gerste und alle Getraidearten leben nie länger als ein Jahr; hingegen Thymian, Poley, Isop, Melisse, Wermuth, Majoran, Salbey u. s. w. können zwei und noch mehr Jahre fortleben.

Die Gesträuche und kleinern Bäume können ihr Leben auf 60, einige auch auf noch einmal so viel Jahre bringen. Der Weinstock erreicht ein Alter von 60, ja 100 Jahren, und bleibt auch noch im höchsten Alter fruchtbar. Der Rosmarin desgleichen. Aber Acanthus und Epheu können über 100 Jahr alt werden. Bei manchen, z. E. den Rubusarten, ist es schwer, das Alter zu bestimmen, weil die Zweige in die Erde kriechen, und immer neue Bäumchen bilden, so daß es schwer ist, die neuen von den alten zu unterscheiden, und sie gleichsam ihre Existenz dadurch perennirend machen.

Das höchste Alter erreichen die größten, stärksten und festesten Bäume, die Eiche, Linde, Buche, Kastanie, Ulme, Ahorn, Platane, die Zeder, der Oelbaum, die Palme, der Maulbeerbaum, der Baobab *). — Man kann mit Gewißheit behaupten, daß einige Zedern des Libanon, der berühmte Kastanienbaum di centi cavalli in Sicilien, und mehrere heilige Eichen, unter denen schon die alten Deutschen ihre Andacht hatten, ihr Alter auf 1000 und mehrere Jahre gebracht haben. Sie sind die ehrwürdigsten, die einzigen noch lebenden Zeugen der Vorwelt, und erfüllen uns mit heiligem Schauer, wenn der Wind ihr Silberhaar durchrauscht, das schon einst den Druiden und den deutschen Wilden in der Bärenhaut zum Schatten diente.

Alle schnellwachsende Bäume, als Fichten, Birken, Maronniers u. s. w. haben immer ein weniger festes und dauerhaftes Holz, und kürzere Lebensdauer. — Das festeste Holz und das längste Leben hat die unter allen am langsamsten wachsende Eiche.

Kleinere Vegetabilien haben im Durchschnitt ein kürzeres Leben, als die großen, hohen und ausgebreiteten.

*) Dieser neu entdeckte Baum (Adansonia digitata) scheint einer der ältesten werden zu können. Er bekommt im Stamme eine Dicke von 25 Fuß, und Adanson fand in der Mitte des vorigen Jahrhunderts an Bäumen, die erst 6 Fuß dick waren, Namen von Seefahrern aus dem 15ten und 16ten Jahrhundert eingeschnitten, und diese Einschnitte hatten sich noch nicht sehr erweitert.

Diejenigen Bäume, die das dauerhafteste und härteste Holz haben, sind nicht immer die, die auch am längsten leben. Z. E. der Buchsbaum, die Zypresse, der Wachholder, Nußbaum und Birnbaum leben nicht so lange, als die Linde, die doch ein weicheres Holz hat.

Im Durchschnitt sind diejenigen, welche sehr schmackhafte, zarte und verfeinerte Früchte tragen, von kürzerer Lebensdauer, als die, welche gar keine oder ungenießbare tragen; und auch unter jenen werden die, welche Nüsse und Eicheln tragen, älter, als die, welche Beeren und Steinobst hervorbringen.

Selbst diese kürzer lebenden, der Apfel-, Birn-, Apricosen-, Pfirsich-, Kirschbaum u. s. w. können unter sehr günstigen Umständen ihr Leben bis auf 60 Jahre bringen, besonders wenn sie zuweilen von dem Moose, das auf ihnen wächst, gereinigt werden.

Im Allgemeinen kann man annehmen, daß diejenigen Bäume, welche ihr Laub und Früchte langsam erhalten und auch langsam verlieren, älter werden, als die, bei denen beides sehr schnell geschieht. — Ferner die kultivirten haben im Durchschnitt ein kürzeres Leben, als die wilden, und die, welche saure und herbe Früchte tragen, ein längeres Leben, als die süßen.

Sehr merkwürdig ist's, daß, wenn man die Erde um die Bäume alle Jahre umgräbt, dies sie zwar lebhafter und fruchtbarer macht, aber die Länge ihres Lebens verkürzt. Geschieht es hingegen nur alle 5 oder 10 Jahre, so leben sie länger. — Eben so das öftere Begießen und Düngen befördert die Fruchtbarkeit, schadet aber der Lebensdauer.

Endlich kann man auch durch das öftere Beschneiden der Zweige und Augen sehr viel zum längern Leben eines Gewächses beitragen, so daß sogar kleinere, kurz lebende Pflanzen, als Lavendel, Jsop u. dergl., wenn sie alle Jahre beschnitten werden, ihr Leben auf 40 Jahre bringen können.

Auch ist bemerkt worden, daß, wenn man bei alten Bäumen, die lange unbewegt und unverändert gestanden haben, die Erde rund um die Wurzeln herum aufgräbt und lockerer macht, sie frischeres und lebendigeres Laub bekommen, und sich gleichsam verjüngen.

Wenn wir diese Erfahrungssätze mit Aufmerksamkeit betrachten, so ist es wirklich auffallend, wie sehr sie die oben angenommenen Grundsätze von Leben und Lebensdauer bestätigen, und ganz mit jenen Jdeen zusammentreffen.

Unser erster Grundsatz war: Je größer die Summe von Lebenskraft und die Festigkeit der Organe, desto länger ist die Dauer des Lebens, und nun finden wir in der Natur, daß gerade die größten, vollkommensten und ausgebildetsten (bei denen wir also den größten Reichthum von Lebenskraft annehmen müssen), und die, welche die festesten und dauerhaftesten Organe besitzen, auch das längste Leben haben, z. B. die Eiche, die Zeder.

Offenbar scheint hier die Größe der Körpermasse

mit zur Verlängerung des Lebens beizutragen, und zwar aus dreierlei Gründen:

1) Die Größe zeigt schon einen größern Vorrath von Lebenskraft oder bildender Kraft.

2) Die Größe gibt mehr Lebenscapacität, mehr Oberfläche, mehr Zugang von aussen.

3) Je mehr Masse ein Körper hat, desto mehr Zeit gehört dazu, ehe die äußern und innern Consumtions- und Destructionskräfte ihn aufreiben können.

Aber wir finden, daß ein Gewächs sehr feste und dauerhafte Organe haben kann, und dennoch nicht so lange lebt, als eins mit weniger festen Organen, z. E. die Linde lebt weit länger, als der Buchsbaum und die Zypresse.

Dies führt uns nun auf ein, für das organische Leben und unsre künftige Untersuchung sehr wichtiges Gesetz, nämlich, daß in der organischen Welt nur ein gewisser Grad von Festigkeit die Lebensdauer befördert, ein zu hoher Grad von Härte aber sie verkürzt. — Im Allgemeinen und bei unorganischen Wesen ist's zwar richtig: je fester ein Körper ist, desto mehr Dauer hat er; aber bei organischen Wesen, wo die Dauer der Existenz in reger Wirksamkeit der Organe und Cirkulation der Säfte besteht, hat dies seine Grenzen, und ein zu hoher Grad von Festigkeit der Organe und Zähigkeit der Säfte macht sie früher unbeweglich, ungangbar, erzeugt Stockungen, und führt das Alter und also auch den Tod schneller herbei.

Aber nicht bloß die Summe der Kraft und die Organe sind es, wovon Lebensdauer abhängt. Wir haben gesehen, daß vorzüglich viel auf die schnellere oder langsamere Consumtion und auf die vollkommnere oder unvollkommnere Restauration ankommt. Bestätigt sich dies nun auch in der Pflanzenwelt?

Vollkommen! Auch hier finden wir dies allgemeine Gesetz. Je mehr ein Gewächs intensives Leben hat, je stärker seine innere Consumtion ist, desto schneller vergeht es, desto kürzer ist seine Dauer. — Ferner, je mehr Fähigkeit in sich oder außer sich ein Gewächs hat, sich zu regeneriren, desto länger ist seine Dauer.

Zuerst das Gesetz der Consumtion!

Im Ganzen hat die Pflanzenwelt ein äußerst schwaches intensives Leben. Ernährung, Wachsthum, Zeugung, sind die einzigen Geschäfte, die ihr intensives Leben ausmachen. Keine willkührliche Ortsveränderung, keine regelmäßige Cirkulation, keine Muskel- noch Nervenbewegung. — Unstreitig ist der höchste Grad ihrer innern Consumtion, das höchste Ziel ihres intensiven Lebens, das Geschäft der Generation oder Blüthe. Aber wie schnell ist sie auch von Auflösung und Zernichtung begleitet! — Die Natur scheint hier gleichsam den größten Aufwand ihrer schöpferischen Kräfte zu machen, und das Non plus ultra der äußersten Verfeinerung und Vollendung darzustellen.

Welche Zartheit und Feinheit des Blüthenbaues, welche Pracht und welcher Glanz von Farben überrascht uns da oft bei dem unansehnlichsten Gewächs, dem wir eine solche Entwickelung nie zugetraut hätten! Es ist gleichsam das Feierkleid, womit die Pflanze ihr höchstes Fest feiert, aber womit sie auch oft ihren ganzen Vorrath von Lebenskraft entweder auf immer, oder doch auf eine lange Zeit erschöpft.

Alle Gewächse ohne Ausnahme verlieren sogleich nach dieser Katastrophe die Lebhaftigkeit ihrer Vegetation, fangen an still zu stehen, abzunehmen, und sie ist der Anfang ihres Absterbens. Bei allen einjährigen Gewächsen folgt das völlige Absterben nach, bei den größern und den Bäumen wenigstens ein temporeller Tod, ein halbjähriger Stillstand, bis sie vermöge ihrer großen Generationskraft wieder in Stand gesetzt sind, neue Blätter und Blüthen zu treiben.

Aus eben dem Grunde erklärt sich's, warum alle Gewächse, die früh zum Zeugungsgeschäft gelangen, auch am schnellsten wegsterben; und es ist das beständigste Gesetz für die Lebensdauer in der Pflanzenwelt: Je früher und eiliger die Pflanze zur Blüthe kommt, desto kürzer dauert ihr Leben, je später, desto länger. Alle die, welche gleich im ersten Jahre blühen, sterben auch im ersten, die erst im zweiten Jahre Blüthen treiben, sterben auch im zweiten. Nur die Bäume und Holzgewächse, welche erst im sechsten, neunten oder zwölften Jahre zu generiren anfangen, werden alt, und selbst unter ihnen werden die Gattungen am ältesten, die am spätesten zur Generation gelangen. — Eine äußerst wichtige Bemerkung, die theils unsre Ideen von Consumtion vollkommen bestätigt, theils uns schon einen lehrreichen Wink für unsre künftige Untersuchung gibt.

Nun läßt sich auch die wichtige Frage beantworten: Welchen Einfluß hat Kultur auf das längere Leben der Pflanzen?

Kultur und Kunst verkürzen im Ganzen das Leben, und es ist als Grundsatz anzunehmen, daß im Durchschnitt alle wilde, sich selbst überlassene Pflanzen länger leben, als die kultivirten. Aber nicht jede Art von Kultur verkürzt; denn wir können z. B. eine Pflanze, die im Freien nur 1 oder 2 Jahre lang dauern würde, durch sorgfältige Wartung und Pflege weit länger erhalten. — Und dies ist nun ein sehr merkwürdiger Beweis, daß auch in der Pflanzenwelt, durch eine gewisse Behandlung, Verlängerung des Lebens möglich ist. — Aber die Frage ist nur: worin liegt der Unterschied der lebensverlängernden und lebensverkürzenden Kultur? Es kann uns dies für die folgende Untersuchung wichtig seyn. Sie läßt sich wieder auf unsere ersten Grundsätze zurückbringen. Je mehr die Kultur das intensive Leben und die innere Consumtion verstärkt, und zugleich die Organisation selbst zärter macht, desto mehr ist sie der Lebensdauer nachtheilig. Dies sehen wir bei allen Treibhauspflanzen, die durch beständige Wärme, Düngung und andere Künste zu einer anhaltenden innern Wirksamkeit angetrieben werden, daß sie frühere, öftere und ausgearbeitetere Früchte tragen, als in ihrer Natur liegt. Der nämliche Fall ist, wenn, auch ohne treibende äußere Einwirkungen, bloß durch gewisse Operationen und Künste, der innern Organisation der Gewächse ein weit höherer Grad von Vollkommenheit und Zartheit mitgetheilt wird, als in ihrer Natur lag, z. B. durch Oculiren, Pfropfen, die Künste bei den gefüllten Blumen. — Auch diese Kultur verkürzt die Dauer.

Hingegen kann die Kultur das größte Verlängerungsmittel des Lebens werden, wenn sie das intensive Leben eines Gewächses nicht verstärkt, oder wohl gar die gewöhnliche Consumtion etwas hindert und mäßigt, ferner, wenn sie die von Natur zu große Zähigkeit und Härte der Organe (Materie) bis auf den Grad mindert, daß sie länger gangbar und beweglich bleiben, — wenn sie die destruirenden Einflüsse abhält, und ihnen bessere Regenerationsmittel an die Hand gibt. — So kann durch Hülfe der Kultur ein Wesen ein höheres Lebensziel erreichen, als es nach seiner natürlichen Lage und Bestimmung erhalten haben würde.

Wir können also die Lebensverlängerung durch Kultur bei Pflanzen auf folgende Weise bewirken:

1) Indem wir durch öfteres Abschneiden der Zweige die zu schnelle Consumtion verhüten: wir nehmen ihnen dadurch einen Theil der Organe, wodurch sie ihre Lebenskraft zu schnell erschöpfen würden, und concentriren dadurch gleichsam die Kraft nach innen.

2) Indem wir eben dadurch die Blüthe und den Aufwand von Generationskräften verhindern,

6

und wenigstens verspäten. Wir wissen, daß dies der höchste Grad von innerer Lebensconsumtion bei den Pflanzen ist, und wir tragen also hier auf doppelte Art zur Verlängerung des Lebens bei, einmal, indem wir die Verschwendung dieser Kräfte verhüten, und indem wir sie nöthigen zurückzuwirken, und als Erhaltungsmittel zu dienen.

3) Indem wir die destruirenden Einflüsse des Frosts, des Nahrungsmangels, der ungleichen Witterung entfernen, und sie also durch die Kunst in einem gleichförmigen gemäßigten Mittelzustande erhalten. Gesetzt, daß wir auch hiedurch das intensive Leben etwas vermehren, so liegt doch auch hierin wieder eine desto reichere Quelle zur Restauration.

Der vierte Hauptgrund endlich, worauf die Dauer eines jeden Wesens und also auch eines Gewächses beruht, ist die größere oder geringere Fähigkeit sich zu restauriren und von neuem zu erzeugen.

Hier theilt sich nun die Pflanzenwelt in zwei große Classen: Die eine besitzt diese Fähigkeit gar nicht, und diese sind's, die nur ein Jahr leben (die einjährigen Gewächse), und gleich nach vollbrachtem Generationsgeschäft sterben.

Die andre Classe hingegen, die die große Fähigkeit besitzt, sich alle Jahre zu regeneriren, sich neue Blätter, Zweige und Blüthen zu schaffen, diese kann das erstaunliche Alter von 1000 und mehr Jahren erreichen. — Ein solches Gewächs ist endlich selbst als ein organisirter Boden anzusehen, aus welchem jährlich unzählige, diesem Boden aber völlig analoge Pflanzen hervorsprossen. — Und groß und göttlich zeigt sich auch in dieser Einrichtung die Weisheit der Natur. Wenn wir bedenken, daß, wie uns die Erfahrung lehrt, ein Zeitraum von 8 bis 10 Jahren dazu gehört, um den Grad von Vollendung in der Organisation, und von Verfeinerung in den Säften eines Baums hervorzubringen, der zum Blühen und Fruchttragen erforderlich ist, und nun ginge es wie bei andern Gewächsen, und der Baum stürbe nun gleich nach vollbrachter Generation ab; wie unbelohnend würde dann die Kultur dieser Gewächse seyn, wie unverhältnißmäßig wäre der Aufwand von Vorbereitung und Zeit zu dem Resultat! Wie selten würden Obst und Früchte seyn!

Aber um dies zu verhüten, ist nun diese weise Einrichtung von der Natur getroffen, daß die erste Pflanze nach und nach eine solche Consistenz und Festigkeit erlangt, daß der Stamm zuletzt die Stelle des Bodens vertritt, aus welchem nun alle Jahre unter der Gestalt von Augen oder Knospen unzählige neue Pflanzen hervorkeimen.

Hierdurch wird ein zwiefacher Nutzen erhalten. Einmal weil diese Pflanzen aus einem schon organisirten Boden entspringen, so erhalten sie schon verfeinerte und ihrer Natur verähnlichte Säfte, und können dieselben also sogleich zur Blüthe und Frucht verarbeiten, welches mit Säften, die sie unmittelbar aus der Erde erhielten, unmöglich wäre.

Zweitens können diese feinern Pflanzen, die wir im Grunde als eben so viel einjährige ansehen müssen, nach geendigter Fructifikation wieder absterben, und dennoch das Gewächs selbst, der Stamm, perenniren. — Die Natur bleibt also auch hier ihrem Grundgesetz treu, daß das Zeugungsgeschäft die Lebenskraft der einzelnen Individuen erschöpft, und dennoch perennirt das Ganze.

Genug, die Resultate aller dieser Erfahrungen sind:

Das hohe Alter eines Gewächses gründet sich auf folgende Punkte:

1) Es muß langsam wachsen.

2) Es muß langsam und spät sich fortpflanzen.

3) Es muß einen gewissen Grad von Festigkeit und Dauer der Organe, genug Holz haben, und die Säfte dürfen nicht zu wässericht seyn.

4) Es muß groß seyn, und eine beträchtliche Ausdehnung haben.

5) Es muß sich in die Luft erheben.

Das Gegentheil von allem diesem verkürzt das Leben.

Vierte Vorlesung.

Lebensdauer der Thierwelt.

Erfahrungen von Pflanzenthieren — Würmern — Insecten — Metamorphose, ein wichtiges Lebensverlängerungsmittel — Amphibien — Fische — Vögel — Säugthiere — Resultate — Einfluß der Mannbarkeit und des Wachsthums auf die Lebenslänge — der Vollkommenheit oder Unvollkommenheit der Organisation — der rapidern oder langsamern Lebensconsumtion — der Restauration.

Das Thierreich ist die zweite Hauptklasse, der vollkommnere Theil der organischen Welt, unendlich reich an Wesen, Mannigfaltigkeit und verschiedenen Graden der Vollkommenheit und Dauer. — Von der Ephemera, diesem kleinen vergänglichen Insect, das etwa einen Tag lebt, und das in der 20sten Stunde seines Lebens als ein erfahrner Greis unter seiner zahlreichen Nachkommenschaft steht, bis zum 200jährigen Elephanten gibt es unzählige Zwischenstufen von Lebensfähigkeit und Dauer, und ich werde bei diesem unermeßlichen Reichthum zufrieden seyn, nur einzelne Data zu sammeln, die unsre Hauptfrage: Worauf beruht Länge des Lebens? erläutern können.

Um mit der unvollkommensten, sehr nahe an die Pflanzen gränzenden Classe, den Würmern, anzufangen, so sind zwar dieselben, wegen ihrer zarten weichen Beschaffenheit, außerordentlich leicht zu zerstören und zu verletzen; aber sie haben, wie die Pflanzen, den besten Schutz in ihrer außerordentlichen Reproductionskraft, wodurch sie ganze Theile wieder ersetzen, ja selbst getheilt in 2 — 3 Stücke, fortleben können, und ihre Dauer ist folglich schwer zu bestimmen.

In dieser Classe existiren die Geschöpfe, die fast unzerstörbar scheinen, und mit denen Fontana und Götze so viele merkwürdige Versuche angestellt haben. Ersterer ließ Räderthiere und Fadenwürmer in glühend heißer Sonne vertrocknen, im Backofen ausdorren, und nach Verlauf von halben Jahren konnte er durch etwas laues Wasser dennoch das ausgetrocknete Geschöpf wieder beleben.

Diese Erfahrungen bestätigen unsern Satz, daß, je unvollkommner die Organisation, desto zäher das Leben ist. Es ist der Fall wie mit den Pflanzensaamen, und man könnte sagen, daß diese ersten Punkte der thierischen Schöpfung gewissermaßen nur erst die Keime, die Saamen für die vollkommnere thierische Welt sind.

Bei den Insecten, die schon mehr Thiere sind, und eine ausgebildetere Organisation haben, kann zwar die Reproductionskraft keine solche Wunder thun; aber hier hat die Natur eine andre weise Einrichtung getroffen, die offenbar ihre Existenz verlängert: die Metamorphose. — Das Insect existirt vielleicht 2, 3, 4 Jahre lang als Larve, als Wurm; dann verpuppt es sich, und existirt nun wieder in diesem todtenähnlichen Zustande geraume Zeit, und am Ende desselben erscheint es erst als vollendetes Geschöpf. Nun erst hat es Augen, nun erst den gefiederten ätherischen, oft so prächtigen Körper, und, was das Gepräge seiner Vollendung am meisten zeigt, nun erst ist es zur Zeugung geschickt. Aber dieser Zustand, den man die Zeit seiner Blüthe nennen könnte, ist der kürzeste; es stirbt nun bald, denn es hat seine Bestimmung erreicht.

Ich kann hier die Bemerkung nicht übergehen, wie sehr diese Erscheinungen mit unsern zum Grunde gelegten Ideen von der Ursach der Lebensdauer übereinstimmen. — In der ersten Existenz, als Wurm, wie unvollkommen ist da das Leben, wie gering seine Bewegung, die Generation noch gar nicht möglich; bloß zum Essen und Verdauen scheint das ganze Geschöpf da zu seyn — wie denn auch manche Raupen eine so ungeheure Capacität haben, daß sie in 24 Stunden dreimal mehr verzehren, als ihr ganzes Gewicht beträgt. — Also eine äußerst geringe Selbstaufreibung, und eine ungeheure Restauration! Kein Wunder also, daß sie in diesem Zustand, trotz ihrer Kleinheit und Unvollkommenheit, so lange leben können. Eben so der Zwischenzustand als Puppe, wo das Geschöpf ganz ohne Nahrung lebt, aber auch weder von innen noch von aussen consumirt wird. — Aber nun die letzte Periode seiner Existenz, der völlig ausgebildete Zustand, als geflügeltes ätherisches Wesen. Hier scheint die ganze Existenz fast in unaufhörlicher Bewegung und Fortpflanzung zu bestehen, also in unaufhörlicher Selbstconsumtion, und an Nahrung und Restauration ist fast gar nicht zu denken; denn viele Schmetterlinge bringen in diesem Zustande gar keinen Mund mit auf die Welt. Bei einer solchen Verfeinerung der Organisation, bei einer solchen Disproportion zwischen Einnahme und Ausgabe ist keine Dauer möglich, und die Erfahrung bestätigt es, das das Insect bald stirbt. Hier stellt uns also das nämliche Geschöpf den Zustand des vollkommensten und unvollkommensten Lebens, und die damit verbundene längere oder kürzere Dauer sehr anschaulich dar.

Die Amphibien, diese kalten Zwittergeschöpfe, können ihr Leben außerordentlich hoch bringen; ein Vorzug, den sie vorzüglich der Zähigkeit ihres Lebens, d. h. der sehr innigen und schwer zu trennenden Verbindung der Lebenskraft mit der Materie und ihrem schwachen intensiven Leben verdanken.

Wie zäh ihr Leben ist, davon hat man erstaunliche Beweise. Man hat Schildkröten geraume Zeit ohne Kopf leben, und Frösche, mit aus der Brust gerissenem Herzen, noch herumhüpfen gesehen, und wie wir oben gesehen haben, konnte eine Schildkröte 6 Wochen lang ganz ohne Nahrung leben, welches zugleich zur Genüge zeigt, wie gering ihr intensives Leben und also das Bedürfniß der Restauration ist. Ja es ist erwiesen, daß man Kröten lebendig in Steinen, ja in Marmorblöcken eingeschlossen, angetroffen hat *). Sie mögen nun als Eier oder als

*) Noch im Jahr 1733 fand man in Schweden eine solche 7 Ellen tief in einem Steinbruch, mitten in dem härtesten Gestein, zu dem man sich den Zugang erst mit vieler Mühe durch Hammer und Meisel hatte bahnen

schon gebildete Wesen darin eingeschlossen worden seyn, so ist eins so erstaunenswürdig wie das andre. Denn was für eine Reihe von Jahren gehörte dazu, ehe sich dieser Marmor generiren, und ehe er seine Festigkeit erreichen konnte!

Eben so groß ist der Einfluß der Regenerationskraft auf die Verlängerung ihres Lebens. Eine Menge Gefahren und Todesursachen werden dadurch unschädlich gemacht, und ganze verlorne Theile wieder ersetzt. Hierhin gehört auch das Geschäft des Häutens, das wir bei den meisten Geschöpfen dieser Classe finden. Schlangen, Frösche, Eidechsen u. a. werfen alle Jahre ihre ganze Haut ab, und es scheint diese Art von Verjüngung sehr wesentlich zu ihrer Erhaltung und Verlängerung zu gehören. Etwas Aehnliches finden wir durch die ganze Thierwelt: die Vögel wechseln die Federn, auch Schnäbel (das sogenannte Mausern), die Insecten verlarven sich, die meisten vierfüßigen Thiere wechseln ihre Haare und Klauen.

Das höchste Alter erreichen, so weit jetzt unsere

müssen. Sie lebte noch, aber äußerst schwach, ihre Haut war verschrumpft, und sie hie und da mit einer steinichten Kruste umgeben. S. Schwed. Abhandlungen, 3r Bd. S. 285. — Das Wahrscheinlichste ist, daß die Kröte noch sehr klein in eine kleine Spalte des Gesteins kam, sich da von der Feuchtigkeit und den auch hineinkriechenden Insecten nährte, und — endlich wurde durch Tropfstein die Spalte ausgefüllt, und die indessen groß gewordene Kröte damit inkrustirt.

Beobachtungen gehen, die Schildkröten und Krokodille.

Die Schildkröte, ein äußerst träges, in allen seinen Bewegungen langsames und phlegmatisches Thier, und besonders so langsam wachsend, daß man auf 20 Jahre kaum eine Zunahme von wenigen Zollen rechnen kann, lebt 100 und mehrere Jahre.

Der Krokodill, ein großes, starkes, lebensvolles Thier, in ein hartes Panzerhemde eingeschlossen, unglaublich viel fressend und mit einer außerordentlichen Verdauungskraft begabt, lebt ebenfalls sehr lange, und nach der Behauptung mehrerer Reisenden ist er das einzige Thier, das so lange wächst, als es lebt.

Erstaunlich ist's, was man unter den kaltblütigen Wasserbewohnern, den Fischen, für Greise findet. Vielleicht erreichen sie im Verhältniß ihrer Größe das höchste Alter unter allen Geschöpfen. Man weiß aus der alten römischen Geschichte, daß es in den kaiserlichen Fischteichen mehrmals Muränen gab, welche das 60ste Jahr erreichten, und die am Ende so bekannt mit den Menschen und so umgänglich wurden, daß Crassus den Tod einer derselben beweinte.

Der Hecht, ein trocknes, äußerst gefräßiges Thier, und der Karpfen können, nach glaubwürdigen Zeugnissen, ihr Leben auf anderthalbhundert Jahre bringen. Der Lachs wächst schnell, und stirbt bald; hingegen die langsamer wachsende Barsch lebt länger.

Es scheint mir hierbei einiger Bemerkung werth, daß in dem Fischreich der Zustand des Todes viel seltner vorkommt, als in den andern Naturreichen. Hier herrscht weit allgemeiner das Gesetz des unaufhörlichen Uebergangs des einen Lebens in das andre, nach dem Recht des Stärkern. Eins verschlingt das andere, der Stärkere den Schwächern, und man kann behaupten, daß im Wasser weniger Tod existirt, indem das Sterbende unmittelbar wieder in die Substanz eines Lebenden übergeht, und folglich der Zwischenzustand von Tod seltner existirt als auf der Erde. Die Verwesung geschieht in dem Magen des Stärkern. — Diese Einrichtung zeugt aber von hoher göttlicher Weisheit. Man denke sich, daß die unzähligen Millionen Wasserbewohner, die täglich sterben, nur einen Tag unbegraben (oder welches hier eben das heißt, nicht verzehrt) da lägen; sie würden sogleich faulen, und die fürchterlichste pestilenzialische Ausdünstung verbreiten. Im Wasser, hier, wo jenes große Verbesserungsmittel der animalischen Fäulniß, die Vegetation in weit geringerm Maaße existirt, hier mußte jede Veranlassung zur Fäulniß verhütet werden, und deswegen beständiges Leben herrschen.

Unter den Vögeln gibt es ebenfalls sehr lange lebende Arten. Hierzu tragen unstreitig folgende Umstände viel bei:

1) Sie sind außerordentlich gut bedeckt, denn es kann keine vollkommnere und die Wärme mehr zusammenhaltende Bedeckung geben, als die Federn.

2) Sie haben alle Jahr eine Art von Reproduction und Verjüngung, die wir das Mausern nennen.

7*

Der Vogel scheint dabei etwas krank zu werden, wirft endlich die alten Federn ab, und bekömmt neue. Viele werfen auch ihre Schnäbel ab, und erhalten neue; ein wichtiger Theil der Verjüngung, weil sie dadurch in den Stand gesetzt werden, sich besser zu nähren.

3) Die Vögel genießen unter allen Thieren die meiste und reinste Luft. Selbst ihre innersten Theile, z. B. die Knochen, werden von der Luft durchdrungen.

4) Sie bewegen sich viel. Aber ihre Bewegung ist die gesündeste von allen; sie ist aus der activen und passiven zusammengesetzt, d. h. sie werden getragen, und haben bloß die Anstrengung der Fortbewegung. Sie gleicht dem Reiten, welches daher ebenfalls den Vorzug vor allen andern Bewegungen hat.

5) Durch eine eigne Einrichtung wird bei ihnen mit dem Urin eine große Menge Erde weggeschafft, und also eine der Hauptursachen gehoben, die bei andern Thieren Trockenheit, frühes Alter und Tod herbeiführt.

Der Steinadler, ein starkes, großes, festfaserichtes Thier, erreicht ein äußerst hohes Alter. Man hat Beispiele, daß manche in Menagerien über 100 Jahre gelebt haben.

Eben so die Geyer und Falken, beides fleischfressende Thiere. — Herr Selwand in London erhielt vor wenig Jahren einen Falken von dem Vorgebirge der guten Hoffnung, den man mit einem goldnen Halsbande gefangen hatte, worauf in englischer Sprache geschrieben stand: Sr. Majestät, K. Jacob von England. An. 1610. Es waren also seit seiner Gefangenschaft 182 Jahr verflossen. Wie alt war er wohl, als er entfloh? Er war von der größten Art dieser Vögel, und besaß noch eine nicht geringe Munterkeit und Stärke; doch bemerkte man, daß seine Augen etwas dunkel und blind, und die Halsfedern weiß worden waren.

Der Rabe, ein fleischfressender Vogel, von hartem schwarzen Fleisch, kann ebenfalls sein Leben auf 100 Jahre bringen; so auch der Schwan, ein sehr gut gefiedertes, von Fischen lebendes, und das fließende Wasser liebendes Thier.

Vorzüglich zeichnet sich der Papagey aus. Man hat Beispiele gehabt, daß er noch als Gefangener des Menschen 60 Jahre gelebt hat, und wie alt war er vielleicht schon, als er gefangen wurde? Es ist ein Thier, das fast alle Arten von Speise verzehrt und verdaut, den Schnabel wechselt, und dunkles festes Fleisch hat.

Der Pfau lebt bis zum 20sten Jahre. — Hingegen der Hahn, ein hitziges, streitsüchtiges und geiles Thier, weit kürzer. Von noch kürzerm Leben ist der Sperling, der Libertin unter den Vögeln. Die kleinen Vögel leben im Ganzen auch kürzer. Die Amsel und der Stiegliz noch am längsten, bis zum 20sten Jahr.

Wenden wir uns nun zu den vollkommensten, dem Menschen am nächsten kommenden, vierfüßigen Säugethieren, so finden wir hier ebenfalls eine auffallende Verschiedenheit des Alters.

Am höchsten unter allen bringt es wohl der Elephant, der auch durch seine Größe, langsames Wachsthum (er wächst bis ins 30ste Jahr), äußerst feste Haut und Zähne, den größten Anspruch darauf hat. Man rechnet, daß er 200 Jahr alt werden kann.

Das Alter des Löwen ist nicht genau zu bestimmen, doch scheint er es ziemlich hoch zu bringen, weil man zuweilen welche ohne Zahn gefunden hat.

Nun folgt der Bär, der große Schläfer und nicht weniger phlegmatisch im Wachen, und dennoch von keiner langen Lebensdauer. — Ein schlimmer Trost für diejenigen, die im Nichtsthun das Arcanum zum langen Leben gefunden zu haben glauben.

Das Kameel hingegen, ein mageres, trocknes, thätiges, äußerst dauerhaftes Thier, wird alt. Gewöhnlich erreicht es 50, oft auch 100 Jahre.

Das Pferd bringt es doch nicht höher, als etwa 40 Jahre; ein zwar großes und kraftvolles Thier, das aber wenig mit Haaren bedeckt, empfindlicher und von scharfen zur Fäulniß geneigten Säften ist. Doch kann es einen Theil seines kürzern Lebens der Plage des Menschen zu danken haben, denn wir haben noch keine Erfahrungen, wie alt es in der Wildniß werden kann. In eben dem Verhältniß steht der Esel. Das Maulthier, das Product von beiden, hat mehr Dauer, und wird älter.

Was man vom hohen Alter der Hirsche gesagt

hat, ist Fabel. Sie werden etwa 30 Jahr und etwas darüber alt.

Der Stier, so groß und stark er ist, lebt dennoch nur kurze Zeit, 15, höchstens 20 Jahre.

Der größte Theil der kleinern Thiere, Schafe, Ziegen, Füchse, Hasen, leben höchstens 7 bis 10 Jahre, die Hunde und Schweine ausgenommen, die es auf 15 bis 20 Jahre bringen.

Aus dieser Mannigfaltigkeit von Erfahrung lassen sich nun folgende Resultate ziehen:

Die thierische Welt hat im Ganzen weit mehr innere und äußere Bewegung, ein weit zusammengesetzteres und vollkommneres intensives Leben, und also gewiß mehr Selbstconsumtion als die vegetabilische. — Ferner sind die Organe dieses Reichs weit zarter, ausgebildeter und mannigfaltiger. Folglich müssen eigentlich Thiere ein kürzeres Leben haben, als Pflanzen. — Dafür aber haben sie mehr Reichthum und Energie der Lebenskraft, mehr Berührungspunkte mit der ganzen sie umgebenden Natur, folglich mehr Zugang und Ersatz von aussen. — Es muß also in dieser Classe zwar schwerer seyn, ein sehr ausgezeichnet hohes Alter zu erreichen, aber auch ein zu kurzes Leben wird selten seyn. Und das ist's auch, was wir in der Erfahrung finden. — Ein mittleres Alter von 5 bis 40 Jahren ist das gewöhnlichste.

Je schneller ein Thier entsteht, je schneller es zur Vollkommenheit reift, desto schneller vergeht auch sein

Leben. Dies scheint eins der allgemeinsten Naturgesetze zu seyn, das sich durch alle Classen hindurch bestätigt. — Nur muß man die Entwicklung nicht bloß von dem Wachsthum verstehen, und darnach berechnen. Denn es gibt Thiere, die, so lange sie leben, zu wachsen scheinen, und bei denen das Wachsthum einen Theil der Ernährung ausmacht, sondern es kommt vorzüglich auf folgende zwei Punkte an:

1) Auf die Zeit der ersten Entwicklung im Ei, entweder in oder außer dem Körper.

2) Auf den Zeitpunkt der Mannbarkeit, den man als das höchste Ziel der physischen Ausbildung und als den Beweis ansehen kann, daß das Geschöpf nun den höchsten Grad der Vollendung erreicht hat, dessen es im Physischen fähig war.

Die Regel muß also so bestimmt werden: Je kürzere Zeit ein Geschöpf zur Ausbildung im Mutterleibe oder Ei braucht, desto schneller vergeht es. Der Elephant, der bis zum dritten Jahre trägt, lebt auch am längsten; Hirsche, Stiere, Hunde u. s. w., deren Tragezeit nur von 3 bis 6 Monaten ist, erreichen ein weit kürzeres Ziel. — Quod cito fit, cito perit.

Vorzüglich aber das Gesetz: Je früher ein Geschöpf seine Mannbarkeit erreicht, je früher es sich fortpflanzt, desto kürzer dauert seine Existenz. Dies Gesetz, das wir schon im Pflanzenreich so vollkommen bestätigt finden, herrscht auch im Thierreich ohne Ausnahme. Das größte Beispiel davon geben uns die Insecten. Ihre erste Periode bis zur Mannbarkeit, d. h. ihr Larvenleben, kann sehr lange, ja mehrere Jahre dauern; sobald sie aber ihre grosse Verwandlung gemacht, d. h. ihre Mannbarkeit erreicht haben, so ist's auch um ihr Leben geschehen. Und bei den vierfüßigen Thieren ist dies so gewiß, daß sich die Lebenslänge eines Geschöpfs ziemlich richtig darnach bestimmen läßt, wenn man die Epoque der Mannbarkeit als den fünften Theil der ganzen Lebensdauer annimmt.

Pferde, Esel, Stiere sind im 3ten oder 4ten Jahre mannbar, und leben 15 bis 20 Jahre; Schafe im 2ten Jahre, und leben 8 bis 10 Jahre.

Alle gehörnten Thiere leben im Durchschnitt kürzer, als die ungehörnten.

Die Thiere mit dunklerm schwärzern Fleisch sind im Ganzen länger lebend, als die mit weißem Fleisch.

Eben so sind die stillen, furchtsamen Thiere von kürzerer Lebensdauer, als die vom entgegengesetzten Temperament.

Vorzüglich scheint eine gewisse Bedeckung des Körpers einen großen Einfluß auf die Lebensdauer zu haben. — So leben die Vögel, die gewiß die dauerhafteste und beste Bedeckung haben, vorzüglich lange, so auch der Elephant, der Rhinoceros, der Krokodill, die die festeste Haut haben.

Auch hat die Art der Bewegung ihren Einfluß. Das Laufen scheint der Lebenslänge am wenigsten, hingegen das Schwimmen und Fliegen, genug, die aus der activen und passiven zusammengesetzte Bewegung am meisten vortheilhaft zu seyn.

Auch bestätigt sich der Grundsatz: Je weniger intensiv das Leben eines Geschöpfs, und je geringer seine innere und äußere Consumtion, d. h. nach dem gewöhnlichen Sprachgebrauch, je unvollkommner das Leben eines Geschöpfs ist, desto dauerhafter ist es. — Hingegen: je zarter, feiner und zusammengesetzter die Organisation, und je vollkommner das Leben, desto vergänglicher ist es.

Dies zeigen uns am deutlichsten folgende Erfahrungen:

1) Die Zoophyten, oder Pflanzenthiere, deren ganze Organisation im Magen, Mund und Ausgang besteht, haben ein äußerst zähes und unzerstörbares Leben.

2) Alle kaltblütigen Thiere haben im Durchschnitt ein längeres und zäheres Leben, als die warmblütigen, oder, welches eben das ist, die nicht athemholenden haben hierin einen Vorzug vor den athemholenden Thieren. Und warum? Das Athemholen ist die Quelle der innern Wärme, und Wärme beschleunigt Consumtion. Das Geschäft der Respiration ist also überhaupt eine zwar beträchtliche Vermehrung der Vollkommenheit eines Geschöpfs, aber auch seiner Consumtion. Ein athmendes Geschöpf hat gleichsam doppelte Circulation, die allgemeine und die kleinere durch die Lunge, ferner doppelte Oberfläche, die mit der Luft in beständige Berührung kommen, die Haut und die Oberfläche der Lungen, und endlich auch eine weit stärkere Reizung,

und folglich eine weit stärkere Selbstconsumtion sowohl von innen als aussen.

3) Die im Wasser lebenden Geschöpfe leben im Ganzen länger, als die in der Luft lebenden, und zwar aus eben dem Grunde, weil das Geschöpf im Wasser wenig ausdünstet, und weil das Wasser bei weitem nicht so sehr consumirt als die Luft.

4) Den allerstärksten Beweis endlich, was die Verminderung der äußern Consumtion für eine erstaunliche Wirkung auf Verlängerung des Lebens hat, geben die Beispiele, wo dieselbe gänzlich unmöglich gemacht wurde, die Beispiele von Kröten, die im festen Gestein eingeschlossen waren, und die hier, bloß durch Unterbrechung der Consumtion von aussen, um so viel länger ihr Leben conservirt hatten. Hier konnte gar nichts verdunsten, nichts aufgelöset werden; denn das Wenige von Luft, was etwa zugleich mit eingeschlossen wurde, mußte sehr bald so saturirt werden, daß nichts mehr aufgenommen werden konnte. Eben deswegen konnte das Geschöpf auch so lange ohne alle Nahrung existiren, denn das Bedürfniß der Nahrung entsteht erst aus dem Verlust, den wir durch die Verdunstung und Consumtion erleiden. Hier, wo alles zusammen bleibt, braucht's keinen Ersatz. — Dadurch konnte also die Lebenskraft und die Organisation vielleicht 100mal länger, als im natürlichen Zustande erhalten werden.

Auch das letzte Prinzip der Lebensverlängerung, der vollkommneren Restauration, findet in diesem Naturreich seine vollkommne Bestätigung: Der höchste Grad von Restauration ist die Reproduction ganz neuer Organe.

Wir finden diese Kraft in einem bewundernswürdigen Grade in der Classe der Pflanzenthiere, der Würmer und Amphibien, genug derjenigen Geschöpfe, welche kaltes Blut und keine oder nur knorpelichte Knochen haben. Und bei allen diesen Geschöpfen existirt eine ausgezeichnete Lebensdauer.

Etwas Aehnliches ist das Abwerfen der Schuppen bei den Fischen, der Häute bei Schlangen, Krokodillen, Fröschen u. s. w., der Federn und Schnäbel bei den Vögeln, und wir bemerken immer, je vollkommner diese Renovation geschieht, desto länger ist verhältnißmäßig das Leben.

Ein vorzüglich wichtiger Gegenstand aber, in Absicht auf Restauration, ist die Ernährung. Hier äußert sich der wesentlichste Unterschied der Pflanzen- und Thierwelt. Statt daß alle Pflanzen ohne Unterschied ihre Nahrung von aussen an sich ziehen, ist hingegen bei allen Thieren das unabänderliche Gesetz, daß die Nahrung zuerst in eine eigne dazu bestimmte Höhle oder Schlauch (gewöhnlich Magen genannt) kommen muß, ehe sie in die Masse der Säfte aufgenommen, und ein Theil des Thieres werden kann; und der unsichtbare Polyp hat so gut, wie der Elephant, diesen auszeichnenden Karakter des Thiers, ein Maul und einen Magen.

Dies ist's, was die Hauptbasis der Thierwelt, den karakteristischen Unterschied des Thiers von der Pflanze ausmacht, und worauf sich eben der Vorzug der Individualität, des innern vollkommnern, entwickeltern Lebens, ursprünglich gründet. Daher kann in Thieren die aufgenommene Materie einen weit höhern Grad von Vollendung erhalten, als in Pflanzen; die Wurzeln sind gleichsam inwendig (die Milchgefäße), und erhalten den Nahrungssaft schon durch den Darmkanal assimilirt und verfeinert. — Daher brauchen Thiere mehr Absonderungen und Ausleerungen, Pflanzen weniger. — Daher geht bei Thieren der Trieb des Nahrungssaftes und aller Bewegungen von innen nach aussen, bei den Pflanzen von aussen nach innen. — Daher stirbt das Thier von aussen nach innen ab, die Pflanze umgekehrt, und man sieht Bäume, wo Mark und alles Innere völlig fehlen, und nur noch die Rinde existirt, und welche dennoch fortleben. — Daher können Thiere weit mannigfaltigere Nahrung aufnehmen, und sich weit vollkommner restauriren, und dadurch der stärkern Selbstconsumtion das Gleichgewicht halten.

Fünfte Vorlesung.

Lebensdauer der Menschen.

Erklärung des unglaublich scheinenden Alters der Patriarchen — Das Alter der Welt hat keinen Einfluß auf das Lebensalter der Menschen — Beispiele des Alters bei den Juden — Griechen — Römern — Tabellen des Census unter Vespasian — Beispiele des hohen Alters bei Kaisern, Königen und Päpsten — Friedrich II. — bei Eremiten und Klosterbrüdern — Philosophen und Gelehrten — Schulmännern — Dichtern, Künstlern und Handwerkern — Das höchste Alter findet sich nur unter Landleuten, Jägern, Gärtnern, Soldaten und Matrosen — Beispiele — Weniger bei Aerzten — Kürzestes Leben — Verschiedenheit des Alters nach dem Geschlecht und Clima.

Aber nun lasset uns zu der Hauptquelle unserer Erfahrung, zu der Geschichte des Menschen, übergehen, und hier Beispiele sammeln, die für unsere Untersuchung fruchtbar seyn können.

Ich werde die merkwürdigsten Beispiele des höchsten Menschenalters aufstellen, und wir werden daraus sehen, in welchem Clima, unter welchen Glücksumständen, in welchem Stand, mit welchen Geistes- und Körperanlagen der Mensch das höchste Alter erreicht habe. — Eine angenehme Uebersicht, die uns einen eignen Theil der Weltgeschichte, die Geschichte des menschlichen Alters, und die ehrwürdige Gallerie der Nestors aller Zeiten und Völker, bekannt machen wird. — Ich werde hie und da eine kurze Karakteristik beifügen, um zugleich einen Wink zu geben, in wie fern Karakter und Temperament auf die Länge des Lebens Einfluß hatten.

Gewöhnlich glaubt man, daß in der Jugend der Welt auch ihre Bewohner ein jugendlicheres und vollkommneres Leben, eine Riesengröße, unglaubliche Kräfte und eine erstaunliche Lebensdauer gehabt haben. Lange trug man sich mit einer Menge dergleichen Geschichten, und mancher schöne Traum verdankt ihnen seine Entstehung. — So trug man kein Bedenken, in allem Ernst, dem Urvater Adam eine Länge von 900 Ellen und ein Alter von fast 1000 Jahren beizulegen. Aber die scharfe und gründliche Kritik neuerer Physiker hat die hie und da gefundenen vermeinten Riesenknochen in Elephanten- und Rhinoceroskochen verwandelt, und hellsehende Theologen haben wahrscheinlich gemacht, daß die Chronologie jener Zeiten nicht die jetzige sey. Man hat mit großer Wahrscheinlichkeit erwiesen (insonderheit Hensler), daß die Jahre der Alten bis auf Abraham nur 3 Monate, nachhero 8 Monate, und erst nach Joseph 12 Monate enthielten. Eine Behauptung, die dadurch noch mehr Bestätigung erhält, daß noch jetzt Völker im Orient existiren, welche das Jahr zu 3 Monat rechnen. Nach dieser Berichtigung bekommt alles eine andere Gestalt. Das 900jährige Alter des Metusalems (das höchste, was angegeben wird) sinkt auf 200 Jahr herab, ein Alter, das gar nicht unter die Unmöglichkeiten gehört, und dem noch in neuern Zeiten Menschen nahe gekommen sind.

Auch in der Profangeschichte erzählt man in jener

Zeit viel von Heroen und arcadischen Königen, die ein Alter von vielen 100 Jahren erreicht haben sollen, welches sich aber auf eben diese Art auflösen läßt.

Freilich ist es nicht zu läugnen, daß die große Revolution, welche die Sündfluth für die ganze Erde mit sich führte, oder vielmehr durch welche sie entstand, auch auf die Beschaffenheit der organischen Natur einen wichtigen Einfluß gehabt haben kann, und daß die Urwelt, so wie in der Größe, also auch in der Dauer der organischen Wesen, anders beschaffen gewesen seyn kann, als jetzt.

Schon mit Abraham (also mit dem Zeitpunkt einer etwas constatirteru Geschichte), fängt sich ein Lebensalter an, welches gar nichts Außerordentliches mehr hat, und auch noch jetzt erreicht werden kann, besonders wenn man die Frugalität, das freie, luftgewohnte und nomadische Leben jener Patriarchen annehmen wollte.

Die jüdische Geschichte gibt uns folgende Facta: Abraham, ein Mann von großer und entschloßner Seele, und dem alles glücklich ging, erreichte ein Alter von 175 Jahren; sein Sohn Isaac, ein ruheliebender, keuscher und stiller Mann, 180; Jacob, ebenfalls ein Freund des Friedens, aber schlauer, nur 147; der Kriegsmann Ismael 137; die einzige Frau der alten Welt, von deren Lebensdauer wir etwas erfahren, Sarah, 127 Jahre; Joseph, reich an Klugheit und Politik, in der Jugend bedrängt, im Alter hochgeehrt, lebte 110 Jahre.

Moses, ein Mann von außerordentlichem Geist

und Kraft, reich an Thaten, aber schwach an Worten, brachte sein sorgen= und strapazenvolles Leben bis auf 120 Jahre. Aber schon er klagt: „unser Le„ben währt 70 Jahr, wenn's hoch kommt, 80;" und wir sehen hieraus, daß schon vor 3000 Jahren es in diesem Stück gerade so war, wie jetzt.

Der kriegerische und immer thätige Josua ward 110 Jahr alt. — Eli, der Hohepriester, ein fetter, phlegmatischer und gelassener Mann, lebte einige 90; aber Elisa, streng gegen sich und gegen Andre, und ein Verächter aller Bequemlichkeiten und Reichthümer, weit über 100 Jahre. — In den letzten Zeiten des jüdischen Staats zeichnete sich der Prophet Simeon, voll Hoffnung und Vertrauen auf Gott, durch ein 90jähriges Alter aus.

So sehr übrigens bei den Egyptiern alles voll Fabeln ist, so hat doch das Alter ihrer Könige, welches von den ältesten Zeiten her gemeldet wird, gar nichts Besonders. Die höchste Regierungsdauer ist etwas über 50 Jahr.

Von dem hohen Alter der Seres, oder der heutigen Chineser, hatte man, nach dem Lucian zu urtheilen, sehr hohe Begriffe. Sie heißen ausdrücklich macrobii, und zwar schreibt Lucian ihr langes Leben ihrem häufigen Wassertrinken zu. — War es vielleicht auch schon der Thee, den sie damals tranken?

Bei den Griechen finden wir mehrere Beispiele von hohem Alter. — Der weise Solon, ein Mann von großer Seele, tiefem Nachdenken und feurigem

Patriotismus, doch nicht gleichgültig gegen die Annehmlichkeiten des Lebens, brachte sein Alter auf 80 Jahre. Epimenides von Creta soll 157 Jahre alt geworden seyn. Der lustige, schwärmende Anacreon lebte 80 Jahr, eben so lange Sophocles und Pindar. Gorgias und Leontium, ein großer Redner, und ein viel gereister und im Umgang und Unterricht der Jugend lebender Mann, brachte sein Alter auf 108 Jahre; Protagoras von Abdera, ebenfalls ein Redner und Reisender, auf 90; Isocrates, ein Mann von großer Mäßigkeit und Bescheidenheit, auf 98 Jahre. Democrit, ein Freund und Forscher der Natur, und dabei von guter Laune und heiterm Sinn, ward 109 Jahr; der schmutzige und frugale Diogenes 90. Zeno, der Stifter der stoischen Secte und ein Meister in der Kunst der Selbstverläugnung, erreichte beinahe 100 Jahre, und Plato, eines der göttlichsten Genies, die je gelebt haben, und ein Freund der Ruhe und stillen Betrachtung, 81 Jahre. — Pythagoras, dessen Lehre vorzüglich gute Diät, Mäßigung der Leidenschaften und Gymnastik empfahl, wurde auch sehr alt. Er pflegte das menschliche Leben in vier gleiche Theile zu theilen. Vom 1sten zum 20sten Jahre sey man ein Kind (anfangender Mensch), von 20 bis zu 40 ein junger Mensch, von 40 bis zu 60 erst ein Mensch, von 60 bis 80 ein alter oder abnehmender Mensch, und nach dieser Zeit rechne er Niemand mehr unter die Lebendigen, er möge auch so lange leben, als er wolle.

Unter den Römern verdienen folgende bemerkt zu werden:

M. Valerius Corvinus wurde über 100 Jahre alt, ein Mann von großem Muth und Tapferkeit, vieler Popularität und beständigem Glück. Orbilius, der berühmte Orbilius, erst Soldat, dann Pädagog, aber immer noch mit militärischer Strenge, erreichte in dieser Lebensart ein Alter von 100 Jahren. — Wie hoch der Mädchenschulmeister Hermippus sein Alter brachte, haben wir schon gesehen. — Fabius, durch sein Zaudern bekannt, zeigte durch sein 90jähriges Alter, daß man auch dem Tode damit etwas abgewinnen könne. Und Cato, der Mann von eisernem Körper und Seele, ein Freund des Landlebens und ein Feind der Aerzte, wurde über 90 Jahre alt.

Auch von römischen Frauen haben wir merkwürdige Beispiele eines langen Lebens. Terentia, des Cicero Frau, troz ihres vielen Unglücks, Kummers und des Podagra, was sie plagte, ward 103 Jahre alt. Und Augustus Gemahlin, Livia, eine herrschsüchtige, leidenschaftliche und dabei glückliche Frau, 90 Jahr.

Besonders merkwürdig ist's, daß man mehrere Beispiele von sehr alt gewordenen römischen Actricen hat; ein Vorzug, den sie leider jezt verloren haben, und der zu beweisen scheint, daß jezt mehr Lebensconsumtion mit ihrem Stande verknüpft ist, als ehemals. — Eine gewisse Luceja, die sehr jung zum Theater kam, war 100 Jahr Actrice, und erschien noch im 112ten Jahre auf dem Theater. Und Galeria copiala, eine Actrice und Tänzerin zugleich, wurde 90 Jahre nach ihrem ersten Auftritt auf dem Theater wieder aufgeführt, um als ein Wunder den Pompejus zu complimentiren. Und dennoch war's noch nicht zum letzten Male. Zur Feier des Augusts erschien sie noch einmal auf dem Theater.

Einen äußerst schätzbaren Beitrag von der Lebensdauer, zu den Zeiten des Kaisers Vespasian, liefert uns Plinius aus den Registern des Census, einer völlig sichern und glaubwürdigen Quelle. Hier zeigt sich nun, daß in dem Theile Italiens, der zwischen den Apenninen und dem Po liegt, in dem Jahr dieser Zählung (dem 76sten unsrer Zeitrechnung) 124 Menschen lebten, welche 100 und mehr Jahre alt waren, nämlich 54 von 100 Jahren, 57 von 110 Jahren, 2 von 125, 4 von 130, ebenfalls 4 von 135 bis 137, 3 von 140. Außer diesen fanden sich noch besonders in Parma fünf Menschen, deren drei 120, und zwei 130 Jahre alt waren; in Piacenza eine von 130 Jahren; zu Faventia eine Frau von 132 Jahren. In einer einzigen Stadt bei Piacenza (Vellejacium) lebten 10, von denen sechs 110, und vier 120 Jahre erreicht hatten.

Auch des berühmten Ulpians Mortalitätstabellen treffen auf eine auffallende Art mit den unsrigen, und zwar von großen Städten, überein. Man kann nach ihnen das alte Rom und London, in Absicht auf die Lebensprobabilität, völlig parallelstellen.

Man sieht also zur Genüge, daß die Dauer des menschlichen Lebens zu den Zeiten Moses, der Griechen, der Römer und jetzt immer dieselbe war, und daß das Alter der Erde keinen Einfluß auf das Alter ihrer Bewohner hat, den Unterschied etwa ausgenommen, den die verschiedene Kultur ihrer Oberfläche und die daher rührende Verschiedenheit des Clima hervorbringen kann.

So ist's z. B. gewiß, daß jetzt in Italien nach Verhältniß nicht so viele und auch nicht so sehr alte Leute angetroffen werden, als zu Vespasians Zeiten; aber die Ursache ist, daß damals wegen mehrerer Waldungen das Clima noch kälter war, und die Menschen fester machte *). Auch ist's nicht unwahrscheinlich, daß die eigenthümliche Wärme der Erde selbst wandern, und sich zuweilen in einem Erdstrich mehr anhäufen, in dem andern aber vermindern kann.

Das Resultat der Untersuchung bleibt immer: der Mensch kann noch jetzt eben das Alter erreichen, als ehedem. Der Unterschied liegt nur darin, daß es sonst mehrere, und jetzt wenigere erreichen.

Betrachten wir nun das Lebensalter nach den verschiedenen Ständen und Lagen der Menschen mit besonderer Rücksicht auf die neuern Zeiten.

Und zwar erstens Kaiser und Könige, genug, die

*) Man findet davon mehrere Spuren. So erzählt z. E. Plinius von Wintern, wo der Wein in den Kellern, und die Tiber bis auf den Grund gefroren war.

Großen dieser Welt. Hat ihnen die Natur, die ihnen am vollkommensten alle Vorzüge und Freuden des Lebens schenkte, nicht auch ihre schönste Gabe, ein längeres Leben, verliehen? Leider nicht. Weder die ältere noch neuere Geschichte sagt uns, daß diese Prärogative ihnen besonders eigen gewesen wäre. Wir finden in der alten Geschichte nur wenige Könige, die das 80ste Jahr erreicht haben. Und vollends die neuere. In der ganzen Reihe der römisch-deutschen Kaiser, von August an gerechnet, bis auf unsere Zeiten, welche zusammen über 200 betragen, finden wir, die zwei ersten, den August und Tiberius, ausgenommen, nur vier, welche das 80ste Jahr erreichten, den Gordian, Valerian, Anastasius und Justinian.

August wurde 76 Jahre alt, ein Mann von ruhigem und gemäßigtem Geist, aber schnell und lebhaft im Handeln, mäßig in den Genüssen der Tafel, aber desto empfänglicher für die Freuden der Künste und Wissenschaften. Er aß nur die einfachsten Speisen, und, wenn er nicht hungerte, gar nicht, trank nie über ein Pfund Wein, hielt aber sehr darauf, daß Freude und gute Gesellschaft die Mahlzeit würzten. Uebrigens war er von heiterm Sinn und sehr glücklich, und, was den Punkt des Lebens betraf, so gesinnt, daß er noch kurz vor seinem Tode zu seinen Freunden sagen konnte: Plaudite, Amici. „Applaudirt, meine Freunde, die Comödie ist zu Ende." Eine Geistesstimmung, die der Erhaltung des Lebens äußerst vortheilhaft ist. Im 30sten Jahre überstand er eine schwere und so gefährliche Krankheit, daß man ihn für verloren hielt. Es war eine Art von Nervenkrankheit, die durch das warme Verhalten und die warmen Bäder, die ihm seine gewöhnlichen Aerzte riethen, nur noch verschlimmert werden mußte. Antonius Musa kam also auf den Einfall, ihn gerade auf die entgegengesetzte Art zu behandeln. Er mußte sich ganz kalt verhalten und ganz kalt baden, und in kurzem war er wieder hergestellt. Diese Krankheit sowohl, als die dadurch bewirkte nützliche Veränderung seiner Lebensart, trugen wahrscheinlich viel zur Verlängerung seines Lebens bei. — Und nebenbei lehrt uns die Geschichte, daß man sehr Unrecht hat, die Methode des kalten Badens für eine neue und englische Erfindung zu halten.

Der Kaiser Tiberius lebte noch zwei Jahre länger. Er war von heftiger Gemüthsart, aber virlentis maxillis, wie ihn August nennte, ein Freund der Wollust, aber bei dem allen diätetisch, und selbst in dem Genuß nicht ohne Aufmerksamkeit auf seine Gesundheit, so daß er zu sagen pflegte, er hielte den für einen Narren, der nach dem 30sten Jahre noch einen Arzt um seine Diät befragte, weil ein Jeder alsdann schon mit einiger Aufmerksamkeit das, was ihm nützlich und schädlich wäre, erkannt haben müßte.

Der berühmte Eroberer Aurengzeb erreichte zwar ein 100jähriges Alter, aber er ist nicht sowohl als König, sondern vielmehr als Nomade zu betrachten.

Eben so selten ist das hohe Alter in den Königs-

und Fürstenhäusern der neuern Zeit. Nur die Könige von Frankreich, aus dem Bourbonschen Hause, machen eine Ausnahme, wo gleich drei auf einander folgende ein Alter von 70 Jahren erreichten.

Auch dürfen wir hier, als eines der wichtigsten neuern Beispiele, des grossen Königs Friedrich II. nicht vergessen. Er war in Allem groß, selbst in seinem Physischen. — Er erreichte nicht nur ein, unter den Königen schon sehr seltenes, Alter von 76 Jahren, sondern, was noch mehr sagen will, er erreichte es nach dem mühe=, sorgen= und strapazenvollsten Leben, das vielleicht je ein Mensch durchlebte, von dem er 20 Jahre im wirklichen Kriege zubrachte, und dabei alle Strapazen eines gemeinen Soldaten ertrug, nur mit dem Unterschied, daß er zugleich als Feldherr für alle dachte, und die Nacht, wenn jener Ruhe fand, noch mit tiefem Nachdenken und neuen Planen zubrachte. — Er liebte die Freuden der Tafel, doch nur Mittags und in froher Gesellschaft; Abends speisete er gar nicht, legte sich früh zu Bett, und stand alle Morgen im Sommer um 5, im Winter um 6 Uhr auf, arbeitete nur früh und Vormittags, Abends nicht, versüßte seine ernsten und anstrengenden Geistesbeschäftigungen durch die Freuden der Musik, der Künste und schönen Wissenschaften, und machte sich täglich Bewegung in freier Luft.

Die geistliche Hoheit war in diesem Betracht nicht glücklicher. Von 300 Päpsten, die man rechnen kann, haben nicht mehr als fünf ein Alter von 80 Jahren erreicht oder überschritten, unerachtet hier der Vortheil eintritt, daß sie erst spät zu dieser Würde gelangen, und also mehr Wahrscheinlichkeit eines hohen Alters haben.

Aber eine Menge von außerordentlichen Beispielen findet man unter den Eremiten und Klostergeistlichen, die bei der strengsten Diät, Selbstverläugnung und Abstraction, gleichsam entbunden von allen menschlichen Leidenschaften und dem Umgange, der sie rege machen kann, ein contemplatives Leben, doch mit körperlicher Bewegung und Luftgenuß verbunden, führten. So wurde der Apostel Johannes 93 Jahre, der Eremit Paullus, bei einer fast unglaublich strengen Diät und in einer Höhle, 113, und der heilige Antonius 105 Jahre alt; Athanasius, Hieronymus überschritten ebenfalls das 80ste Jahr. — In neuern Zeiten, wo die Abstraction des Geistes, die Selbstverläugnung und frugale Diät einige Abänderungen erlitten haben, sind diese Beispiele seltener geworden.

Eben so sehr haben sich tiefdenkende Philosophen von jeher durch hohes Alter ausgezeichnet, besonders wenn ihre Philosophie sich mit der Natur beschäftigte, und ihnen das göttliche Vergnügen, neue wichtige Wahrheiten zu entdecken, gewährte; — der reinste Genuß, eine wohlthätige Exaltation unsrer selbst, und eine Art von Restauration, die unter die vorzüglichen Lebensverlängerungsmittel eines vollkommnen Geschöpfs zu gehören scheint! — Die Aeltesten finden wir unter den Stoikern und Pythagorern, bei denen Bezähmung der Leidenschaften und der Sinnlichkeit, und eine strenge Diät, unter die wesentlichsten Eigenschaften eines Philosophen gehörten. — Wir haben schon oben die Beispiele eines Plato und Isocrates betrachtet. — Apollonius von Tyana, ein schöner, vollkommner, in allen geistigen und körperlichen Eigenschaften außerordentlicher Mann, der bei den Christen für einen Zauberer, bei den Römern und Griechen für einen Götterboten galt, in seiner Diät ein Nachfolger des Pythagoras, und ein großer Freund des Reisens, ward über 100 Jahre alt. Xenophilus, ebenfalls ein Pythagoräer, 106 Jahre. Der Philosoph Daemonar ebenfalls 100 Jahre; er war ein Mann von äußerst strengen Sitten, und von einer ungewöhnlichen stoischen Apathie. Man fragte ihn vor seinem Tode: Wie er begraben seyn wollte? Macht euch darum keine Sorge, antwortete er, die Leiche wird schon der Geruch begraben. Aber willst du denn, warfen ihm seine Freunde ein, Hunden und Vögeln zur Speise dienen? Warum nicht? erwiederte er; ich habe, so lange ich lebte, den Menschen nach allen Kräften zu nützen gesucht, warum sollte ich nach meinem Tode nicht auch den Thieren etwas geben?

Selbst in neuern Zeiten haben die Philosophen diesen Vorzug sich erhalten; und die größten und tiefsten Denker scheinen darin eine Frucht mehr ihrer geistigen Freuden zu genießen. Kepler und Baco erreichten ein hohes Alter; Newton, der so ganz alle seine Freuden und Genüsse in höhern Sphären fand, daß man versichert, er habe seine Jungfrauschaft mit ins Grab genommen, kam bis auf 90 Jahre. Euler, ein Mann von unbegreiflicher Thätigkeit, dessen tiefgedachte Schriften sich über 300 belaufen, näherte sich ebenfalls diesem Alter, und noch jetzt zeigte der größte lebende Philosoph unserer Zeit, Kant, daß die Philosophie nicht nur das Leben lange erhalten, sondern auch noch im höchsten Alter die treueste Gefährtin und eine unerschöpfliche Quelle der Glückseligkeit für sich und Andere bleiben kann. Er starb im eigentlichsten Verstande am Alter, nach einer allmähligen Abnahme seiner geistigen und körperlichen Kräfte, im 81sten Jahre.

Besonders zeichnen sich die Academiciens in dieser Rücksicht aus. Ich brauche nur an den ehrwürdigen Fontenelle, der 100 Jahre, weniger eins, alt wurde, und an den Nestor Formey zu erinnern, die beide Secretaires perpetuels, ersterer der französischen, letzterer der Berliner Academie, waren. Der Nachfolger des letztern, der ehrwürdige Merian, der in seinem 80jährigen Alter noch Gesundheit, Munterkeit und Kraft besaß, scheint diese Bemerkung zu bestätigen.

Eben so finden wir unter den Schulmännern viele Beispiele eines langen Lebens, so daß man beinahe glauben sollte, der beständige Umgang mit der Jugend könne etwas zu unsrer eignen Verjüngung und Erhaltung beitragen.

Einen ganz vorzüglichen Rang in der Geschichte des langen Lebens behaupten aber die Dichter und

9 *

Künstler, genug, die Glücklichen, deren hauptsächliches Geschäft im Spielen der Phantasie und selbstgeschaffnen Welten besteht, und deren ganzes Leben im eigentlichsten Verstande ein schöner Traum ist. Wir haben schon oben gesehen, wie hoch Anacreon, Sophocles, Pindar, ihr Leben brachten. Young, Voltaire, Bodmer, Haller, Metastasio, Klopstock, Gleim, Utz, Oeser, haben alle ein hohes Alter erreicht, und die neueste Bestätigung dieses Grundsatzes hat, gewiß zu eines Jeden Freude, die Zierde der deutschen Dichter, Wieland, gegeben.

Aber die außerordentlichsten Beispiele von langem Leben finden wir nur unter den Menschenklassen, die unter körperlicher Arbeit, und in freier Luft, ein einfaches und naturgemäßes Leben führen, unter Landleuten, Gärtnern, Jägern, Soldaten und Matrosen. Nur in diesen Ständen erreicht der Mensch noch jetzt ein Alter von 140, ja 180 Jahren. Ich kann mir das Vergnügen nicht versagen, die merkwürdigsten dieser Beispiele etwas umständlich zu erzählen; denn in solchen Fällen hat oft auch der kleinste Umstand Interesse und Bedeutung.

Die ältesten Beispiele der letzten tausend Jahre sind Kentigern, Czarten, Jenkins, Parre, Draakenberg und Effingham. Sie beweisen, daß man noch in unsern Zeiten ein Alter von 185, 169, 152, 146 Jahren erreichen kann.

Kentigern, bekannt unter dem Namen Saint

Mungo, war Stifter des Bisthums Glasgow, und ward 185 Jahr alt, wie folgende Inschrift beweiset:

Cum octogenos centum quoque quinque vir annos
Complerat, sanctus est Glasgow funere functus *).

Im Jahr 1724 starb Petraez Czarten, 185 Jahr alt, im Dorf Köffrösch, 4 Meilen von Temeswar in Ungarn. Er war 1593 geboren, war griechischer Religion, und konnte noch wenige Tage vor seinem Tode am Stocke herumgehen und Almosen sammeln. Seine Augen waren etwas roth, doch gaben sie noch einiges Licht; Kopf und Bart glichen dem Schimmel, und er hatte noch einige Zähne. Sein damals noch lebender Sohn war 95 Jahr alt **).

Im Jahr 1670 starb H. Jenkins in Yorkshire. Er war schon im Jahre 1513 bei der Schlacht zu Flowdenfield gewesen, und damals 12 Jahr alt. Man konnte aus den Registern der Kanzleien und andrer Gerichtshöfe ersehen, daß er 140 Jahre lang vor Gericht erschienen war, und Eide abgelegt hatte. Gegen die Wahrheit der Sache ist also nichts einzuwenden. Er war bei seinem Tode 169 Jahr alt. Seine letzte Beschäftigung war Fischerei, und er konnte noch, als er schon weit über 100 Jahr alt war, in starken Strömen schwimmen.

Ihm kommt Th. Parre am nächsten, ebenfalls ein Engländer, aus Shropshire. Er war ein armer

*) Spottiswood History of the Church of Scotland.

**) S. Breslauer Sammlungen. Jan. 1724.

Bauersmann, und mußte sich mit seiner täglichen Arbeit ernähren. Als er 120 Jahr alt war, verheirathete er sich wieder mit einer Wittwe, mit der er noch 12 Jahre lebte, und so, daß sie versicherte, ihm nie sein Alter angemerkt zu haben. Bis in sein 130stes Jahr verrichtete er noch alle Arbeit im Hause, und pflegte sogar noch zu dreschen. Einige Jahr vor seinem Tode erst fingen die Augen und das Gedächtniß an schwach zu werden, das Gehör und sein Verstand aber blieben bis zu Ende gut. In seinem 152sten Jahre hörte man von ihm in London; der König wurde sehr begierig diese Seltenheit zu sehen, und er mußte sich auf den Weg machen. Und dies brachte ihn höchst wahrscheinlich um sein Leben, das er außerdem noch länger würde fortgesetzt haben. Er wurde nämlich da so königlich tractirt, und auf einmal in ein so ganz entgegengesetztes Leben versetzt, daß er bald darauf 1635 in London starb. Er war 152 Jahr und 9 Monat alt worden, und hatte neun Könige von England erlebt. — Das Allermerkwürdigste war nun dies, daß man bei der Section, welche der berühmte Harvey verrichtete, alle seine Eingeweide in dem gesundesten Zustande antraf; nicht der geringste Fehler war zu entdecken. Sogar die Rippen waren noch nicht einmal verknöchert, was man sonst bei allen alten Leuten findet. In seinem Körper lag also noch nicht die mindeste organische Ursache des Todes, und er war bloß an schnell erzeugter Ueberfüllung gestorben, weil man ihm zu viel zu gut gethan hatte.

Ein Beweis, daß in manchen Familien eine solche altmachende Anlage, ein besonders gutes Stamen vitae seyn könne, gibt eben dieser Parre. Erst vor wenig Jahren starb seine Urenkelin zu Corke in einem Alter von 103 Jahren.

Fast von eben der Art ist folgendes ganz neueres Beispiel *). Ein Däne, Namens Draakenberg, geboren 1626, diente bis in sein 91stes Jahr als Matrose auf der königlichen Flotte, und brachte 15 Jahre seines Lebens in der türkischen Sclaverei, und also im größten Elende zu. Als er 111 Jahr alt war, und sich nun zur Ruhe gesetzt hatte, fiel's ihm ein, doch nun zu heirathen, und er nahm eine 60jährige Frau; diese aber überlebte er lange, und nun in seinem 130sten Jahre verliebte er sich noch in ein junges Bauermädchen, die aber, wie man wohl denken kann, seinen Antrag ausschlug. Er versuchte sein Heil nun noch bei mehreren; da er aber nirgends glücklicher war, so beschloß er endlich ledig zu bleiben, und lebte so noch 16 Jahre. Erst im Jahre 1773 starb er im 146sten Jahre seines Alters. Er war ein Mann von ziemlich heftigem Temperament, und zeigte oft seine Stärke noch in den letzten Jahren seines Lebens.

Im Jahr 1757 starb zu Cornwallis J. Effingham im 144sten Jahr seines Alters. Er war unter Jacobs I. Regierung von sehr armen Eltern geboren, und von Kindheit auf zur Arbeit gewöhnt.

*) Heinze Kiel. Neues Magaz. 1r Bd. 3s St.

diente lange als Soldat und Corporal, und als solcher auch in der Schlacht bei Höchstädt. Zuletzt kehrte er zurück in seinen Geburtsort, und lebte als Tagelöhner bis an sein Ende. Zu bemerken ist, daß er in der Jugend niemals hitzige und starke Getränke getrunken, immer sehr mäßig gelebt, und nur selten Fleisch gegessen hat. Er wußte bis zu seinem 100sten Jahre fast nicht, was Krankheit war, und machte noch acht Tage vor seinem Ende eine Reise von drei Meilen.

Die allerneuesten und nicht weniger merkwürdigen Beispiele sind folgende:

Im Jahr 1792 starb im Holsteinschen ein gewisser Stender, ein arbeitsamer Bauersmann, im 103ten Jahre. Seine Nahrung war beinahe nichts anders als Grütze und Buttermilch; äußerst selten aß er Fleisch, und immer nur sehr stark gesalzen. Er hatte fast niemals Durst, und trank daher sehr selten. Tabak rauchte er gern. Erst im Alter fing er an Thee und zuweilen Kaffee zu trinken. Die Zähne verlor er bald. Krank war er nie. Aergern konnte er sich gar nicht, d. h. es war bei ihm physisch unmöglich, daß die Galle überging. Er vermied auch alle Gelegenheit zu Zank und Streit. Dafür aber hatte er ein desto größeres Vertrauen auf die Vorsehung, und wußte sich dadurch in allen Uebeln und Unglücksfällen zu trösten und aufzurichten. Seine liebste Unterhaltung war immer: Gottes Güte *).

---

*) Schlesw. Holstein. Provinz. Blätt. 1792.

Eins der allersonderbarsten Beispiele, wie unter dem abwechselndsten Spiele des Glücks, der anhaltendsten Todesgefahr und den nachtheiligsten Einflüssen sich dennoch das Leben eines Menschen unglaublich lange erhalten kann, ist folgendes: Im Jahr 1792 starb in Preussen ein alter Soldat, Namens Mittelstedt, in einem Alter von 112 Jahren. Dieser Mann war 1681 im Jun. zu Fissahn in Preussen geboren, und wurde als Bedienter von seiner Herrschaft, die in einem Abend ihre ganze Equipage und 6 Bedienten dazu verspielte, ebenfalls mit verspielt. Er ging hierauf in Kriegsdienste, und diente 67 Jahre als Soldat, machte alle Feldzüge unter König Friedrich I., Friedrich Wilhelm I. und Friedrich II., besonders den ganzen 7jährigen Krieg mit, wohnte 17 Hauptbataillen bei *), wo er unzähligemal dem Tode trotzte und viele Blessuren erhielt. Im 7jährigen Kriege wurde ihm das Pferd unter dem Leibe erschossen, und er gerieth in russische Gefangenschaft. — Nach allen diesen ausgestandenen Mühseligkeiten, und nachdem ihm zwei Weiber gestorben waren, heirathete er im Jahr 1790, also im 110ten Jahre seines Alters, die dritte Frau. Er war noch im Stande, bis kurz vor seinem Tode,

*) In dieser Absicht verdient auch das Beispiel des kaiserlichen Generals Graf Molza Erwähnung, welcher 1782 im 78sten Jahre starb. Er hatte vom 18ten Jahre an gedient, 14 Feldzüge und 9 Belagerungen mitgemacht, nnd war 7mal schwer verwundet worden.

alle Monate zwei Stunden Wegs zu gehen, um sich seine kleine Pension zu holen.

Ein zweites, nicht weniger merkwürdiges Beispiel von einem 123jährigen Alter liefert uns ebenfalls das Königreich Preussen, das überhaupt dem hohen Alter sehr günstig ist.

Im Jahre 1793, wo der Greis noch lebte, wurde folgendes in dem preussischen Archiv S. 475 von ihm mitgetheilt: „Peter Albrecht ist im Jahr 1670 den 16. Febr. zu Ober-Alkehnen im Wargenschen Kirchspiele geboren. Als der zweite Sohn eines dasigen Bauern George Albrechts half er in seiner Jugend seinem Vater in der Ackerwirthschaft, und kam hierauf als Bedienter und Kutscher in den adelichen Hof; als solcher sah er auch den für Preussen so höchst merkwürdigen Krönungstag Friedrichs I., und fuhr an diesem Tage mit seiner Herrschaft aufs königliche Schloß. Die Erzählungen, die er noch jetzt von den Umständen dieses Tages und von der äußerlichen Gestalt des damaligen Schlosses zu geben weiß, stimmen ziemlich genau mit den gedruckten Beschreibungen, die man davon hat, überein, ob er gleich letztere, wie leicht zu vermuthen, nie mit Augen gesehen. Die ganze Zeit der Pest über, die, wie bekannt, 1709 und 1710 hier im Lande wüthete, und bei welcher der größte Theil des Wargenschen Kirchspiels aufgerieben wurde, blieb er noch an seinem Geburtsorte, wurde aber von seiner Herrschaft hierauf einem gewissen Offizier des von Flansschen (jetzt von Hausenschen) Regiments als Bedienter überlassen. Bei diesem Offizier, Namens Grus, brachte er sehr viele Jahre seines Lebens zu, und ob er gleich beim Einbruch des ersten schlesischen Krieges wegen seines siebzigjährigen Alters gar wohl zurück bleiben können, fühlte er sich doch so stark, und hatte so viel Liebe für seinen Herrn, daß er ihn nicht eher als nach dem zweiten schlesischen Kriege verließ, und wieder zurück in sein Vaterland kam. Hier kaufte er sich ein Fuhrwerk, und ward Chaisenfuhrmann, heirathete auch nach dem Zeugnisse des Regiments-Prediger-Buches im Jahr 1751, und wohnte auf der Lanek. Damals war er bereits 80 Jahr alt, hatte aber dennoch das Glück, aus seiner Ehe sieben Kinder zu sehen. Von diesen leben noch ein Sohn und zwei Töchter. Eine der letzteren, die ich ausführlich darüber gesprochen, erzählt mir, daß sie als ein kleines Kind von 5 Jahren (sie ist jetzt 40 Jahr alt) den Vater nicht anders als mit Zittern auf den Wagen steigen gesehen, und als ihr das nach ihrer kindischen Einfalt höchst sonderbar und einst sogar lächerlich vorkam, sie von ihrer Mutter darüber sehr ernstlich mit dem Bedeuten bestraft worden, daß dieses vom hohen Alter des Vaters herrühre — von welcher Zeit an sie das innigste Mitleiden gefühlt. Dieses Zittern sowohl, als auch manche andere bei russischer Occupation für sein Gewerbe nachtheilige Umstände, wie nicht weniger die Betrübniß über den Tod seines ältern Bruders, der, etliche neunzig Jahr alt, damals starb, brachten ihn dahin, sein Fuhrwerk aufzugeben, und eine ruhigere Lebensart zu wählen. Er kaufte sich daher eine Höckerei in der Altstadt, und durch die gute Pflege, die er genoß, verschwand nicht nur das Zittern der Glieder, sondern er ward auch durchaus gesunder, als er je gewesen war. Unfälle indeß nöthigten ihn auch diese Höckerei wieder zu verkaufen, und nachdem ihn seine Frau als eine geschickte Wäscherin ehrlich genährt, wurden endlich beide im Jahr 1784 ins Juretzkische Armenstift aufgenommen, in welchem auch seine Frau vor wenigen Jahren gestorben ist."

„Dies sey von seiner Lebensgeschichte genug! Nun noch einige Worte über diesen Mann selbst und seine Leibesconstitution, so wie über seine Lebensart. Sein Körperbau ist eben nicht robust, und seine Statur ziemlich klein. Daß aber seine innern Theile von seltener Güte seyn müssen, beweiset der Umstand, daß er noch jetzt ziemlich harte Speisen verträgt, und mehr für diese als für weiche Nahrungsmittel ist, mehr für kaltes Fleisch und grobes Brod, als für warme Suppen und Semmel."

„Seine Sinne sind noch nicht ganz schwach, und sein Gehör noch besonders scharf; nur in seinem Gesicht hat das rechte Auge schon in frühern Jahren durch einen unvorsichtigen Stoß, so wie durch einen unbehutsamen Wurf sehr viel gelitten. Was zu seiner Erhaltung viel beigetragen, ist unstreitig, daß er keiner Art der Ausschweifungen ergeben gewesen, und in wahrer Herzens Einfalt oder vielmehr Herzens Unschuld vor Gott und Menschen gewandelt hat. An eine sclavische Diät hat er sich zwar nie gewöhnt, nie eine besondere Gattung von Speisen und Getränken sich zum Gesetz gemacht, nur aber die Mäßigkeit nie aus den Augen gelassen. Eben so ist's mit der Ausbildung seiner Seelenkräfte. Schulen waren zu seiner Zeit wenig oder gar nicht auf dem Lande, höchstens nur eine oder zwei in großen Kirchspielen; aber er hat aus eigenem Triebe und durch eigene Bemühung sehr gut lesen gelernt. Bei einem sehr gesunden Menschenverstande und offnem Kopfe faßte er alles bald und leicht, und da er stets mit wohlerzogenen Menschen umging, hatt' es auch um seine Ausbildung keine Noth. Jetzt sind seine Seelenkräfte ziemlich schwach, und es schwebt ihm nur noch alles vor, wie er zu sagen pflegt. Die mehrste Zeit hält er sich in seinem Bette auf, und ist dann munterer und gesunder, als wenn er außer demselben ist. Hie und da verläßt ihn sein Gedächtniß; doch erinnert er sich der Gegenstände aus der frühern Zeit leichter, als derjenigen aus der mittlern Zeit; nur das vergißt er nie, daß er unter dem großen Churfürsten Friedrich Wilhelm geboren worden. Auf die Frage, die ich ihm und seiner Tochter mehrmals vorgelegt, warum er sein hohes Alter nicht längst bekannt gemacht, war die Antwort immer diese: es hat's uns Niemand geglaubt. Und so mag mancher unbekannter Greis noch jetzt unter uns wandeln; nur die Seltenheit macht, daß man die ersten Aussagen bezweifelt."

Nach Bekanntwerdung dieses Lebenslaufes bekam Albrecht viele Besuche, die ihm zur angeblichen

Erquickung Wein, Confect und allerhand Delikatessen brachten, durch deren ungewohnten Genuß eine solche Veränderung in seiner Constitution erfolgte, daß er den 14. Oct. 1793 sanft entschlief.

Nachfolgendes Beispiel verdanke ich der gütigen Mittheilung des Herrn Pfarrers Walter zu Rodenpois in Liefland.

„Am 11. Dec. dieses Jahrs verstarb im Allaschen Kirchspiele, unter dem Gute Planup, ein sehr merkwürdiger Greis, Namens Gürgen Douglas, alt 120 Jahr und 7 Monate, dessen Lebensumstände zum Theil auch schon in der Rigaschen politischen Zeitung vom 10. Febr. 1794 Nr. 12. gedruckt und öffentlich bekannt gemacht worden. Seiner oft wiederholten Aussage gemäß, ist er zu Marstrand in Schweden im Jahr 1680 am 23. April geboren, welches auch sein Geburtsschein bewiesen, der leider aber mit seinen übrigen schriftlichen Zeugnissen ihm vor einigen Jahren gestohlen worden. Indessen stimmten alle seine Erzählungen mit der Geschichte seiner Jugendzeit so genau überein, daß schon dadurch die Angabe seines Alters sehr glaubwürdig wird, indem sie nur von einem Augenzeugen so erzählt werden konnten. Sein Vater hieß Johannes Douglas, und war einst Lieutenant in königl. schwedischen Diensten unter dem Regimente Sneelop. Von seiner Mutter wußte er nicht viel. Sein Vater verstarb ihm sehr früh an den Wunden, die er in einer Schlacht erhalten. Er wurde daher in seiner Erziehung ganz vernachlässigt, lernte weder lesen noch schreiben, und wurde früh zu harten Arbeiten strenge angehalten. Dennoch wuchs sein Körper zeitig zu einer auszeichnenden Stärke. Schon im 17ten Jahre seines Alters nahm man ihn in Kriegsdienste, und stellte ihn in einem Dragonerregimente des Generals Schlippenbach an, wo er mehrere Jahre diente. In dieser Zeit war er achtmal in blutigen Bataillen, ohne verwundet zu werden, bis ihm in der letzten bei Dorpat von einer Flintenkugel der linke Arm zerschossen wurde, und er in russische Gefangenschaft gerieth. Man brachte ihn nach Moskau, wo er vier Jahr als Kriegsgefangener lebte, nach geschlossenem Frieden aber frei gelassen wurde. Er hatte kein Verlangen, mit den übrigen Landsleuten in sein Vaterland zurückzukehren, diente als Handlanger bei einem Tischler, da sein Arm sehr gut geheilt war, und brachte es endlich dahin, selbst als Tischler arbeiten und sich ernähren zu können. Er trieb dieses Handwerk mehrere Zeit in St. Petersburg, und endlich in Kur- und Liefland. Nach seiner Loslassung ist er dreimal verheirathet gewesen, und hat in diesen Ehen überhaupt 13 Kinder gezeugt, von denen wahrscheinlich 6 noch leben. Im 85sten Jahre heirathete er eine Lettin, welche noch lebt, und mit der er 8 Kinder in seinem hohen Alter gezeugt, von denen 4 verstorben, 4 aber noch am Leben sind; jedoch der Jüngste, im 103ten Jahre erzeugt, jetzt 17 Jahr alt, ist völlig vernunftlos, sonst aber auch von starkem Körperbau."

„Er war von einem sehr starken Körperbau, seine

Schultern und seine Brust von einer seltnen Breite, sein Wuchs nur gewöhnliche männliche Größe, nicht hoch, seine Augen sehr lebhaft und groß, bis vor wenigen Jahren er allmählig sein Gesicht gänzlich verlor. Sein Haupt und sein Bart hatte nur wenige kurze Haare. Aber sein Hirnschädel war bemerkenswürdig, stand wie bei neugebornen Kindern offen, und schien mir, so lange ich ihn kenne, sich mit den Jahren immer mehr von einander zu geben, welches bei seinem platten haarlosen Kopfe sehr sichtbar war. Sein Gehör war scharf, sein Gedächtniß ihm bis zur Todesstunde zum Bewundern treu. Brachte man ihn auf die Jahre seines Kriegsdienstes, welches sein Lieblingsgespräch war, so wurde er von jugendlichem Feuer belebt, und er wußte sich der vorgefallenen und erlebten Kleinigkeiten, sogar alles, was besonders auf seine Uniform u. s. w. Bezug hatte, zum Bewundern zu erinnern, und blieb bei wiederholten Erzählungen sich immer in den Nebenumständen treu. Vor drei Jahren ließ er sich noch zu Fuß im Sommer einigemale zur Allaschen Kirche leiten, eine Strecke Weges von 11 Werst, und wenn ich ihn in meinen Wagen nehmen wollte, so mußte ich ihm sehr zureden. Er sprach nur schwedisch; russisch und lettisch aber so unvollkommen, daß er nicht leicht zu verstehen war. Den Brannteweín hat er nie geliebt. Er trank ihn nur selten, wenn man ihm ein Glas gab, aber auch nicht mehr. Wasser war sein tägliches Getränke. Im Sommer saure geronnene Milch, im Winter Gerstengrütze, vorzüglich Erbsen, waren seine Lieblingsspeisen. Fleisch hat er in seinem Leben wenig genossen, da er sich's selten anschaffen konnte. Seine Zähne waren sehr schön und gesund, und nur in den letzten Jahren verlor er sie bis auf fünf. Die größte Hitze im Sommer und eine jedem Andern unausstehliche Hitze seiner Stube waren sein höchstes Labsal. Man wollte ihn in die wohlthätige Nicolai-Stiftung zu Riga aufnehmen, und ihn mit allem vorzüglich verpflegen. Ich glaubte ihm eine frohe Nachricht zu bringen. Allein er nahm dieses menschenfreundliche Anerbieten nicht an; dann sagte er: „sie werden mich „dort doch nicht so warm halten können; ich habe „gelernt, alles in der Welt zu entbehren, aber nur „nicht die Wärme." —

„Seine Badstube mitten im Walde, in der er unter dem Gute Planup wohnte, war so klein, daß die drei Personen nur eben engen Raum hatten, und so niedrig, daß mittelmäßig groß gewachsene Menschen nicht aufrecht stehen konnten. Er war in seinem ganzen Leben nie bedeutend krank gewesen, war auch in seinem hohen Alter sehr gesund, nur zuweilen entkräftet, sein Appetit war mäßig, und wahrscheinlich hätte er noch länger gelebt, wenn nicht eine hitzige ansteckende Krankheit, die vor einiger Zeit stark in dem Orte herrschte, auch ihn ergriffen hätte, welcher seine entkräftete Natur unterlag, obgleich er selbst noch immer hoffte die Krankheit zu überstehen, und eben nicht zu sterben wünschte."

„Immer fand ich bei diesem wackern Greise die

edelsten religiösesten Gesinnungen; zufrieden mit seinem Schicksal, im höchsten Grade genügsam, ganz dankbar und Gott ergeben, ganz frei von Mißmuth oder mürrischer Laune, gerührt erkenntlich bei jeder kleinen Gabe gegen seine Wohlthäter, lebte er von den wenigen Wohlthaten, die ein edler Menschenfreund von Zeit zu Zeit für ihn sammelte."

In eben dem Jahre starb zu Neus im Erzstift Kölln ein Greis von 112 Jahren, H. Kauper; er war ein Mann von starkem Körper, war gewohnt täglich einen kleinen Spaziergang zu machen, konnte bis an seinen Tod ohne Brille lesen, und behielt auch den Gebrauch seiner Vernunft bis ans Ende.

In England starb vor kurzem Helena Gray im 105ten Jahre ihres Alters. Sie war klein von Person, sehr munter, aufgeräumt und launicht, und bekam wenig Jahre vor ihrem Tode neue Zähne.

Noch 1796 lebte in der Grafschaft Fife Thomas Garrik in seinem 108ten Jahre, noch sehr munter, und war noch immer, so wie in vorigen Zeiten, wegen seines Straußenmagens berühmt. Seit 20 Jahren lag er nie krank zu Bett.

Noch vor kurzem lebte zu Tacony bei Philadelphia (meldet ein englisches Blatt von 1796) ein Schuster, Namens R. Glan, in seinem 114ten Jahre. Er ist ein geborner Schotte, hat noch König Wilhelm III. gesehen, hat den vollen Gebrauch seines Gesichts und Gedächtnisses, ißt und trinkt behaglich, verdaut herrlich, arbeitet die ganze Woche, und wallfahrtet Sonntags nach Philadelphia in die

Kirche. — Seine dritte Frau lebt noch, ist 50 Jahre alt, und ist mit ihm sehr zufrieden.

Ein Baron, Baravicino de Capellis, starb 1770 zu Meran in Tyrol, in einem Alter von 104 Jahren. Er hatte vier Frauen gehabt, im 14ten Jahre die erste, und im 84sten die vierte geheirathet. Aus der letzten Ehe wurden ihm 7 Kinder geboren, und als er starb, war seine Frau mit dem achten schwanger. Er verlor die Munterkeit seines Leibes und seiner Seele nicht eher, als in den letzten Monaten seines Lebens. Nie brauchte er eine Brille, und machte noch oft in seinem hohen Alter einen Weg von 2 Stunden zu Fuß. Seine gewöhnliche Kost waren Eier; nie aß er gekochtes Fleisch, nur dann und wann etwas gebratenes, aber immer nur wenig. Thee trank er häufig mit Rossolis und Zuckerkand.

Ant. Senisy, ein Ackermann im Dorfe Puy in Limoges, starb im Jahr 1770 im 111ten Jahre seines Alters. Er arbeitete noch 14 Tage vor seinem Ende, hatte noch seine Haare und Zähne, und sein Gesicht hatte nicht abgenommen. Seine gewöhnliche Kost waren Kastanien und türkisch Korn. Nie hatte er zur Ader gelassen, und nie etwas zum Abführen genommen.

Zu Tours in Frankreich, Departement de la Loire, lebte noch 1802 ein Veteran, bald 104 Jahr alt. Er ist zu Ozain in der Bourgogne den 8. Sept. 1698 geboren, und heißt Jean Thurel. Am 17. Sept. 1716 ließ er sich beim damaligen Infanterie-Regiment v. Touraine anwerben; seit der Zeit hat er beständig als Mousquetier gedienet. Bei der Belagerung von Kehl 1733 bekam er einen Flintenschuß in die Brust, und bei der Schlacht vor Minden 1759 sieben Säbelhiebe, wovon sechs auf den Kopf. Drei seiner Brüder und sein ältester Sohn sind vor dem Feinde geblieben. Ein Sohn von ihm dienet noch in der 96sten Halb-Brigade. Da nach jedem 24jährigen Dienste jeder französische Soldat ein Ehrenzeichen bekommt, so trägt er drei dergleichen auf der Brust, und wurde deswegen 1788, wie er das dritte bekam, dem König Ludwig XVI. von seinem Chef, dem bekannten Vicomte de Mirabeau, in Versailles vorgestellet; erhielt auch bei dieser Gelegenheit eine Pension von 600 Livres. Er ist seit der Zeit noch bei dem Regiment geblieben, so daß er drei Königen und auch der Republik gedienet hat. Er ist sehr gesund, und machte noch kürzlich den Weg von Montauban nach Tours größtentheils zu Fuß. Er hofft noch lange zu leben, denn seine Mutter wurde 118, sein Oheim 130 Jahr alt.

Auch in unsern Gegenden Deutschlands kann man ein Alter von 136 Jahren erreichen, wie folgendes Beispiel beweist: Georg Wunder war den 23. April 1626 zu Wülcherstädt in Salzburg geboren, und kam 1754 mit seiner Frau nach Greiz. Da man seine Zeugnisse richtig befunden hatte, so wurde ihm im Krankenhause eine Wohnung gegeben. Etliche Jahre nachher starb seine Frau, die ihn bis dahin gut gepflegt hatte, in einem Alter von 110 Jahren, und von dieser Zeit an kam er in das

Waisenhaus, und wurde daselbst bis an seinen Tod erhalten, welcher den 12. Dec. 1761 erfolgte. Nur in der letzten Zeit wurde er kindisch, und ging an zwei Stöcken; doch behielt er Gesicht und Gehör bis an sein Ende. Er sowohl als seine Frau sind in Greiz abgemalt. Das ist das höchste Beispiel von Alter, was mir in Deutschland bekannt geworden ist.

Ich kann mich unmöglich enthalten, hier eine der interessantesten Geschichten des hohen Alters einzuschalten, die uns in Schubarts englischen Blättern (2r Bd. 2s St.) mitgetheilt wird:

„Die Jugend einer gewissen Stadt in Kent lacht immer, wenn man den alten Nobs nennt. Ihre Väter schon pflegten ihnen von diesem Wundermann zu erzählen, dessen ganze Lebensart so regelmäßig war, wie der Schattenweiser einer Sonnenuhr. Von einer Zeit zur andern ließ sich zu gewissen Stunden die ehrwürdige Gestalt sehen. Man sah ihn mitten in den Hundstagen am jähen Hügelhange arbeiten, mitten im Winter den eisbehangenen Berg hinanklettern, lässig zugeknöpft im herbsten Froste, und trotzend dem ehernen Nordsturm; im Herbst bis an die Hüften entblößt — Hut, Atzel und Stock in einer Hand, indeß die andre unbedeckt gegen die dumpfe neblichte Luft anruderte.“

„Sein gewöhnlicher Spaziergang ging nach dem Gipfel eines Hügels, den er stets in einer bestimmten Zeit erreichte, und Nobs rühmte sich, er habe nicht weniger als 40,000mal die Schritte gezählt, so er zu dieser Wallfahrt brauchte. Zu Highgate trank er dann bedächtlich seine einzige Bouteille, sah eine Stunde lang hinab ins dampfige Thal, und trug sich hernach ganz ruhig wieder nach Hause. Jede kleinste Krümmung des Weges war ihm bekannt, und er wußte, ohne niederzusehn, wo er den Fuß aufheben müsse, um über einen Stein hinwegzuschreiten. Den Weg fand er mit verbundenen Augen, und wär' er auch ganz blind gewesen, so hätte man ihn eben so wenig fünf Schritte über das Thor der Herberge hinausführen können, als der arbeitende Hund, der das Wasser aus dem Brunnen zieht, weiter gepeitschet werden kann, wenn der Eimer den Rand erreicht hat."

„Jedermann auf dem Wege kannte den alten Nobs, und Nobs kannte jedermänniglich; er grüßte freundlich nach allen Seiten hin; aber selbst die älteste Bekanntschaft hätt' es nicht über ihn vermocht, irgendwo einzusprechen, und Erfrischung zu sich zu nehmen; nie erlaubte er sich früher zu trinken, als bis er seinen Krugvoll durch das bestimmte Tagwerk verdient hatte."

„Alle Bewohner am Wege kannten den wunderlichen Alten, und unter ihnen war keiner, der ihn nicht liebte. Der Harmlose ist derjenige Karakter, mit welchem sich alle Menschen am liebsten vertragen; und eben das war er im höchsten Grade. Er hatte seine Eigenheiten, aber sie belustigten, und die ganze Gegend schien einen gemeinschaftlichen Verlust erlitten zu haben, als ihn der Tod hinwegraffte."

„Für jedes Haus, für jede Hütte am Wege hatte er seinen eigenen Gruß, der jedesmal der Person angepaßt war. Keine seiner Redensarten beleidigte, denn man nahm sie so, wie er sie meinte, als hieß es: „Nobs geht fürbaß!“

„Aufgeschürzt!“ war sein Wort, wenn er am Milchladen vorbeiging, worauf die rothbackigten Mädchen erwiederten: „Guten Spaziergang, Meister!“ Ging er am Schneider vorüber, so sagte er mit gutherzigem Kopfnicken: „Putz's Licht!“ und die Antwort war: „Wart alter Schalk.“ Am Pappelhof schlug er auf die Hundshütte, und wedelnd begegneten ihm die arglosen Thiere. Am Pfarrhofe nahm er die Mütze ab, und sang je und je ein andächtiges „Amen!“ Es war bloß ein einfältiges zweisylbiges Wort, aber es drückte die ganze Verehrung des guten Mannes für die Religion aus.“

„Kaum daß ihn der Regen von seinem Wanderzug abhalten konnte; selbst alsdann spazierte er in Gedanken nach Highgate. Er machte nämlich aus seinen zwei Stuben nur eine, und trat zur gesetzten Zeit seine Wallfahrt an. Da er wußte, wie viel Schritte dazu erforderlich wären, so ging er durch beide Zimmer auf und nieder, bis die Zahl voll, und so weit das Tagwerk vollbracht war. Aber wie stand es, wird man fragen, mit den verschiedenen Stationen? — Die wurden nicht übergangen. Hatte er so viel Schritte gezählt, als zum Milchlager erforderlich waren, so rief er: „Aufgeschürzt!“ Waren der Schritte zum Schneider genug, so rief er sein Top! eben so regelmäßig, als streckte der querbeinige Bruder sein Käsegesicht zur Antwort heraus; am Pappelhof schlug er statt der Hundshütte auf den Tisch, und wenn er sein Amen gesagt hatte, so schüttelte er sich eben so freudig, als befände er sich am Ziele seiner Wanderschaft. Auf dieser Zimmerreise sah er in der Einbildung jeden Winkel, der ihm auf der wirklichen vorkam; auf der Brücke umduftete ihn das frische Heu; er hob seine Füße höher, wenn er im Geist an den Hügel gekommen war; im Hintergrunde des Zimmers wurden zween Stühle neben einander gepflanzt, über die er hinüber kletterte, wenn ihm ein Zaun vorkam. Er lüftete sich, wenn er an seiner Herberge angelangt war; er öffnete seine Flasche; von einem seiner Fenster aus malte sich seine Phantasie die Aussicht des Hügels; und wenn er dann eine Stunde ausgeruht und sich erfrischt hatte, so trat er eben so bedächtig den Rückzug an, überstieg wieder jeden Zaun, und zollte von Station zu Station seine Grüße."

„Ihr, die ihr diesen wunderlichen Alten belacht, laßt denkenden Ernst auf eure Stirne treten, und ahmt ihm nach! Durch diese täglichen Uebungen brachte er sein Leben auf 96 Jahre. Er war ein Vater dem Betrübten, ein Tröster dem Leidenden, dem Dürftigen ein Stab — der beste, gutmüthigste Mensch der ganzen Gegend. Stets froh in sich selber, suchte er auch über Andere Frohsinn zu verbreiten, und achtete kein Opfer zu groß. Den Unglücklichen widmete er die Gaben, welche Andre an lose Vergnügungen verschwenden, und bekam ihr segnendes Lächeln und ihr Gebet zum Lohne. Mag der Sturm seine Asche verstreuen, das Andenken an sein Herz wird ewig unter diesen Menschen leben."

„Die, so ihn bloß sahen, liebten den Mann wegen seiner Eigenheiten; die seines Beistandes bedurften, verehrten ihn wegen seiner Tugend und Milde. Im ganzen Laufe eines so langen Lebens konnte Niemand aufstehen und sagen: Robs habe ihn auch nur in Gedanken beleidigt. Bei einem sehr mittelmäßigen Einkommen behauptete er 60 Jahre hindurch den Namen des Mildthätigen, und ließ bei seinem Hinscheiden seiner Familie nur wenig zurück. Aber er vermachte ihr dabei ein unschätzbares Erbe — jene Segnungen, welche der lohnende Himmel für die Kinder der Barmherzigen aufbewahrt."

Das allerneueste Beispiel ist folgendes: In einem kleinen Dorfe unweit Bergen in Norwegen starb im September 1797 Joseph Surrington im 160sten Jahre seines Alters. Er behielt den ungeschwächten Gebrauch seiner Sinne und seines Verstandes bis zur Stunde seines Todes. Tages vorher versammelte er seine Familie, und theilte sein Vermögen unter sie. Er war mehrmals verheirathet, und hinterläßt eine junge Wittwe und mehrere Kinder. Sein ältester Sohn ist 103, und der jüngste 9 Jahr alt.

Dies sind die Beispiele des höchsten Alters in neuern Zeiten, die mir bekannt worden sind. — Leute von 100 Jahren rechne ich hierunter gar nicht, denn die kommen häufiger vor. Noch vor einigen Jahren starb in Bürgel, bei Jena, ein Zimmermann in seinem 104ten Jahre. Er hatte noch täglich gearbeitet. Seine liebste Beschäftigung war zuletzt, Garn zu spinnen. Einst saß er hinter seinem Spinnrade. Mit einemmale bemerkte seine Tochter, daß er nicht mehr spann. Sie sah also nach ihm, und — er war gestorben.

Es sind seit der letzten Auflage dieses Buches noch einige merkwürdige Beispiele hinzugekommen, die ich hier beifügen muß.

Am 20. Jun. 1823 starb in Berlin ein verehrungswürdiger Veteran des preussischen Heeres, Carl Leopold. Geboren 1734 zu Storchnest in der Woiwodschaft Posen, wurde er 1755 Husar im Regiment Wartenberg, und wohnte im siebenjährigen Kriege den Schlachten bei Prag, Roßbach, Leuthen und Liegnitz bei. Bei Prag und Liegnitz wurde er leicht verwundet. 1778 zog er mit in den baierschen Erbfolgekrieg, und 1792 in den Krieg gegen Frankreich, in welchem er den Gefechten bei Bliescastel, Kreuznach und Bitsch beiwohnte, und bei Kreuznach verwundet wurde. Wegen seiner Auszeichnung bei Bitsch erhielt er, damals Unteroffizier, die goldene Verdienstmedaille. 1794 diente er im Szeculischen Corps, und wurde bei Ostrowe leicht verwundet. 1806 war er zu Neiße, als es belagert wurde. 1812 kam er in das Invalidenhaus zu Rybnick. Aber als im Jahr 1813 der Ruf des Königs zur Vertheidigung des Vaterlandes erscholl, ließ er sich nicht zurückhalten, noch im 79sten Jahre die Waffen zu ergreifen, und den Feldzug bis Paris mitzumachen. Er trat in das 5te schlesische Landwehr-Cavallerie-Regiment als Unteroffizier, und war in den Schlachten bei Bauzen, an der Katzbach, bei Leipzig und bei Paris. Nach dem Frieden 1814 erhielt er für Auszeichnung in den Feldzügen 1813 und 1814 das eiserne Kreuz 2ter Classe. Im Jahr 1815 ernannten Seine Majestät der König ihn zum Secondlieutenant beim hiesigen Invaliden-Corps. In seinem langen Leben hat er sich stets musterhaft betragen, und sich die Achtung und die Liebe seiner Vorgesetzten und seiner Untergebenen erworben. Es gebührt ihm ein ehrenvolles Andenken. Vier Töchter beweinen den Tod ihres trefflichen Vaters.

Im Anfang des verwichenen Jahres starb in Radziejewo der Bürger Tabaczynski, 115 Jahre alt. Er war nie krank gewesen, lebte im Hause seines Sohnes, des dortigen Apothekers, und war den ganzen Tag hindurch in dessen Hause mit kleinen Arbeiten, die körperliche Bewegung erforderten, beschäftigt. Die Zeitung las er ohne Brille. Zwei Jahre vor seinem Tode verfiel er in ein schweres Nervenfieber. Von Arzt und Arzeneien hatte er 113 Jahre lang nichts hören mögen, so wollte er auch jetzt von ihnen nichts wissen. Er ward von selbst gesund! Nur verlor er später Gesicht und Gehör, und schlummerte nach zwei Jahren in seinem Lehnstuhle ein. — Vor einigen Wochen sollte ein alter Bauer als Zeuge im hiesigen Friedensgericht vernommen werden. Er erschien, 96 Jahr alt, im Schmucke des schneeweißen Silberhaares. Seine Haltung war soldatisch, sein Ansehen munter. Er war aus seinem Wohnorte, dem Dorfe Brzyskorzystew, 6 Meilen weit, zu Fuß gegangen, und bat freundlich, ihn bald zu expediren, weil er heute noch ein Paar Meilen zurückgehen wolle. Auch er hatte Friedrichs Lorbeern getheilt; und Jedem, dem ein ehrliches Preussenherz in der Brust schlug, gewährte der Greis einen rührenden Anblick, denn er erschien in seiner alten Uniform aus dem siebenjährigen Kriege, die er mit unaussprechlichem Selbstgefühl seinen Ehrenrock nannte. Sie war zwar mit zahllosen Flicken zusammengenäht, aber die Knöpfe hatte der alte Mann sich blank geputzt, als käme er zur Parade.

In dem zum Krongute Krasno-Selo gehörigen Finnischen Dorfe Tokatille, am Fuße der Duderhofschen Berge (einige Meilen von Petersburg), lebte bis zum Jahre 1807 eine alte Bäuerin, Maria Willamo. Sie wurde im Jahr 1692 unweit Ropscha (gleichfalls ein Krongut) geboren, und erinnerte sich noch des ersten Eintritts der Russen in Ingermanland. Im 30sten Jahr wurde sie an den Bauer Willamo verheirathet, und gebar nach 7 Jahren den ersten Sohn, 2 Jahre nachher den zweiten, und im 47sten Jahre eine Tochter. Ihr ganzes Leben hindurch nährte sie sich von Brod und Qas (ein säuerliches russisches Getränk von Mehl), und fand letzteres für den Magen sehr stärkend; starke Getränke hatte sie nie genossen, liebte aber das Tabakrauchen. Im Alter von 100 Jahren verlor sie den ersten Zahn, dem aber bald ein neuer folgte. Im 103ten Jahr verlor sie den zweiten, der gleichfalls bald durch einen neuen ersetzt wurde, so daß sie bis zu ihrem Tode immer gute weiße Zähne behielt. Sie hatte große klare Augen, und bis zum spätesten Alter ihr sehr scharfes Gesicht, vollen Verstand und Gedächtniß. Noch 3 Jahre vor ihrem Tode stieg sie in Begleitung ihrer Kinder, Enkel und Urenkel, deren Anzahl sich auf 70 belief, auf den Duderhofschen Berg, um in der dortigen Kirche zu beten; nach der Zeit aber wurde sie dahin gefahren. Sie starb den 10. Sept. 1807, ohne alle Krankheit, in vollkommener Ruhe, und sprach bis zum letzten Augenblick rein und verständlich. Sie hatte überhaupt 115 Jahr 9 Monat und 4 Tage gelebt, und war nie krank; allein im November 1806, 10 Monat vor ihrem Tode, litt sie an einer gefährlichen Brustkrankheit. Bemerkenswerth ist, daß alle ihre Verwandten und Nachkommen gleichfalls ein hohes Alter erreichten; ihr Bruder starb im Jahre 1768 in einem Alter von 108 Jahr.

In Theodosia wohnt seit mehreren Jahren ein Armenier, Soaff-Ogln, dessen Alter noch viel merkwürdiger ist. Im Jahre 1702 wurde er in Anatolien in der Stadt Erzerum geboren, wo er Lastträger war. Sein gekrümmtes Ansehen, entweder von der Hinfälligkeit des Alters, oder von den Lasten, die er getragen hatte, entstanden, beweist, daß er von mittlerer Statur war. Er hatte breite Schultern und dünne Füße. Die obern Theile sind im geschwächten Zustande, die Augen aber gesund. Bei seinem 120jährigen Alter ist er einigen kränklichen Zufällen unterworfen, die vielleicht aber auch eine Folge der großen Armuth seyn können, in der er sich lange befand, oder der schlechten Kleidung, die kaum seine Blöße bedeckt. Er war oft genöthigt, in der kältesten Jahreszeit die Nacht auf der Straße zu bleiben, wovon er wahrscheinlich auch das Gehör verlor; allein seine Geisteskräfte haben durchaus nicht gelitten, im Gegentheil hat er bis jetzt noch ein sehr gutes Gedächtniß, guten Appetit, und besteigt die Treppen mit der Leichtigkeit eines jungen Menschen. Noch im vergangenen Jahre trug er einen Kuhl Mehl auf den Berg hinauf (ein Kuhl ist gegen 3 Scheffel).

Soass-Ogln erzählt von sich, er sey in seiner Jugend so stark gewesen, daß er bis 30 Pud (1200 Pfund) aufhob. In seinem ganzen Leben war er nur einmal betrunken, dagegen ist er ein großer Freund des Rauchtabaks.

Matthias Grube, geboren am 12. Mai 1719 in Taschenbach bei Salzburg, kam als Gefangener im siebenjährigen Kriege nach Berlin, und nahm hier von neuem Dienste in dem von Pfuhlschen Füsilier-Regimente. Als er von dem Regimente seinen Abschied erhielt, ging er als Arbeitsmann in die dem hiesigen Tuchmachergewerke zugehörige Walkmühle. Da er eine besondere Lust und Fähigkeit zu diesem Geschäft zeigte, erlernte er dieses Gewerbe, und wurde im Jahr 1774 als Geselle ausgeschrieben. Die Liebe, die er sich durch seinen Fleiß und durch seine Geschicklichkeit, nicht nur bei seinen Vorgesetzten, sondern auch bei allen, die mit ihm zu thun hatten, erwarb, vermochte es, daß er 40 Jahre ununterbrochen als Walkmüller-Geselle dieser Mühle vorstand. Ungefähr in seinem 50sten Jahre verheirathete er sich, zeugte sechs Kinder, und da ihm seine Frau durch den Tod entrissen wurde, nahm er in seinem 70sten Jahre die zweite. Von dieser wurde ihm eine Tochter geboren, und nachdem er mehr als 25 Jahre mit ihr verheirathet gewesen war, starb auch sie. Da es ihm nun an Pflege gebrach (denn von seinen sieben Kindern blieb nur eine Tochter, die übrigen starben, und diese noch lebende Tochter war zur Zeit nicht selbstständig), so nahm ihn das hiesige Bürgerhospital auf. Obgleich er hier seine Tage hätte in Ruhe verleben können, so trieb ihn dennoch sein Eifer für das erlernte Geschäft noch oft nach der Walkmühle, und dort ward er bis zu seinem Tode nützlich durch Rath und durch That. Seine Tochter, die ihm von sieben Kindern geblieben war, nahm ihn, da sie einen eignen Hausstand bildete, zu sich. Zahlreiche Freunde unterstützten mit Liebe diesen seltenen Greis. Er selbst ging, noch wenige Wochen vor seinem Tode, in die entferntesten Gegenden der Stadt, um seine Wohlthäter zu besuchen, und alle freueten sich, so oft er sie besuchte, seiner Lebenslust und Lebenskraft. Seinen 100sten Geburtstag feierte er in dem Kreise seiner Wohlthäter, die ihm diesen Tag zu einem schönen Festtage machten, von dem er noch oft mit Begeisterung sprach. Zur stillen Trauer seiner Freunde entschlief dieser wackere Greis am 3. Jan. 1823 in seinem 104ten Jahre.

In Thorn starb am 7. Aug. 1823 eine Jüdin, Heyda Joseph, im 120sten Jahre.

Billig sollten nun die Aerzte hier auch eine vorzügliche Stelle behaupten, welche die Mittel zum Leben und zur Gesundheit so reichlich an Andere ausspenden. Aber leider ist dies nicht der Fall. — Bei ihnen heißt's am meisten: Aliis inserviendo consumuntur; aliis medendo moriuntur.

Wenigstens bei den practischen Aerzten ist die Sterblichkeit sehr groß, vielleicht größer, als bei irgend einem andern Metier. Sie können gerade am wenigsten die Gesundheits- und Vorsichtsregeln beobachten, die sie Andern geben, und dann existiren wenige Beschäftigungen, wo Leibes- und Seelenconsumtion zugleich so groß wäre, wie in dieser. Kopf und Füße müssen immer gemeinschaftlich arbeiten. — Doch gilt diese größere Sterblichkeit mehr von den ersten zehn Jahren der Praxis. Ein Arzt, der diese glücklich überstanden hat, erlangt eine gewisse Festigkeit, und Unempfindlichkeit gegen die Strapazen und Krankheitsursachen; durch die Gewohnheit werden selbst die übeln Ausdünstungen und ansteckenden Krankheitsgifte weniger nachtheilig; er bekommt mehr Gleichmuth bei den täglichen herzbrechenden

Jammerscenen, und selbst gegen die mannigfaltigen Ungerechtigkeiten und moralischen Mißhandlungen, die diesen Beruf begleiten, und so kann also ein Arzt, der seine Probezeit glücklich ausgehalten hat, ein alter Mann werden.

Unser Ahnherr Hippocrates geht uns da mit gutem Beispiele vor. Er ward 104 Jahr alt. Sein Leben bestand in Beobachtung der Natur, im Reisen und Krankenbesuchen; er lebte mehr in kleinen Orten auf dem Lande, als in großen Städten. — Galen, Crato, Forestus, Platner, Hofmann, Haller, van Swieten, Boerhave erreichten ein beträchtliches Alter.

Dr. v. Schulzenheim, Präsident des medicinischen Collegiums in Schweden und erster Archiater, starb 1823 im 92sten Jahre bei vollkommen erhaltenen Leibes- und Seelenkräften. Er hatte sich selbst um die Makrobiotik verdient gemacht durch seine treffliche Abhandlung: über die Erreichung eines gehörigen Alters.

In Ansehung der Kürze des Lebens zeichnen sich besonders Berg- und Hüttenarbeiter, also die Menschen, die unter der Erde oder in beständigen giftigen Ausdünstungen leben, aus. Es gibt Gruben, die viel Arsenik und Kobald enthalten, wo die Arbeiter nicht über 30 Jahre alt werden.

Es wird interessant seyn, hier eine Tabelle zu finden, die ich über die Verschiedenheit der Lebensdauer nach den Ständen und Beschäftigungen aus

Herrn Superintend. Schröters Beispielsammlung ausgezogen habe *).

Unter 744 Menschen, welche ihr Leben über 80 Jahre brachten, waren: Apotheker 2, Aerzte 6, Astronomen 1, Bauern 87, Bürger 55, Dichter 3, Fürsten und Grafen 5, Gärtner 4, Geistliche 26, Handarbeiter 8, Handwerker 71 **), Hebammen 2, Hirten 3, Hofmarschälle 3, Kardinäle und Bischöfe 6, Kaufleute 11, Maler 3, Matrosen 2, Musiker 2, Oekonomen 10, Offiziers 21 (darunter 3 Feldmarschälle), Päpste 1, Philosophen 18, Rechtsgelehrte 23, Schulmänner 8, Soldaten 12, Staatsminister 4, Todtengräber 1, Wundärzte 6.

Von andern Handwerkern kommen nur wenige, von folgenden gar keine Beispiele vor: Weißgerber, Seiler, Maurer (dies ist bei der großen Zahl dieses Handwerks merkwürdig, und zeigt den Nachtheil der Kalkdünste), Buchdrucker, Kupferschmiede, Berg- und Hüttenarbeiter.

Und nun noch einen Blick auf den Unterschied des Alters nach dem Clima, oder vielmehr der Landesart.

*) S. Schröter, das Alter, und die Mittel alt zu werden, nebst 744 Beispielen. Weimar, 1803.

**) Darunter die, die am meisten Beispiele lieferten: Becker 8, Fleischhauer 4, Lohgerber 3, Müller 3, Schneider 8, Schuhmacher 5, Strumpfwirker 11, Zimmerleute 8.

Oben an stehen Schottland, Schweden, Norwegen, Dänemark, Preussen, England, auch die mittlern Gegenden des russischen Reichs, und einige Distrikte von Ungarn. Diese Länder haben unstreitig die ältesten Menschen in neuern Zeiten hervorgebracht. Die Beispiele von 130, 40, 50jährigen Menschen gehören diesen Ländern zu.

Unter 1712 Beispielen des hohen Alters, welche Easton *) anführt, gehören nicht weniger als 170 Schottland zu, und unter diesen der 180jährige Kentigern.

Im russischen Reiche starben im Jahr 1801: 253 von 91 Jahren, 345 von 92, 220 von 93, 170 von 94, 408 von 95, 178 von 96, 162 von 97, 211 von 98, 204 von 99, 216 von 100, 37 von 101, 32 von 102, 14 von 103, 17 von 104, 32 von 105, 7 von 106, 10 von 107, 5 von 108, 9 von 109, 15 von 110, 1 von 111, 1 von 112, 1 von 113, 2 von 114, 12 von 115, 2 von 116, 1 von 117, 12 von 120, 2 von 121, 1 von 123, 1 von 124, 2 von 125, 2 von 128, und 4 von 130 Jahren.

Im Jahre 1804 starben von 95 bis 100 Jahren 1145, von 100 bis 105 Jahren 158, von 105 bis 110 Jahren 90, von 110 bis 115 Jahren 34, von 115 bis 120 Jahren 36, von 120 bis 125 Jahren 15, von 125 bis 130 Jahren 5, und zwischen 145 und 150 Jahren 1.

So sehr die nördliche Lage dem hohen Alter vor-

---

*) Easton on humane Longevity. Lond. 1799.

theilhaft ist, so ist doch ein gar zu hoher Grad von Kälte der Lebenslänge ebenfalls nachtheilig. — In Island und den nördlichen Theilen von Asien (Sibirien) erreicht man höchstens ein Alter von 60 bis 70 Jahren.

Außer England und Schottland hat auch Irland den Ruhm eines hohen Alters. In einem einzigen mittelmäßigen Ort (Dunsford) in Irland zählte man 80 Personen über 80. — Und Baco sagt: ich glaube, es existirt im ganzen Lande kein Dörfchen, wo nicht ein Mensch von 80 Jahren anzutreffen wäre.

In Frankreich ist das höchste Alter nicht so häufig; doch starb im Jahr 1757 noch ein Mann von 121 Jahren.

Eben so in Italien; doch hat man von den nördlichen Provinzen, der Lombardey, Beispiele von hohem Alter.

Auch in Spanien gibt's Beispiele von Menschen, die bis zum 110ten Jahre gelebt haben, — doch selten.

Das schöne und gesunde Griechenland hat noch immer den Ruhm des hohen Alters, den es sonst hatte. Tournefort traf noch zu Athen einen alten Consul von 118 Jahren an. Besonders zeichnete sich die Insel Naxos aus.

Selbst in Egypten und Indien finden sich Beispiele von sehr langem Leben, besonders unter der Secte der Bramanen, Anachoreten und Einsiedler, die die Schwelgerei und Faulheit der andern Einwohner dieser Länder nicht lieben.

Aethiopien stand ehedem in dem Ruf eines sehr langen Lebens; aber Bruce erzählt uns das Gegentheil.

Vorzüglich sind einige Gegenden von Ungarn durch ihr hohes Alter berühmt.

Deutschland hat zwar viele Alte, aber wenig Beispiele von außerordentlich hohem Alter.

Selbst in Holland kann man alt werden, aber es geschieht nicht häufig, und das Alter erhebt sich selten bis zum 100sten Jahr.

Sechste Vorlesung.

Resultate aus den Erfahrungen. Bestimmung des menschlichen Lebensziels.

Unabhängigkeit der Mortalität im Ganzen vom hohen Alter Einzelner — Einfluß der Lage, des Clima, der Lufttemperatur und Beständigkeit auf Lebensdauer — Inseln und Halbinseln — die alterreichsten Länder in Europa — Nutzen des naturgemäßen Lebens — Die zwei schrecklichsten Extreme der Mortalität in neuern Zeiten — Lebensverlängernde Kraft des Mitteltons in Allem — des Ehestandes — des Geschlechts — der Thätigkeit und Art der Beschäftigung — der Mäßigkeit — der Kultur — des Landlebens — Auch bei Menschen mögliche Verjüngung — Bestimmung des menschlichen Lebensziels — Absolute und relative Dauer desselben — Tabellen über die letztere.

Um nicht durch zu überhäufte Beispiele zu ermüden, breche ich hier ab, und werde die übrigen in der Folge bei schicklichen Gelegenheiten anführen.

Für jetzt erlaube man mir, nun die wichtigsten allgemeinen Resultate und Schlußfolgen aus diesen Erfahrungen zu ziehen.

1. Das Alter der Welt hat bisher noch keinen merklichen Einfluß auf das Alter der Menschen gehabt. Man kann noch immer eben so alt werden, als zu Abrahams und noch frühern Zeiten. Allerdings gibt es Perioden, wo in dem nämlichen Lande die Menschen einmal länger, das andremal kürzer lebten; aber dies rührt offenbar nicht von der Welt, sondern von den Menschen selbst her. Waren diese noch wild, einfach, arbeitsam, Kinder der Luft und der Natur, Hirten, Jäger und Ackersleute, so war auch ein hohes Alter bei ihnen gewöhnlich. Wurden sie aber nach und nach der Natur ungetreu, überverfeinert und luxuriös, so wurde auch die Lebensdauer kürzer. — Aber das nämliche Volk, durch eine Revolution wieder in einen rohern naturgemäßern Zustand versetzt, kann sich auch wieder zu dem natürlichern Ziel des Lebens erheben. — Folglich sind dies nur Perioden, welche kommen und gehen; das Menschengeschlecht im Ganzen leidet darunter nicht, und behält sein ihm angewiesenes Lebensziel.

2. Der Mensch kann, wie wir gesehen haben, unter fast allen Himmelsstrichen, in der heißen und kalten Zone, ein hohes Alter erreichen. Der Unterschied scheint nur darin zu liegen, daß dies in manchen häufiger, in manchen seltner geschieht, und daß man, wenn man auch ein hohes, doch nicht überall das höchste Alter erreichen kann.

3. Selbst in den Gegenden, wo die Mortalität im Ganzen sehr groß ist, können einzelne Menschen ein höheres Alter erreichen, als in den Gegenden, wo die allgemeine Mortalität geringer ist. Wir wollen z. B. die wärmern Gegenden des Orients nehmen. Hier ist die Mortalität im Ganzen äußerst gering, daher auch die außerordentliche Population; besonders das kindliche Alter leidet hier weit weniger, wegen der beständigen gleichförmigen und reinen Temperatur der Luft. Und dennoch gibt's hier verhältnißmäßig weit weniger sehr alte Menschen, als in den nördlichern Gegenden, wo die Mortalität im Ganzen größer ist.

4. Hochliegende Orte haben im Ganzen mehr und höhere Alte, als tiefliegende. Doch ist auch hier ein gewisses Maas, und man kann die Regel nicht so bestimmen: Je höher, je besser. — Der äußerste Grad von Höhe, die Höhe der Gletscher, ist wieder dem Alter nachtheilig, und die Schweiz, unstreitig das höchste Land in Europa, hat weniger Alte aufzuweisen, als die Gebirge von Schottland. — Die Ursache ist zweifach: Einmal, eine zu hohe Luft ist zu trocken, ätherisch und rein, consumirt also schneller, und zweitens, die Lufttemperatur ist zu ungleich, Wärme und Kälte wechseln zu schnell ab, und nichts ist der Lebensdauer nachtheiliger, als zu schneller Wechsel.

5. In kältern Himmelsstrichen wird der Mensch im Ganzen älter, als in heißen, und zwar aus doppeltem Grunde: Einmal, weil im heißen Clima die

Lebensconsumtion stärker ist, und dann, weil das kalte Clima das Clima der Mäßigkeit ist, und auch dadurch der Selbstconsumtion Einhalt thut. — Aber auch dies gilt nur bis zu einem gewissen Grad. Die höchste Kälte von Grönland, Nova Zembla u. s. w. verkürzt wieder das Leben.

6. Ganz vorzüglich zuträglich zur Verlängerung des Lebens ist Gleichförmigkeit der Luft, besonders in Absicht auf Wärme und Kälte, Schwere und Leichtigkeit. Daher die Länder, wo schnelle und starke Abwechselungen im Barometer- und Thermometerstand gewöhnlich sind, der Lebensdauer nie vortheilhaft sind. — Es kann solch ein Land übrigens gesund seyn, es können viel Menschen alt werden, aber ein hohes Alter erreichen sie nicht; denn jene schnelle Abwechselungen sind eben so viele innere Revolutionen, und diese consumiren erstaunlich, sowohl Kräfte als Organe. In dieser Absicht zeichnet sich besonders Deutschland aus, dessen Lage es zu einem beständigen Gemisch von warmen und kalten Clima, vom Süden und Norden macht, wo man oft in einem Tage zugleich Frost und auch die größte Hitze erlebt, und wo der März sehr heiß und der Mai beschneit seyn kann. Dies Zwitterclima Deutschlands ist gewiß die Hauptursache, daß, troß seiner übrigens gesunden Lage, zwar im Ganzen die Menschen ein ziemliches Alter erreichen, aber die Beispiele von sehr hohem Alter weit seltner sind, als in andern, fast unter gleicher Breite belegenen, benachbarten Ländern.

7. Ein zu hoher Grad von Trockenheit, so wie zu große Feuchtigkeit, ist der Lebensdauer nachtheilig. Daher ist eine mit einer feinen Feuchtigkeit gemischte Luft die beste, um ein hohes Alter zu erlangen, und zwar aus folgenden Ursachen: Eine feuchte Luft ist schon zum Theil saturirt, und also weniger durstig; sie entzieht also dem Körper weniger, d. h. sie consumirt ihn weniger. Ferner, in feuchter Luft ist immer mehr Gleichförmigkeit der Temperatur, weniger schnelle Revolution von Hitze und Kälte möglich. Und endlich erhält eine etwas feuchte Atmosphäre die Organe länger geschmeidig und jugendlich, da hingegen die zu trockne weit schneller Trockenheit der Faser und den Karakter des Alters herbeiführt.

Den auffallendsten Beweis hiervon geben uns die Inseln. Wir finden, daß von jeher und noch jetzt die Inseln und Halbinseln die Wiegen des Alters waren. Immer werden die Menschen auf den Inseln älter, als auf dem dabei unter gleicher Breite liegenden festen Lande. — So leben die Menschen auf den Inseln des Archipelagus länger, als in dem gleich dabei liegenden Asien; auf der Insel Cypern länger, als in Syrien; auf Formosa und Japan länger, als in China; in England und Dänemark länger, als in Deutschland.

Doch hat Seewasser diese Wirkung weit mehr, als süßes Wasser; daher auch Seeleute so alt werden können. Stillstehende süße Wasser hingegen schaden wieder durch ihre mephitischen Ausdünstungen.

8. Sehr viel scheint auch auf den Boden, selbst auf die Erdart, genug auf den ganzen Genius des Orts anzukommen, und hier scheint ein kalchichter Boden am wenigsten geschickt zu seyn, das Alter zu befördern.

9. Nach allen Erfahrungen sind England, Dänemark, Schweden, Norwegen und Preussen diejenigen Länder, wo der Mensch das höchste Alter erreicht, und wir finden bei genauer Untersuchung, daß hier eben alle die bisher bestimmten Eigenschaften zusammentreffen. Hingegen Abissinien, einige Gegenden von Westindien, Surinam sind die Länder, wo der Mensch am kürzesten lebt.

10. Je mehr der Mensch der Natur und ihren Gesetzen treu bleibt, desto länger lebt er; je weiter er sich davon entfernt, desto kürzer. Dies ist eins der allergemeinsten Gesetze. — Daher in denselben Gegenden, so lange die Bewohner das frugale Hirten- und Jägerleben führten, wurden sie alt; sobald sie civilisirter wurden, und dadurch in Luxus, Ueppigkeit und Faulheit verfielen, sank auch ihre Lebensdauer herab; daher sind es nicht die Reichen und Vornehmen, nicht die, die Gold- und Wundertincturen einnehmen, welche sehr alt werden; sondern Bauern, Ackersleute, Matrosen, solche Menschen, denen es vielleicht in ihrem ganzen Leben nicht eingefallen ist, wie man's machen müsse, um alt zu werden, sind die, bei denen man die erstaunlichsten Beispiele antrifft.

11. Den äußersten schrecklichsten Grad menschli-

cher Sterblichkeit treffen wir in zwei Erfindungen der neuern Zeit an, unter den Negersclaven in Westindien, und in den Findelhäusern. — Von den Negersclaven stirbt jährlich der 5te oder 6te, also ungefähr so viel, als wenn beständig die fürchterlichste Pest unter ihnen wüthete. Und von 7000 Findelkindern, welche gewöhnlich alle Jahre in das Findelhaus zu Paris gebracht werden, sind nach Verlauf von 10 Jahren noch 180 übrig, und 6820 sind gestorben, also von 40 entrinnt nur Einer diesem offnen Grabe. — Ist es nicht höchst merkwürdig und ein neuer Beweis unsers vorigen Satzes, daß gerade da die Sterblichkeit am schrecklichsten ist, wo der Mensch sich am weitesten von der Natur entfernt, wo die heiligsten Gesetze der Natur zu Boden getreten, und ihre ersten festesten Bande zerrissen werden — da, wo der Mensch sich im eigentlichsten Verstande unter's Vieh erniedrigt, hier das Kind von der Brust der Mutter reißt, und es Miethlingen hülflos überläßt, dort den Bruder vom Bruder, von seiner Heimath, von seinem vaterländischen Boden trennt, ihn auf einen fremden ungesunden Boden verpflanzt, und ihn da ohne Hoffnung, ohne Trost, ohne Freude, mit der beständigen Sehnsucht nach den Hinterlassenen im Herzen, unter den härtesten Arbeiten zu Tode peinigt. — Ich kenne keine Seuche, keine Landplage, keine Lage der Menschheit, weder in der alten noch neuern Zeit, wo die Sterblichkeit den Grad erreicht hätte, den wir in den Findelhäusern antreffen. Es gehörte eine Ueberverfeinerung dazu, die nur den neuesten Zeiten aufgehoben war. Es gehörten jene kurzsichtigen politischen Rechenkünstler dazu, welche darthun konnten, der Staat sey die beste Mutter, und es sey zur Plusmacherei weiter nichts nöthig, als die Kinder für ein Eigenthum des Staats zu erklären, sie in Depot zu nehmen, und einen öffentlichen Schlund anzulegen, der sie verschlinge. — Man sieht nun zu spät die schauderhaften Folgen dieser unnatürlichen Mutterschaft, dieser Geringschätzung der ersten Grundpfeiler der menschlichen Gesellschaft, Ehe und elterlicher Pflicht. — So schrecklich rächt die Natur die Uebertretung ihrer heiligsten Gebote!

12. Das Resultat aller Erfahrung und ein Hauptgrund der Makrobiotik ist: Der Mittelton in allen Stücken, die aurea mediocritas, die Horaz so schön besang, von der Hume sagt, daß sie das Beste auf dieser Erde sey, ist auch zur Verlängerung des Lebens am zuträglichsten. In einer gewissen Mittelmäßigkeit des Standes, des Clima, der Gesundheit, des Temperaments, der Leibesconstitution, der Geschäfte, der Geisteskraft, der Diät u. s. w. liegt das größte Geheimniß, um alt zu werden. Alle Extreme, sowohl das zu viel, als das zu wenig, sowohl das zu hoch, als das zu tief, hindern die Verlängerung des Lebens.

13. Bemerkenswerth ist auch folgender Umstand: Alle sehr alte Leute waren verheirathet, und zwar mehr als einmal, und gewöhnlich noch im hohen Alter. Kein einziges Beispiel existirt, daß ein led-

ger Mensch ein sehr hohes Alter (d. h. über 100 Jahr) erreicht hätte. Diese Regel gilt eben sowohl vom weiblichen, als männlichen Geschlechte. Hieraus scheint zu erhellen: Ein gewisser Reichthum an Generationskräften ist zum langen Leben sehr vortheilhaft. Es ist ein Beitrag zur Summe der Lebenskraft, und die Kraft, Andre zu procreiren, scheint mit der Kraft, sich selbst zu regeneriren und zu restauriren, im genauesten Verhältniß zu stehen. Aber es gehört Ordnung und Mäßigkeit in der Verwendung derselben dazu, also der Ehestand, das einzige Mittel, diese zu erhalten.

Das größte Beispiel gibt ein Franzos, Namens de Longueville. Dieser lebte 110 Jahr, und hatte 10 Weiber gehabt, die letzte noch im 99sten Jahre, welche ihm noch in seinem 101sten Jahre einen Sohn gebar.

14. Es werden mehr Weiber als Männer alt, aber das höchste Ziel des menschlichen Alters erreichen doch nur Männer. — Das Gleichgewicht und die Nachgiebigkeit des weiblichen Körpers scheint ihm für eine gewisse Zeit mehr Dauer und weniger Nachtheil von den zerstörenden Einflüssen zu geben. Aber um ein sehr hohes Alter zu erreichen, gehört schlechterdings Mannskraft dazu. Daher werden mehr Weiber alt, aber weniger sehr alt.

Unter 744 Beispielen finden sich 254 Weiber, die über 80 Jahr alt wurden. Von diesen waren:

27	Jungfrauen	— 9	vornehmen	Standes.
29	Frauen	— 6	—	—
198	Wittwen	— 41	—	—

Auffallend und für das Obige entscheidend ist der Ueberschuß der Verheiratheten gegen die Unverheiratheten.

Das angegebene Verhältniß der Longävität der Weiber zu den Männern wird nachfolgende Tabelle ins Licht setzen. Ich bin dabei, um recht sicher zu seyn, den Weg gegangen, die Beispiele nur von zwei Orten zu nehmen, von denen ich aber gewiß seyn konnte, daß seit einer gewissen Zeit alle Beispiele des hohen Alters, sowohl männliche als weibliche, genau aufgezeichnet waren. Nimmt man die Beispiele aus der Geschichte und allgemeinen Nachrichten, so ist man in Gefahr zu irren, da von den Männern, vermöge ihrer andern merkwürdigen Eigenschaften, mehr Nachrichten in Absicht der Lebensdauer vorhanden sind, als von den Weibern.

Zu Weimar starben, im Verlauf von etwa 20 Jahren, 80 Jahr alt und darüber:

Jahre.		Männer.		Weiber.
80	—	19	—	18
81	—	5	—	6
82	—	8	—	6
83	—	7	—	10
84	—	7	—	9
85	—	3	—	4
86	—	5	—	8
87	—	3	—	7
88	—	2	—	7
89	—	5	—	4
90	—	2	—	4

Jahre.		Männer.		Weiber.
92	—		—	2
97	—		—	1
		66	—	86

In Berlin, einer Volksmenge von nahe an 200,000 Menschen, starben im Jahr 1804:

80	—	5	—	22
81	—	8	—	8
82	—	11	—	11
83	—	7	—	11
84	—	4	—	11
85	—	3	—	6
86	—	6	—	8
87	—	6	—	5
88	—	2	—	5
89	—	2	—	3
90	—	3	—	7
91	—	1	—	1
92	—		—	5
93	—		—	1
96	—	1	—	
97	—		—	1
99	—		—	1
100	—		—	2
		59	—	108

Also vom 80sten bis zum 100sten Jahre ein sehr bedeutender Ueberschuß der Weiber, sogar noch einmal so viel. Weiter hin aber, im höchsten Alter, steigt wieder das Verhältniß außerordentlich zum Vortheil der Männer.

In der Periode von 110 Jahren und darüber, wo man gewiß seyn kann, daß die Nachrichten, der Merkwürdigkeit wegen, ohne Rücksicht auf das Geschlecht aufgezeichnet sind, finden sich folgende Beispiele aus der neuern Geschichte:

Jahre.	Männer.	Weiber.
110	5	2
111	4	
112	6	1
113	4	1
114	4	
115	2	2
116 — 20	13	1
120 — 25	9	6
125 — 30	4	3
130 — 40	2	1
140 — 50	1	
150 — 60	2	
160 — 85	2	
	58	17

Also dreimal so viel Männer als Weiber.

15. In der ersten Hälfte des Lebens ist thätiges, mühseliges, selbst strapazantes und dürftiges Leben, in der letzten Hälfte aber eine ruhigere und gleichförmigere Lebensart zum Alter zuträglich. Kein einziges Beispiel findet sich, daß ein Müssiggänger ein ausgezeichnet hohes Alter erreicht hätte.

16. Eine reiche und nahrhafte Diät, Uebermaaß von Wein, Fleischkost, verlängert nicht das Leben. Die Beispiele des höchsten Alters sind von solchen Menschen, welche von Jugend auf mehr Pflanzenkost, Wasser und Milch genossen, ja oft ihr ganzes Leben hindurch kein Fleisch gekostet hatten. Insonderheit scheint Vermeidung des Branntweins dazu nöthig zu seyn.

17. Ein gewisser Grad von Kultur ist dem Menschen auch physisch nöthig, und befördert die Länge des Lebens. Der rohe Wilde lebt nicht so lange.

18. Das Leben auf dem Lande und in kleinen Städten ist dem langen Leben günstig, in großen Städten ungünstig. In großen Städten stirbt gewöhnlich jährlich der 25ste bis 30ste, auf dem Lande der 40ste, 50ste. Doch ist auch da ein großer Unterschied, der davon abhängt, wie sich die Volksmenge zum Flächeninhalt verhält, ob die Bauart weitläuftig und geräumig ist, und ob der Boden und die Lage gesunde oder schädliche Eigenschaften hat. So können selbst große Städte eine Mortalität haben, welche die auf dem Lande wenig übersteigt. Von dieser Art sind Berlin und Petersburg, wo nur der 30ste Mensch im Durchschnitt stirbt, da hingegen in Amsterdam und Wien sich die Sterblichkeit wie 1 zu 24 verhält. Besonders wird die Sterblichkeit in der Kindheit durch's Stadtleben äußerst vermehrt, so daß da gewöhnlich die Hälfte aller Gebornen schon vor dem dritten Jahre stirbt, da hingegen auf dem Lande die Hälfte erst bis zum 20sten

oder 3osten Jahre aufgerieben ist. Der geringste Grad der menschlichen Mortalität ist einer von 60 des Jahrs, und dieser findet sich nur hie und da im Landleben *).

19. Bei manchen Menschen scheint wirklich eine Art von Verjüngung möglich zu seyn. Bei vielen Beispielen des höchsten Alters bemerkte man, daß im 60sten, 70sten Jahre, wo andre Menschen zu leben aufhören, neue Zähne und neue Haare hervorkamen, und nun gleichsam eine neue Periode des Lebens anfing, welche noch 20 und 30 Jahre dauern konnte; eine Art von Reproduction seiner selbst, wie wir sie sonst nur bei unvollkommnern Geschöpfen wahrnehmen.

Von der Art ist das merkwürdigste mir bekannte Beispiel ein Greis, der zu Rechingen (Oberamt Bamberg) in der Pfalz lebte, und 1791 im 120sten Jahre starb. Diesem wuchsen im Jahr 1787, nachdem er lange schon keine Zähne mehr gehabt hatte, auf einmal 8 neue Zähne. Nach 6 Monaten fielen sie aus; der Abgang wurde aber durch neue Stockzähne oben und unten wieder ersetzt, und so arbeitete die Natur 4 Jahre lang unermüdet, und noch bis 4 Wochen vor seinem Ende fort. Wenn er sich der neuen Zähne einige Zeit recht bequem zum Zer-

*) Nicht weit von Jena (welches selbst die geringe Mortalität von 1 zu 40 hat) liegt in einer hohen sehr gesunden Gegend der Flecken Remda, wo gewöhnlich nur der 60ste Mensch jährlich stirbt.

malmen der Speisen bedient hatte, so nahmen sie, bald früher, bald später, wieder Abschied, und sogleich schoben sich in diese oder in andre Lücken neue Zähne nach. Alle diese Zähne bekam und verlor er ohne Schmerzen; ihre Zahl belief sich zusammen wenigstens auf ein halbes Hundert.

Ein ähnliches Beispiel ist mir aus meinem Vaterlande, und zwar aus meiner Verwandtschaft bekannt. Der ehrwürdige Amtmann Thon zu Ostheim bekam im 60sten Jahre ein hitziges Fieber, das ihn an den Rand des Grabes brachte. Er überstand es glücklich, bekam hierauf neue Munterkeit und Kräfte, und sogar neue Haare und Zähne, und lebte noch 20 Jahre mit solcher Munterkeit, daß er im 80sten Jahre hohe Berge leicht auf- und absteigen konnte.

Die bisher aufgestellten Erfahrungen können uns nun auch Aufschluß über die wichtige Frage geben: Welches ist das eigentliche Lebensziel des Menschen? Man sollte glauben, man müßte doch hierüber nun einige Gewißheit haben. Aber es ist unglaublich, welche Verschiedenheit der Meinungen darüber unter den Physikern herrscht; einige geben dem Menschen ein sehr hohes, andre ein sehr geringes Lebensziel. Einige glaubten, man brauche hierzu nur zu untersuchen, wie hoch es die wilden Menschen brächten; denn in diesem Naturstande müsse sich wohl das natürliche Lebensziel am sichersten ausmitteln lassen. Aber dies ist falsch. Wir müssen bedenken, daß dieser Stand der Natur a ch meistens der Stand des Elends ist, wo der Mangel an Geselligkeit und Kultur den Menschen nöthigt, sich weit über seine Kräfte zu strapaziren und zu consumiren, wo er überdies, vermöge seiner Lage, weit mehr zerstörende Einflüsse und weit weniger Restauration genießt. Nicht aus der Classe der Thiermenschen müssen wir unsre Beispiele nehmen (denn da theilt er seine Eigenschaften mit dem Thier), sondern aus der Classe, wo durch Entwicklung und Kultur der Mensch ein vernünftiges, wirklich menschliches Wesen worden ist; dann erst hat er auch im Physischen seine Bestimmung und seine Vorzüge erreicht, und durch Vernunft auch außer sich die Restaurationsmittel und glücklichern Lagen bewirkt, die ihm möglich, und seiner höhern Natur angemessen sind; nun erst können wir ihn als Mensch betrachten, und Beispiele aus seinem Zustand nehmen.

So könnte man auch wohl glauben, der Tod am Marasmus, d. h. am Alter, sey das wahre Lebensziel des Menschen. Aber diese Rechnung wird dadurch in unsern Zeiten gewaltig trüglich, weil, wie Lichtenberg sagt, die Menschen die Kunst erfunden haben, sich auch das Alter vor der Zeit inoculiren zu lassen, und man jetzt sehr alte Leute von 30 bis 40 Jahren sehen kann, bei denen alle Symptomen des höchsten Alters vorhanden sind, als Steifigkeit und Trockenheit, Schwäche, graue Haare, verknöcherte Rippen, die man sonst nur in einem Alter von 80 bis 90 Jahren findet. Aber dies ist ein erkünsteltes relatives Alter, und dieser Maasstab kann also nicht zu einer Berechnung genutzt werden, die das Lebensziel des Menschengeschlechts überhaupt zum Gegenstand hat.

Man ist sogar auf die seltsamsten Hypothesen gefallen, um diese Frage aufzulösen. Die alten Egyptier glaubten zum Beispiel, das Herz nehme 50 Jahre lang alle Jahre um 2 Drachmen an Gewicht zu, und nun wieder 50 Jahre lang in eben dem Verhältniß ab. Nach dieser Rechnung war nun im 100sten Jahre gar nichts mehr vom Herzen übrig, und also war das 100ste Jahr das Lebensziel des Menschen.

Ich glaube daher, um diese Frage befriedigend zu beantworten, muß man durchaus folgenden wesentlichen Unterschied machen.

1) Wie lange kann der Mensch überhaupt ausdauern, was ist die absolut mögliche Lebensdauer des menschlichen Geschlechts? — Wir wissen, jede Thierklasse hat ihre absolute Lebensdauer; also auch der Mensch.

2) Wie lange kann der Mensch im einzelnen, das Individuum, leben, oder was ist die relative Lebensdauer der Menschen?

Was die erste Frage betrifft, die Untersuchung der absoluten Lebensdauer des menschlichen Geschlechts, so hindert uns nichts, das Ziel derselben an die äußersten Gränzen der nach der Erfahrung möglichen Lebensdauer zu setzen. Es ist hierzu genug, zu wissen, was der menschlichen Natur möglich ist, und wir können einen solchen Menschen, der das höchste Ziel menschlicher Existenz erreicht hat, als ein Ideal der vollkommensten Menschennatur, als ein Muster dessen, wessen die menschliche Natur unter günstigen Umständen fähig ist, betrachten. Nun zeigt uns aber die Erfahrung unwidersprechlich, der Mensch könne noch jetzt ein Alter von 150 bis 160 Jahren erreichen, und, was das Wichtigste ist, das Beispiel von Th. Parre, den man im 152sten Jahre secirte, beweist, daß noch in diesem Alter der Zustand aller Eingeweide so vollkommen und fehlerfrei seyn konnte, daß er gewiß noch länger hätte leben können, wenn ihm nicht die ungewohnte Lebensart eine tödtliche Vollblütigkeit zugezogen hätte. — Folglich kann man mit der höchsten Wahrscheinlichkeit behaupten: Die menschliche Organisation und Lebenskraft sind im Stande, eine Dauer und Wirksamkeit von 200 Jahren auszuhalten. Die Fähigkeit, so lange zu existiren, liegt in der menschlichen Natur, absolute genommen.

Diese Behauptung bekommt nun dadurch noch ein großes Gewicht, daß wir das Verhältniß zwischen der Zeit des Wachsthums und der Lebensdauer damit übereinstimmend finden. Man kann annehmen, daß ein Thier achtmal länger lebt, als es wächst. Nun braucht der Mensch im natürlichen, nicht durch Kunst beschleunigten Zustand 25 volle Jahre, um sein vollkommnes Wachsthum und Ausbildung zu erreichen, und auch dies Verhältniß gibt ihm ein absolutes Alter von 200 Jahren.

Man werfe nicht ein: Das hohe Alter ist der

unnatürliche Zustand, oder die Ausnahme von der Regel, und das kürzere Leben ist eigentlich der natürliche Zustand. — Wir werden hernach sehen, daß fast alle vor dem 100sten Jahre erfolgenden Todesarten künstlich, d. h. durch Krankheiten oder Zufälle hervorgebracht sind. Und es ist gewiß, daß bei weitem der größte Theil des Menschengeschlechts eines unnatürlichen Todes stirbt, etwa von 10,000 erreicht nur einer das Ziel von 100 Jahren.

Nun aber die relative Lebensdauer des Menschen! Diese ist freilich sehr veränderlich, so verschieden, als jedes Individuum selbst. Sie richtet sich nach der bessern oder schlechtern Masse, aus der es formirt wurde, nach der Lebensart, langsamern oder schnellern Consumtion, und nach allen den tausendfachen Umständen, die von innen und aussen auf seine Lebensdauer influiren können. Man glaube ja nicht, daß noch jetzt jeder Mensch einen Lebensfonds von 150 oder 200 Jahren auf die Welt bringe. Leider ist es das Schicksal unsrer Generation, daß oft schon die Sünden der Väter dem Embryo ein weit kürzeres Stamen vitae mittheilen. Nehmen wir dazu noch das unzählige Heer von Krankheiten und andern Zufällen, die jetzt heimlich und öffentlich an unserm Leben nagen, so sieht man wohl, daß es jetzt schwerer als jemals ist, jenes Ziel zu erreichen, dessen die menschliche Natur wirklich fähig ist. — Aber dennoch müssen wir jenes Ziel immer zum Grunde legen, und wir werden hernach sehen, wie viel in unsrer Gewalt stehet, Hindernisse aus dem Wege zu räumen, die uns jetzt davon abhalten.

Als eine Probe des relativen Lebens des jetzigen Menschengeschlechts mag folgende auf Erfahrungen gegründete Tabelle dienen:

Von 100 Menschen, die geboren werden,
sterben 50 vor dem 10ten Jahre.
— 20 zwischen 10 und 20.
— 10 — 20 — 30.
— 6 — 30 — 40.
— 5 — 40 — 50.
— 3 — 50 — 60.

Also nur 6 kommen über 60 Jahre.

Haller, der sorgfältig die Beispiele des menschlichen Alters gesammelt hat, fand folgendes Verhältniß der relativen Lebensdauer:

Beispiele	von	100 —	110	Jahren,	über	1000.
—	—	110 —	120	—		60.
—	—	120 —	130	—		29.
—	—	130 —	140	—		15.
—	—	140 —	150	—		6.
—	—		169	—		1.

Easton, welcher 1712 Beispiele sammelte, gibt folgende Uebersicht:

100	—	110	Jahre	—	1310.
110	—	120	—	—	277.
120	—	130	—	—	84.
130	—	140	—	—	26.
140	—	150	—	—	7.
150	—	160	—	—	3.
160	—	170	—	—	2.
170	—	185	—	—	3.

Siebente Vorlesung.

Genauere Untersuchung des menschlichen Lebens, seiner Hauptmomente und des Einflusses seiner höhern und intellectuellen Vollkommenheit auf die Dauer desselben.

Das menschliche Leben ist das vollkommenste, intensiv stärkste, und auch das längste aller ähnlichen organischen Leben — Wesentlicher Begriff dieses Lebens — Seine Hauptmomente — Zugang von aussen — Assimilation und Animalisation — Nutrition und Veredlung der organischen Materie — Selbstconsumtion der Kräfte und Organe durchs Leben selbst — Abscheidung und Zersetzung der verbrauchten Theile — Die zum Leben nöthigen Organe — Geschichte des Lebens — Ursachen der so vorzüglich langen Lebensdauer der Menschen — Einfluß der höhern Denkkraft und Vernunft darauf — Wie kommt es, daß bei den Menschen, wo die Fähigkeit zum langen Leben am stärksten ist, dennoch die Mortalität am größten ist?

Wir kommen nun zu unserm Hauptzweck, die bisherigen Prämissen auf die Verlängerung des menschlichen Lebens anzuwenden. Aber ehe wir dies zu thun im Stande sind, müssen wir durchaus erst folgende Fragen untersuchen: Worin besteht eigentlich menschliches Leben? Auf welchen Organen, Kräften und Verrichtungen beruht diese wichtige Operation und ihre Dauer? Worin unterscheidet es sich wesentlich von dem Leben anderer Geschöpfe und Wesen?

Der Mensch ist unstreitig das oberste Glied, die

Krone der sichtbaren Schöpfung, das ausgebildetste, letzte, vollendetste Produkt ihrer wirkenden Kraft, der höchste Grad von Darstellung der Materie, den unsre Augen zu sehen, unsre Sinne zu fassen vermögen. — Mit ihm schließt sich unser sublunarischer Gesichtskreis und die Stufenfolge der hier erkennbaren und sich immer vollkommner darstellenden Wesen; er ist der äußerste Punkt, mit welchem und in welchem die Sinnenwelt an eine höhere geistige Welt angränzt. Die menschliche Organisation ist gleichsam ein Zauberband, durch welches zwei Welten von ganz verschiedener Natur, die körperliche und geistige, mit einander verknüpft und verwebt sind; — ein ewig unbegreifliches Wunder, durch welches der Mensch Bewohner zweier Welten zugleich, der intellectuellen und der sinnlichen, wird.

Mit Recht kann man den Menschen als den Inbegriff der ganzen Natur ansehen, als ein Meisterstück von Zusammensetzung, in welchem alle in der übrigen Natur zerstreut wirkenden Kräfte, alle Arten von Organen und Lebensformen zu einem Ganzen vereint sind, vereint wirken, und auf diese Art den Menschen im eigentlichsten Sinn zu der kleinen Welt (dem Abdruck und Inbegriff der größern) machen, wie ihn die ältern Philosophen so oft nannten.

Sein Leben ist das entwickeltste; seine Organisation die zarteste und ausgebildetste; seine Säfte und Bestandtheile die veredeltsten und organisirtesten; sein intensives Leben, seine Selbstconsumtion, eben deswegen die stärkste. Er hat folglich mehr Berührungspunkte mit der ihn umgebenden Natur, mehr Bedürfnisse; aber auch eben deswegen eine reichere und vollkommnere Restauration, als irgend ein anderes Geschöpf. Die todten, mechanischen und chemischen Kräfte der Natur, die organischen oder lebendigen Kräfte, und jener Funke der göttlichen Kraft, die Denkkraft, sind hier auf die wundervollste Art mit einander vereinigt und verschmolzen, um das große göttliche Phänomen, was wir menschliches Leben nennen, darzustellen.

Und nun einen Blick in das Wesen und den Mechanismus dieser Operation, so viel uns davon erkennbar ist!

Menschliches Leben, von seiner physischen Seite betrachtet, ist nichts anders, als ein unaufhörlich fortgesetztes Aufhören und Werden, ein beständiger Wechsel von Destruction und Restauration, ein fortgesetzter Kampf chemischer zerlegender Kräfte und der alles bindenden und neuschaffenden Lebenskraft. Unaufhörlich werden neue Bestandtheile aus der ganzen uns umgebenden Natur aufgefaßt, aus dem todten Zustand zum Leben hervorgerufen, aus der chemischen in die organische belebte Welt versetzt, und aus diesen ungleichartigen Theilen durch die schöpferische Lebenskraft ein neues gleichförmiges Produkt erzeugt, dem in allen Punkten der Karakter des Lebens eingeprägt ist. Aber eben so unaufhörlich verlassen die gebrauchten, abgenutzten und verdorbenen Bestandtheile diese Verbindung wieder, gehorchen den mechanischen und chemischen Kräften, die mit den lebenden in beständigem Kampf stehen, treten so wieder aus der organischen in die chemische Welt über, und werden wieder ein Eigenthum der allgemeinen unbelebten Natur, aus der sie auf eine kurze Zeit ausgetreten waren. Dies ununterbrochene Geschäft ist das Werk der immer wirksamen Lebenskraft in uns, folglich mit einer unaufhörlichen Kraftäusserung verbunden; und dies ist ein neuer wichtiger Bestandtheil der Lebensoperation. So ist das Leben ein beständiges Nehmen, Aneignen und Wiedergeben, ein immerwährendes Gemisch von Tod und neuer Schöpfung.

Das, was wir also im gewöhnlichen Sinne Leben eines Geschöpfs (als Darstellung betrachtet) nennen, ist nichts weiter als eine blosse Erscheinung, die durchaus nichts Eignes und Selbstständiges hat, als die wirkende Kraft, die ihr zum Grunde liegt, und die alles bindet und ordnet. Alles Uebrige ist ein blosses Phänomen, ein grosses fortdauerndes Schauspiel, wo das Dargestellte keinen Augenblick dasselbe bleibt, sondern unaufhörlich wechselt; — wo der ganze Gehalt, die Form, die Dauer der Darstellung vorzüglich, von den dazu benutzten und beständig wechselnden Stoffen und der Art ihrer Benutzung abhängt, und das ganze Phänomen keinen Augenblick länger dauern kann, als das beständige Zuströmen von aussen dauert, das dem Prozess Nahrung gibt; — also die allergröste Analogie mit der Flamme, nur dass diese ein bloss chemischer, das

Leben aber ein chemisch-animalischer Prozeß, eine chemisch-animalische Flamme ist.

Das menschliche Leben beruht also seiner Natur nach auf folgenden Hauptmomenten:

I. Zugang der Lebensnahrung von aussen und Aufnahme derselben.

Hierzu gehört nicht bloß das, was wir gewöhnlich Nahrung nennen, Speise und Trank, sondern noch viel mehr das beständige Zuströmen der feinern und geistigern Lebensnahrung aus der Luft, welche vorzüglich zur Unterhaltung der Lebenskraft zu gehören scheint; da jene gröbern Nahrungsmittel mehr zur Erhaltung und Wiedererzeugung der Materien des Körpers und seiner Organe dienen. — Ferner nicht bloß das, was durch den Mund und Magen eingeht; denn auch unsre Lunge und Haut nimmt eine Menge Lebensnahrung in sich auf, und ist für die geistigere Erhaltung noch weit wichtiger, als der Magen.

II. Aneignung, Assimilation und Animalisation — Uebertritt aus der chemischen in die organische Welt, durch Einfluß der Lebenskraft.

Alles, was in uns eingeht, muß erst den Karakter des Lebens erhalten, wenn es unser heißen soll. Alle Bestandtheile, ja selbst die feinsten Agentien der Natur, die in uns einströmen, müssen animalisirt werden, d. h. durch den Zutritt der Lebenskraft so modificirt und auf eine ganz neue Art gebunden werden, daß sie nicht ganz mehr nach den Gesetzen der todten und chemischen Natur, sondern nach den ganz eigenthümlichen Gesetzen und Zwecken des organischen Lebens wirken und sich gegen einander verhalten, kurz als Bestandtheile des lebenden Körpers nie einfach, sondern immer als zusammengesetzt (aus ihrer eigentlichen Natur und den Gesetzen der Lebenskraft) gedacht werden können. Genug, alles, was in uns ist, selbst chemische und mechanische Kräfte, sind animalisirt. So z. E. die Electricität, der Wärmestoff; sie sind, sobald sie Bestandtheile des lebenden Körpers werden, komponirter Natur (animalisirte Electricität, animalisirter Wärmestoff), und nicht mehr bloß nach den Gesetzen und Verhältnissen, die sie in der unorganischen Natur hatten, zu beurtheilen, sondern nach den specifischen organischen Gesetzen bestimmt und wirkend. Eben so der Sauerstoff und die andern neu entdeckten chemischen Stoffe. Man hüte sich ja, sie sich so in der lebenden Verbindung unsers Körpers zu denken, wie wir sie im Luftapparat wahrnehmen; auch sie wirken nach andern und specifischen Gesetzen. Ich glaube, diese Bemerkung kann man jetzt nicht genug empfehlen, und sie allein kann uns bei der übrigen äußerst empfehlungswerthen Anwendung der chemischen Grundsätze auf das organische Leben richtig leiten. Allerdings haben wir auch jene chemischen Agentien und Kräfte in uns, und ihre Kenntniß ist uns unentbehrlich; aber ihre Wirkungsart in uns ist anders modificirt, denn sie befinden sich in einer ganz andern höhern Welt *).

Diese wichtige Operation der Assimilation und Animalisation ist das Geschäft zuerst des einsaugenden und Drüsensystems (in seinem weitesten Umfange — nicht bloß Milchgefäße, sondern auch die einsaugenden Gefäße der Haut und der Lunge), das man gleichsam den Vorhof nennen kann, durch welchen alles gehen muß, was uns eigen werden soll; und dann des Systems des Blutumlaufs, durch dessen Bearbeitung den Bestandtheilen die organische Vollendung mitgetheilt wird.

III. Nutrition — Figirung der nun animalisirten Bestandtheile — Weitere Veredelung derselben.

Die völlig animalisirten flüssigen Bestandtheile werden nun in feste Theile und in Organe verwandelt (das Geschäft der plastischen Kraft). — Durch die Bearbeitung noch feinerer und vollkommenerer Absonderungswerkzeuge werden die organischen Bestandtheile zum höchsten Grad ihrer Veredlung und Vervollkommnung gebracht; durch das Gehirn zum nervenbelebenden Flüssigen, durch die Generationsorgane zum Zeugungsstoff, — beides Verbindungen der verfeinertsten organischen Materie mit einem reichen Antheil Lebenskraft.

*) Es bedarf wohl kaum einer Erinnerung, daß ich unter diesem Ausdruck das Nämliche verstehe, was die neueste Naturphilosophie höher potenzirt, zu einer höhern Potenz erhoben, nennt.

IV. Selbstconsumtion der Organe und Kräfte durch Lebensäußerung.

Das wirkende Leben selbst ist eine unaufhörliche Kraftäußerung und Handlung, folglich mit unaufhörlichem Kraftaufwand und beständiger Consumtion der Organe verbunden. Alles, wodurch sich die Kraft als handelnd und thätig zeigt, ist Kraftäußerung; denn es geschieht keine, auch nicht die kleinste Lebensäußerung, ohne Reiz und Reaction der Kraft. Dies ist Gesetz der organischen Natur. Also sowohl die ohne unser Wissen und Willen geschehenden innern Bewegungen der Cirkulation, Chylifikation, Assimilation und Secretion, als auch die freiwilligen und Seelenwirkungen, sind beständiger Kraftaufwand, und consumiren unaufhaltsam Kräfte und Organe.

Dieser Lebenstheil ist besonders wichtig für die Dauer und Beschaffenheit des Lebens. Je stärker die Lebensäußerung, desto schneller die Aufreibung, desto kürzer die Dauer. Aber ist sie zu schwach, dann ist die Folge ein zu seltner Wechsel der Bestandtheile, folglich eine unvollkommene Restauration, und eine schlechte Qualität des Körpers.

V. Abscheidung und neue Zersetzung der Bestandtheile — Austritt derselben aus der organischen Welt in die chemische, und Wiedervereinigung mit der allgemeinen unbelebten Natur.

Die verbrauchten, in dieser Verbindung nicht mehr haltbaren Bestandtheile treten nun wieder aus ihr heraus. Sie verlieren den Einfluß der Lebenskraft, und fangen an, sich wieder nach den bloß chemischen Naturgesetzen zu zersetzen, zu trennen und zu binden. Daher tragen alle unsere Absonderungen die deutlichsten Spuren der Fäulniß an sich, — eines bloß chemischen Prozesses, der, als solcher, nie in dem wirklich belebten Zustand möglich ist. Das Geschäft, sie aus dem Körper zu entfernen, haben die Secretions- und Excretionsorgane, die dasselbe mit ununterbrochener Thätigkeit betreiben, der Darmkanal, die Nieren, vorzüglich aber die ganze Oberfläche der Haut und die Lungen. Diese Verrichtungen sind wahre chemisch-animalische Operationen; die Wegschaffung selbst geschieht durch die Lebenskräfte, aber die Produkte sind ganz chemisch.

Die Hauptmomente bilden das Leben im Ganzen, und auch in jedem Augenblick; denn sie sind beständig verbunden, beständig gegenwärtig und unzertrennlich von der Operation des Lebens.

Die Organe, die zum Leben gehören, sind schon zum Theil dabei erwähnt worden. Man kann sie in gegenwärtiger Rücksicht am füglichsten in drei große Classen theilen: die empfangenden und zubereitenden, die ausgebenden, und die, welche diese gegenseitigen Bewegungen, so wie die ganze innere Oekonomie, in Gleichgewicht und Ordnung erhalten. Viele tausende von größern und kleinern Organen sind unaufhörlich beschäftiget, die durch die innere Consumtion abgeriebnen und verdorbnen Theilchen abzusondern und auszustoßen. Außer den eigentlich sogenannten Ausleerungswegen ist die ganze Oberfläche der Haut und der Lungen mit Millionen solcher Absonderungsorgane bedeckt und in unaufhörlicher Thätigkeit. — Eben so häufig und mannigfaltig sind die Wege der zweiten Classe, der Restauration. Nicht genug, daß der Abgang der gröbern Theile durch Hülfe der Verdauungswerkzeuge aus den Nahrungsmitteln ersetzt wird, so ist auch das Respirationsorgan, die Lunge, unaufhörlich beschäftigt, aus der Luft geistige Nahrung für die Lebenswärme und Lebenskraft einzuziehen. — Das Herz und der davon abhängende Umlauf des Bluts dient dazu, diese Bewegungen zu reguliren, die aufgenommene Wärme und Nahrung in alle Punkte zu verbreiten, und die abgenutzten Theilchen nach ihren Absonderungswegen hinzutreiben. — Zu dem allen kommt nun noch der wichtige Einfluß der Seelenkraft und ihrer Organe, die den Menschen unter allen Geschöpfen am vollkommensten erfüllt, und zwar einerseits die Selbstconsumtion, das intensive Leben, vermehrt, aber zugleich für den Menschen ein äußerst wichtiges Restaurationsmittel wird, das unvollkommneren Wesen fehlt.

Von der außerordentlichen Selbstconsumtion des menschlichen Körpers kann man sich einen Begriff machen, wenn man bedenkt, daß der Herzschlag und die damit verbundene Fortbewegung des Bluts alle Tage 100,000mal geschieht, d. h. daß sich das Herz und alle Pulsadern täglich 100,000mal mit einer ganz außerordentlichen Kraft zusammenziehen, die eine Last von 50 bis 60 Pfund Blut in beständiger Fortbewegung zu erhalten vermag. (Welche Uhr, welche Maschine von dem härtesten Eisen würde nicht durch einen solchen Gebrauch in kurzem abgenutzt seyn?) — Rechnen wir hierzu noch die fast eben so unaufhörlichen Muskularbewegungen unsers Körpers, die um so mehr aufreiben müssen, da diese Theile mehr aus weichen und gallertartigen Partikeln bestehen, so wird man sich ungefähr einen Begriff machen können, mit welchem Verlust von Substanz z. B. ein Fußweg von 10 Meilen oder ein Courierritt von 80 Meilen verbunden seyn mag. — Und nicht bloß weiche und flüssige, sondern auch die festesten Theile werden nach und nach durch den Gebrauch abgenutzt. Wir sehen dies am deutlichsten bei den Zähnen, welche offenbar durch langen Gebrauch abgerieben, hingegen beim Nichtgebrauch (in Ermangelung des gegenüber stehenden Zahns) oft ausnehmend lang werden. — Es ist erwiesen, daß wir uns auf diese Art sehr bald aufgezehrt haben würden, wenn kein Ersatz da wäre, und es ist sehr wahrscheinlich berechnet, daß wir alle drei Monate nicht mehr dieselben sind, und aus ganz neuen Partikeln bestehen.

Aber eben so außerordentlich und wunderbar ist der beständige Ersatz des Verlornen. Man kann dies schon daraus abnehmen, daß, trotz des beständigen Verlustes, dennoch unsre Masse dieselbe bleibt. — Am allerschnellsten regeneriren sich die flüssigen Theile wieder, und die Erfahrung hat gelehrt, daß oft der stärkste Blutverlust in 14 Tagen wieder ersetzt war. Die festen Theile reproduciren sich durch eben die Kräfte und Mechanismen, wie bei der ersten Entstehung; das gallertartige nährende Princip wird durch die Cirkulation nach allen Theilen hingeleitet, und organisirt sich überall nach den plastischen Gesetzen des Theils. Selbst die allerfestesten, die Knochen; werden regenerirt, wie man durch die Versuche mit der Färberröthe beweisen kann, bei deren Genuß in kurzem ganz rothe Knochen entstehen. Eben so erzeugen sich ganze verloren gegangene Knochen von neuem wieder, und mit Bewunderung findet man im Elfenbein (dem härtsten animalischen Körper) zuweilen Bleikugeln, die einst hineingeschossen wurden, in allen Punkten mit fester Elfenbeinsubstanz umgeben.

Der gewöhnliche Gang, oder die Geschichte des menschlichen Lebens, ist kurz folgende:

Das Herz (der Grundquell aller Lebensbewegung und Lebensverbreitung, und die Grundkraft sowohl der absondernden als der wiederherstellenden Operationen) wird im Verhältniß des zunehmenden Alters immer kleiner, so daß es zuletzt achtmal weniger Raum zum Ganzen einnimmt, als im Anfange des Lebens; zugleich wird seine Substanz immer dichter und härter, und in eben dem Verhältniß wird seine Reizbarkeit geringer. Folglich nehmen die wirkenden Kräfte von Jahr zu Jahr mehr ab, die widerstehenden hingegen immer mehr zu. Das Nämliche geschieht auch im ganzen System der Gefäße und aller Bewegungsorgane. Alle Gefäße werden nach und nach immer härter, enger, zusammengeschrumpfter, unbrauchbarer; Arterien werden knöchern, eine Menge der feinsten Gefäße verwachsen ganz.

Die Folgen davon sind unausbleiblich:

1) Durch dieses Verwachsen und Verschrumpfen werden auch die wichtigsten und feinsten Restaurationsorgane des Lebens, die Wege des Zugangs und der Assimilation von aussen (Lunge, Haut, einsaugende und Milchgefäße) ungangbarer, folglich der Zutritt nährender und belebender Bestandtheile von aussen immer schwächer. Die Nahrung kann weder so gut aufgenommen, noch so gut bereitet und vertheilt werden, als zuvor.

2) Durch diese zunehmende Härte und Trockenheit der Fasern verlieren sie immer mehr von ihren bewegenden und empfindenden Kräften. Irritabilität und Sensibilität nehmen immer in demselben Verhältniß ab, als jene zunimmt, und so räumen die wirkenden und selbstthätigen Kräfte in uns den zerstörenden, mechanischen und chemischen immer mehr Feld ein.

3) Durch diese Abnahme der Bewegungskraft, durch diese Verwachsung unzähliger Gefäßchen, leiden nun hauptsächlich die Absonderungen, die unentbehrlichsten Hülfsmittel unsrer beständigen Reinigung und der Fortschaffung des Verdorbenen. Das wichtigste Organ derselben, die

Haut, wird mit den Jahren immer fester, undurchdringlicher und unbrauchbarer. Eben so die Nieren, die Ausdünstungsgefäße des Darmkanals und der Lungen. Die Säfte müssen daher im Alter immer unreiner, schärfer, zäher und erdigter werden. Die Erde, der größte Antagonist aller Lebensbewegung, bekommt dadurch in unserm Körper immer mehr und mehr das Uebergewicht, und wir nähern uns dadurch schon bei lebendigem Leibe unmerklich unsrer endlichen Bestimmung: Werde wieder zur Erde, von der du genommen bist!

Auf diese Weise führt unser Leben selbst das Aufhören desselben, den natürlichen Tod herbei, und folgendes ist der Gang desselben:

Zuerst nehmen die dem Willen unterworfenen Kräfte, nachher auch die unwillkührlichen und eigentlichen Lebensbewegungen ab. Das Herz kann nicht mehr das Blut in die entferntesten Theile treiben. Puls und Wärme fliehen von den Händen und Füßen; doch wird das Blut noch von dem Herzen und den größern Gefäßen in Bewegung erhalten, und so hält sich das Lebensflämmchen, wiewohl schwach, noch einige Zeit. Zuletzt kann das Herz das Blut nicht einmal mehr durch die Lungen pressen, und nun wendet die Natur noch alle Kraft an, um die Respiration zu verstärken, und dadurch dem Blut noch einigen Durchgang zu verschaffen. Endlich sind auch diese Kräfte erschöpft. Die linke Herzkammer erhält folglich kein Blut mehr, wird nicht mehr gereizt, und ruht, während die rechte noch einiges Blut aus den schon halb abgestorbenen Theilen zugeschickt bekommt. Aber nun erkalten auch diese Theile völlig, die Säfte gerinnen, das Herz erhält gar kein Blut mehr, es hört alle Bewegung auf, und der Tod ist vollkommen.

Ehe ich weiter gehe, muß ich noch einige auffallende und räthselhafte Umstände berühren, die sich Jedem bei der Untersuchung der Lebensdauer des Menschen aufdringen, und einer besondern Aufmerksamkeit werth sind.

Das erste Räthsel ist: **Wie ist es möglich, daß der Mensch, dessen Organisation die zarteste und complicirteste, dessen Selbstconsumtion die stärkeste und geschwindeste ist, und dessen Lebensdauer also die allerkürzeste seyn sollte, dennoch alle Classen der vollkommnern Thiere, die mit ihm gleiche Größe, gleiche Organisation, gleichen Standpunkt in der Schöpfung haben, so auffallend an Lebensdauer übertrifft?**

Bekanntlich sind die unvollkommnern Organisationen die, welche die meiste Dauer, wenigstens Zähigkeit des Lebens haben. Der Mensch, als das allervollkommenste Geschöpf, müßte folglich in dieser Rücksicht weit unter ihnen stehen. Ferner erhellt aus den vorigen Untersuchungen, daß die Lebensdauer eines Thieres um so precärer und kürzer ist, je mehr Bedürfnisse des Lebens es hat. Der Mensch hat deren unstreitig am meisten, — ein neuer Grund einer kürzern Dauer! — Ferner ist vorher gezeigt worden, daß bei den Thieren der höchste Grad der Selbstconsumtion der Akt der Zeugung ist, und ihre Lebensdauer ganz sichtbarlich abkürzt. Auch hierin hat der Mensch eine ausgezeichnete Vollkommenheit, und bei ihm kommt noch eine neue Art der Zeugung, die geistige oder das Denkgeschäft hinzu, und seine Dauer müßte also dadurch noch mehr leiden.

Es fragt sich also: wodurch hat der Mensch auch in Absicht der Dauer seines Lebens einen solchen Vorzug?

Ich glaube den Grund in Folgendem gefunden zu haben:

1) Das ganze Zellgewebe des Menschen, oder die Grundfaser, ist von weit zärterer und weicherer Textur, als bei den Thieren derselben Classe. Selbst die sogenannte Nervenhaut eines Darms ist bei einem Hunde viel härter, und läßt sich nicht so aufblasen, wie beim Menschen. Auch die Adern, die Knochen, selbst das Gehirn, sind bei Thieren weit fester, und haben mehr Erde. — Nun habe ich aber oben gezeigt, daß ein gar zu großer Grad von Härte und Sprödigkeit der Organe der Lebensdauer hinderlich ist, weil sie dadurch früher ihre Nachgiebigkeit und Brauchbarkeit verlieren, und weil die Trockenheit und Steifigkeit, welche das Alter und zuletzt den völligen Stillstand bewirken, dadurch beschleunigt werden. Folglich muß schon aus diesem

Grunde der Mensch ein späteres Alter und ein längeres Lebensziel haben.

2) Der Mensch wächst langsamer, wird später mannbar, alle seine Entwicklungen haben längere Perioden; — und ich habe gezeigt, daß die Dauer eines Geschöpfs desto länger ist, je langsamer seine Entwicklungen geschehen.

3) Der Schlaf (das größte Retardations- und Erhaltungsmittel des Lebens) ist dem Menschen am regelmäßigsten und beständigsten eigen.

4) Einen Hauptunterschied macht die vollkommnere Gehirnorganisation *) und Denkfähigkeit des Menschen — die Vernunft!

*) Ich bitte, mich hier recht zu verstehen. Nicht etwa, daß ich die Seele selbst zu den Theilen oder Produkten, oder Eigenschaften des Körpers rechnete. Keinesweges! Die Seele ist in meinen Augen etwas ganz vom Körper Verschiedenes, ein Wesen aus einer ganz andern, höhern, intellectuellen Welt; aber in dieser sublunarischen Verbindung, und um menschliche Seele zu seyn, muß sie Organe haben, und zwar nicht bloß zu den Handlungen, sondern auch zu den Empfindungen, ja selbst zu den höhern Verrichtungen des Denkens und Ideenverbindens, und diese sind das Gehirn und ganze Nervensystem. Die erste Ursache des Denkens ist also geistig, aber das Denkgeschäft selbst (so wie es in dieser menschlichen Maschine getrieben wird) ist organisch. — So allein wird das so auffallend Mechanische in vielen Denkgesetzen, der Einfluß physischer Ursachen auf Verbesserung und Zerrüttung des Denkgeschäfts

Diese höhere und göttliche Kraft, die dem Menschen allein beiwohnt, hat den auffallendsten Einfluß, nicht allein auf seine Karakteristik im Ganzen, sondern auch auf seine Lebensvollkommenheit und Dauer, und zwar auf folgende Art:

1) Ganz natürlich muß die Summe der wirkenden lebendigen Kräfte in uns durch diesen Beitritt der reinsten und göttlichsten vermehrt werden.

2) Durch seine äußerst veredelte und verfeinerte Gehirnorganisation bekommt der Mensch ein ganz neues, ihm allein eigenthümliches Restaurationsorgan, oder vielmehr seine ganze Lebenscapacität wird dadurch vermehrt. Der Beweis ist folgender:

Je mehr ein Körper Organe zur Aufnahme, Entwicklung und Verarbeitung mannigfaltiger Einflüsse und Kräfte hat, desto reicher und vollkommner ist seine Existenz. Hierin liegt der Hauptbegriff von Lebenscapacität. Nur das existirt für uns, wofür wir Sinne oder Organe haben, es aufzunehmen und zu benutzen; und je mehr wir also derselben haben, desto mehr leben wir. Das Thier, das keine Lungen hat,

---

erklärbar, und man kann das Geschäft selbst materiell betrachten und heilen (ein Fall, den unser Beruf als Aerzte oft mit sich bringt), ohne ein Materialist zu seyn, d. h. ohne die erste Ursache desselben, die Seele, für Materie zu halten, welches mir wenigstens absurd zu seyn scheint.

kann in der reinsten Lebensluft leben, und es wird dennoch keine Wärme, kein Lebensprincip daraus erhalten, bloß weil es kein Organ dafür hat. Der Verschnittene genießt eben die Nahrungsmittel, lebt unter eben den Einflüssen, hat das nämliche Blut, wie der Unverschnittene, dessen ungeachtet fehlt ihm sowohl die Kraft, als Materie der Generation, sowohl die physische als moralische Mannskraft, weil er keine Organe zu ihrer Entwicklung hat. — Genug, wir können eine Menge Kräfte um uns, ja selbst schlafende Keime derselben in uns haben, die aber, ohne ein angemeßnes Entwicklungsorgan, ganz für uns verloren sind. — Von diesem Gesichtspunkt aus müssen wir auch die menschliche Gehirnorganisation betrachten. Sie ist unstreitig der höchste Grad von Verfeinerung der organischen Materie. Es ist durch alle Beobachtungen erwiesen, daß der Mensch unter allen Thieren das zarteste, und, im Verhältniß zu den Nerven, auch das größte Gehirn habe. In diesem Organe werden (wie in dem Alembik des Ganzen) die feinsten und geistigsten Theile der durch Nahrung und Respiration uns zugeführten Kräfte gesammelt, sublimirt und zum höchsten Grad veredelt, und von da aus durch die Nerven dem ganzen Körper in allen seinen Punkten mitgetheilt. — Es wird wirklich eine neue Lebensquelle.

3) Durch diese höchst vollkommne Seelenkraft tritt

der Mensch in Verbindung mit einer ganz neuen, für die ganze übrige Schöpfung verborgenen Welt — der geistigen. Sie gibt ihm ganz neue Berührungspunkte, ganz neue Einflüsse, ein neues Element. Könnte man in dieser Rücksicht nicht den Menschen ein Amphibion von einer höhern Art (man verzeihe den Ausdruck) nennen, — denn er ist ein Wesen, das in zwei Welten, der materiellen und der geistigen, zugleich lebt, — und das auf ihn anwenden, was ich vorhin aus der Erfahrung von den Thier-Amphibien gezeigt habe, daß die Existenz in zwei Welten zugleich das Leben verlängert? — Welch ein unermeßliches Meer von Geistesnahrung und Geisteseinflüssen eröffnet uns nicht diese höhere und vollkommnere Organisation! Eine ganz neue und dem Menschen allein eigne Classe von Nahrungs- und Erweckungsmitteln der Lebenskraft stellt sich uns hier dar, die der feinern sinnlichen und höhern moralischen Gefühle und Berührungen. Ich will hier nur an die Genüsse und Stärkungen erinnern, die in der Musik, der bildenden Kunst, den Reizen der Dichtung und Phantasie liegen; an das Wonnegefühl, das uns die Erforschung der Wahrheit oder eine neue Entdeckung im Reiche derselben gewährt; an die reiche Quelle der Kraft, die in dem Gedanken der Zukunft liegt, und in dem Vermögen, sie zu vergegenwärtigen und durch Hoffnung zu leben, wenn uns die Gegenwart verläßt. Welche Stärkung, welche unerschütterliche Festigkeit kann uns nicht der einzige Gedanke und Glaube an Unsterblichkeit geben! — Genug, der Lebensumfang des Menschen erhält hierdurch eine erstaunliche Ausdehnung; er zieht nun wirklich seine Lebenssubsistenz aus zwei Welten zugleich, aus der körperlichen und geistigen, aus der gegenwärtigen und zukünftigen; seine Lebensdauer muß nothwendig dadurch gewinnen.

5) Endlich trägt die vollkommnere Seelenkraft auch in so fern zur Erhaltung und Verlängerung des Lebens bei, daß der Mensch dadurch der Vernunft theilhaftig wird, welche alles in ihm regulirt, das bloß Thierische in ihm, den Instinkt, die wüthende Leidenschaft, und die damit verbundene schnelle Consumtion, mäßigt, und ihn auf diese Art in jenem Mittelzustand zu erhalten vermag, der, wie oben gezeigt worden, zum langen Leben so nothwendig ist.

Kurz, der Mensch hat offenbar mehr geistigen Antheil, als ihm bloß für diese Welt nöthig wäre, und dieses Uebermaaß von geistiger Kraft hält und trägt gleichsam das Körperliche mit. Nur der körperliche Antheil führt die Aufreibung und den Tod mit sich *).

Ich kann hier die Bemerkung nicht unterdrücken,

*) Nicht ganz unrecht drückte sich daher ein Franzose so aus: La mort est la plus grande bètise.

wie sichtbar auch hierin der moralische Zweck, die höhere Bestimmung des Menschen, mit seiner physischen Existenz verwebt ist, und wie also das, was ihn eigentlich zum Menschen macht, Vernunft und höheres Denkvermögen, nicht bloß seine moralische, sondern auch seine physische Vollkommenheit erhält; folglich eine gehörige Kultur seiner geistigen Kräfte, besonders die moralische, ihn unleugbar nicht bloß moralisch, sondern auch physisch vollkommener macht, und seine Lebenscapacität und Dauer (wie wir in der Folge ausführlicher sehen werden) vermehrt. — Der bloße Thiermensch sinkt auch in Absicht der Lebensdauer zu den Thieren, mit denen er an Größe und Festigkeit in Parallele steht, ja selbst noch unter sie (wie ich gleich zeigen werde) herab; da hingegen der schwächlichste Mensch vorzüglich durch diese geistige Subsistenz sein Leben viel weiter hinausschieben kann, als das stärkste Thier.

Aus eben diesen Principien läßt sich nun auch das zweite Räthsel auflösen, nämlich: Wie kommt es, daß eben in dem Menschengeschlecht, dessen Lebensdauer die des Thiers so weit übertrifft, und, wie uns Beispiele gezeigt haben, zu einer außerordentlichen Höhe gelangen kann, dennoch so Wenige ihr wahres Ziel erreichen, und die Meisten vor der Zeit sterben? oder mit andern Worten: daß da, wo die größte Dauer möglich ist, dennoch die Sterblichkeit am größten ist?

Eben die größere Weichheit und Zartheit der Organe, die den Menschen einer langen Dauer fähig macht, exponirt ihn auch mehrern Gefahren, leichtern Unterbrechungen, Stockungen und Verletzungen.

Ferner die mehrern Berührungspunkte, die er mit der ihn umgebenden Welt hat, machen ihn auch empfänglicher für eine Menge nachtheiliger Einflüsse, die eine gröbere Organisation nicht fühlt; seine vielfachern Bedürfnisse vervielfältigen die Gefahren durch Entziehung ihrer Befriedigung.

Selbst das geistige Leben hat seine ganz eignen Gifte und Gefahren. Was weiß das Thier von fehlgeschlagner Hoffnung, unbefriedigtem Ehrgeiz, verschmähter Liebe, von Kummer, Reue, Verzweiflung? Und wie lebensverzehrend und tödtend sind für den Menschen diese Seelengifte!

Endlich liegt noch ein Hauptgrund darin, daß der Mensch, ungeachtet er zum vernünftigen Wesen organisirt ist, dennoch Freiheit hat, seine Vernunft zu gebrauchen oder nicht. — Das Thier hat statt der Vernunft Instinkt, und zugleich weit mehr Gefühllosigkeit und Härte gegen schädliche Eindrücke. Der Instinkt lehrt es, das zu genießen, was ihm gut ist, das zu vermeiden, was ihm schadet; er sagt ihm, wenn es genug hat, wenn es Ruhe bedarf, wenn es krank ist. Der Instinkt sichert es für Uebermaaß und Ausschweifungen, ohne Diätregeln. — Bei dem Menschen hingegen ist alles, auch das Physische, auf Vernunft berechnet; er hat weder Instinkt, jene Mißgriffe zu vermeiden, noch Festigkeit genug, sie zu ertragen. Alles dies sollte die Vernunft bei ihm ersetzen. Fehlt ihm also diese, oder versäumt er ihre Stimme zu hören, so verliert er seinen einzigen Wegweiser, sein größtes Erhaltungsmittel, und sinkt auch physisch nicht allein zum Thier, sondern selbst unter das Thier herab; weil dies von Natur schon für die Vernunft in Betreff seiner Lebenserhaltung entschädigt ist. — Der Mensch hingegen ohne Vernunft ist allen schädlichen Einflüssen preisgegeben, und das allervergänglichste und corruptibelste Geschöpf unter der Sonne. Der natürliche Mangel der Vernunft ist für die Dauer und Erhaltung des Lebens weit weniger nachtheilig, als der unterlaßne Gebrauch derselben da, wo auf sie von der Natur gerechnet ist.

Aber wie Haller so wahr sagt:

> Unselig Mittelding von Engeln und vom Vieh,
> Gott gab dir die Vernunft, und du gebrauchst sie nie.

hierin liegt der Hauptgrund, warum der Mensch bei aller Anlage zur höchsten Dauer des Lebens dennoch die größte Mortalität hat.

Man wende nicht ein, diese Behauptung werde dadurch widerlegt, daß doch viele Wahnsinnige ihr Leben hoch bringen. — Hier kommt es nämlich zuerst auf die Art des Wahnsinnes an. Ist es Wuth und Raserei, so kürzt dies allerdings das Leben gar sehr ab, weil sie den höchsten Grad von Kraftäußerung und Lebensconsumtion mit sich führt. Eben so der höchste Grad von Melancholie und Seelenangst, weil er die edelsten Organe lähmt, und die Kräfte verzehrt. Aber in dem Mittelzustande, wo die Vernunft nicht ganz fehlt, sondern nur eine unrichtige Idee, eine falsche, aber höchst behagliche Vorstellungsart sich eingeschlichen hat, da kann der physische Nutzen der Vernunft immer bleiben, wenn auch der moralische viel verliert. Ja ein solcher Mensch ist oft wie ein angenehm Träumender anzusehen, auf den eine Menge Bedürfnisse, Sorgen, Unannehmlichkeiten und lebensverkürzende Eindrücke (selbst physische Krankheitsursachen, wie die Erfahrung lehrt) gar nicht wirken; der in seiner selbstgeschaffnen Welt glücklich dahin lebt, und also weit weniger Destruktion und Lebensconsumtion hat. — Dazu kommt nun endlich noch, daß, wenn auch der Blödsinnige selbst nicht Vernunft hat, dennoch die Menschen, die ihn umgeben und warten, für ihn denken und ihm ihre Vernunft gleichsam leihen: Er wird also doch durch Vernunft erhalten, es mag nun seine eigne oder eine fremde seyn.

Achte Vorlesung.

Specielle Grundlagen und Kennzeichen der Lebensdauer einzelner Menschen.

Hauptpunkte der Anlage zum langen Leben — Guter Magen und Verdauungssystem, gesunde Zähne — gut organisirte Brust — nicht zu reizbares Herz — gute Restaurations- und Heilkraft der Natur — gehöriger Grad und Vertheilung der Lebenskraft, gut Temperament — harmonischer und fehlerfreier Körperbau — mittlere Beschaffenheit der Textur des Körpers — kein vorzüglich schwacher Theil — vollkommene Organisation der Zeugungskraft — das Bild eines zum langen Leben bestimmten Menschen.

Nach diesen allgemeinen Begriffen kann ich nun zu der Bestimmung der speciellen und individuellen Grundlage des langen Lebens übergehen, die in dem Menschen selbst liegen muß. Ich will die Haupt-Eigenschaften und Anlagen angeben, die nach obigen Grundsätzen und der Erfahrung ein Mensch durchaus haben muß, der auf ein langes Leben Rechnung machen will. Diese Schilderung kann zugleich statt einer kurzen Physiognomik des langen Lebens dienen.

Die Eigenschaften, die man die Grundlagen des langen Lebens im Menschen nennen kann, sind folgende:

1. Vor allen Dingen muß der Magen und das ganze Verdauungssystem gut beschaffen seyn. — Es ist unglaublich, von welcher Wichtigkeit dieser

Großmächtigste aller Herrscher im animalischen Reiche in dieser Hinsicht ist, und man kann mit vollem Rechte behaupten, ohne einen guten Magen ist es unmöglich, ein hohes Alter zu erlangen.

In zweierlei Rücksicht ist der Magen der Grundstein des langen Lebens: Einmal, indem er das erste und wichtigste Restaurationsorgan unsrer Natur ist, die Pforte, wodurch alles, was unser werden soll, eingehen muß, die erste Instanz, von deren gutem oder schlechtem Zustand nicht nur die Quantität, sondern auch die Qualität unsers Ersatzes abhängt. — Zweitens, indem durch die Beschaffenheit des Magens selbst die Einwirkung der Leidenschaften, der Krankheitsursachen und andrer zerstörender Einflüsse auf unsern Körper modificirt wird. — „Er hat einen guten Magen," sagt man im Sprichwort, wenn man Jemand karakterisiren will, auf den weder Aerger, noch Kummer, noch Kränkungen schädlich wirken, und gewiß, es liegt viel Wahres darin. — Alle diese Leidenschaften müssen vorzüglich den Magen afficiren, von ihm gleichsam empfunden und angenommen werden, wenn sie in unser Physisches übergehen und schaden sollen. Ein guter robuster Magen nimmt gar keine Notiz davon. Hingegen ein schwacher empfindsamer Magen wird alle Augenblicke durch so etwas in seiner Verrichtung gestört, und folglich das so wichtige Restaurationsgeschäft unaufhörlich unterbrochen und schlecht betrieben. — Eben so ist es mit den meisten physischen Krankheitseinflüssen; die meisten machen ihren ersten Eindruck auf den Magen; daher Zufälle der Verdauung immer die ersten Symptome der Krankheiten sind. Er ist auch hier die erste Instanz, durch welche sie in unsern Körper wirken, und nun die ganze Oekonomie stören. Ueberdies ist er ein Hauptorgan, von welchem das Gleichgewicht der Nervenbewegungen, und besonders der Antrieb nach der Oberfläche abhängt. Ist er also kräftig und wirksam, so können sich Krankheitsreize gar nicht so leicht fixiren; sie werden entfernt und durch die Haut verflüchtigt, ehe sie noch wirkliche Störung des Ganzen bewirken, d. h. die Krankheit hervorbringen können.

Einen guten Magen erkennt man aus zweierlei. Nicht bloß aus dem trefflichen Appetit, denn dieser kann auch Folge irgend eines Reizes seyn, sondern vorzüglich aus der leichtern und vollkommnern Verdauung. Wer seinen Magen fühlt, der hat schon keinen recht guten Magen. Man muß gar nicht fühlen, daß man gegessen hat, nach Tische nicht schläfrig, verdrossen oder unbehaglich werden, früh Morgens keinen Schleim im Halse haben, und gehörige und gut verdaute Ausleerungen.

Die Erfahrung lehrt uns auch, daß alle die, welche ein hohes Alter erreichten, sehr guten Appetit hatten, und selbst noch im höchsten Alter behielten.

Zur guten Verdauung sind nun gute Zähne ein sehr nothwendiges Stück, und man kann sie daher als sehr wesentliche Eigenschaften zum langen Leben ansehen, und zwar auf zweierlei Art. Einmal sind gute und feste Zähne immer ein Hauptkennzeichen eines gesunden festen Körpers und guter Säfte. Wer die Zähne sehr frühzeitig verliert, der hat schon mit einem Theil seines Körpers gewissermaßen auf die andre Welt pränumerirt. — Zweitens sind die Zähne ein Hauptmittel zur vollkommnen Verdauung, und folglich zur Restauration.

2. Gut organisirte Brust und Respirationswerkzeuge. Man erkennt sie an einer breiten gewölbten Brust, der Fähigkeit den Athem lange zu halten, starker Stimme und seltnem Husten. Das Athemholen ist eine der unaufhörlichsten und nothwendigsten Lebensverrichtungen; das Organ der unentbehrlichsten geistigen Restauration, und zugleich das Mittel, wodurch das Blut unaufhörlich von einer Menge verdorbener Theilchen befreit werden soll. Bei wem also diese Organe gut bestellt sind, der besitzt eine große Assecuranz auf ein hohes Alter, und zwar auch darin, weil dadurch den destruirenden Ursachen und dem Tode eine Hauptpforte genommen wird, durch welche sie sich einschleichen können. Denn die Brust gehört unter die vorzüglichsten atria mortis (Angriffspunkte des Todes).

3. Ein nicht zu reizbares Herz. Wir haben oben gesehen, daß eine Hauptursache unsrer innern Consumtion oder Selbstaufreibung in dem beständigen Blutumlauf liegt. Der, welcher in einer Minute 100 Pulsschläge hat, muß sich also ungleich schneller aufreiben, als der, welcher deren nur 50 hat. Die Menschen folglich, welche beständig einen

etwas gereizten Puls haben, bei denen jede kleine Gemüthsbewegung, jeder Tropfen Wein, sogleich die Bewegung des Herzens vermehrt, sind schlechte Candidaten zum langen Leben; denn ihr ganzes Leben ist ein beständiges Fieber, und es wird dadurch auf doppelte Art der Verlängerung des Lebens entgegen gearbeitet, theils durch die damit verknüpfte schnellere Aufreibung, theils weil die Restauration durch nichts so sehr gehindert wird, als durch einen beständig beschleunigten Blutumlauf. Es ist durchaus eine gewisse Ruhe nothwendig, wenn sich die nährenden Theilchen anlegen, und in unsre Substanz verwandeln sollen. Daher werden solche Leute auch nie fett.

Also ein langsamer gleichförmiger Puls ist ein Hauptmittel und Zeichen des langen Lebens.

4. Gehöriger Grad und Vertheilung der Lebenskraft; gutes Temperament. Ruhe, Ordnung und Harmonie in allen innern Verrichtungen und Bewegungen ist ein Hauptstück zur Erhaltung und Verlängerung des Lebens. Dieses beruht aber vorzüglich auf einem gehörigen Zustand der allgemeinen Reizbarkeit und Empfindlichkeit des Körpers, und zwar muß dieselbe überhaupt weder zu groß, noch zu schwach, dabei aber gleichförmig vertheilt seyn, kein Theil verhältnißmäßig zu viel oder zu wenig haben. — Ein gewisser Grad von Unempfindlichkeit, eine kleine Beimischung von Phlegma, ist also ein äußerst wichtiges Stück zur Verlängerung des Lebens. Sie vermindert zu gleicher Zeit

die Selbstaufreibung, und verstattet eine weit vollkommnere Restauration, und wirkt also am vollständigsten auf Lebensverlängerung. Hieher gehört der Nutzen eines guten Temperaments, welches in so fern eine Hauptgrundlage des langen Lebens werden kann. Das beste ist in dieser Absicht das sanguinische, mit etwas Phlegma temperirt. Dies gibt heitern frohen Sinn, gemäßigte Leidenschaften, guten Muth, genug die schönste Seelenanlage zur Longävität. Schon die Ursache dieser Seelenstimmung pflegt gewöhnlich Reichthum an Lebenskraft zu seyn. Und da nun auch Kant bewiesen hat, daß eine solche Mischung von Temperament das geschickteste sey, um moralische Vollkommenheit zu erlangen, so glaube ich, man könne dasselbe wohl unter die größten Gaben des Himmels rechnen.

5. Gute Restaurations- und Heilkraft der Natur, wodurch aller Verlust, den wir beständig erleiden, nicht allein ersetzt, sondern auch gut ersetzt wird. Sie beruht nach dem Obigen auf einer guten Verdauung und auf einem ruhigen gleichförmigen Blutumlauf. Außer diesem gehört aber noch dazu: die vollkommne und rege Wirksamkeit der einsaugenden Gefäße (des lymphatischen Systems), und eine gute Beschaffenheit und regelmäßige Wirkung der Absonderungsorgane. Jenes bewirkt, daß die nährenden Substanzen leicht in uns übergehen, und an den Ort ihrer Bestimmung gelangen können; dieses, daß sie vollkommen von allen fremden und schädlichen Beimischungen befreit werden, und völlig

rein in uns kommen. Und dies macht eigentlich den Begriff der vollkommensten Restauration aus.

Es ist unglaublich, was dieses Talent für ein großes Erhaltungsmittel des Lebens ist. Bei einem Menschen, der dieses hat, kann wirklich die Consumtion außerordentlich stark seyn, und er verliert dennoch nichts dadurch, weil er sich äußerst schnell wieder ersetzt. Daher haben wir Beispiele von Menschen, die selbst unter Debauchen und Strapazen sehr alt wurden. So konnte z. B. ein Herzog von Richelieu, ein Ludwig XV. alt werden.

Eben so muß auch eine gute Heilkraft der Natur damit verbunden seyn, d. h. das Vermögen der Natur, sich bei Unordnungen und Störungen leicht zu helfen, Krankheitsursachen abzuhalten und zu heilen, Verletzungen wieder herzustellen. Es liegen erstaunliche Kräfte der Art in unsrer Natur, wie uns die Beispiele der Naturmenschen zeigen, welche fast gar keine Krankheiten haben, und bei denen die fürchterlichsten Wunden ganz von selbst heilen.

6. Ein harmonischer und fehlerfreier Bau des ganzen Körpers. Ohne Gleichförmigkeit der Structur wird nie Gleichförmigkeit der Kräfte und Bewegungen möglich seyn, ohne welche es doch unmöglich ist, alt zu werden. Ueberdies geben solche Fehler der Structur leicht zu örtlichen Krankheiten Gelegenheit, welche zum Tode führen können. Daher wird man auch nicht finden, daß ein Verwachsener ein sehr hohes Alter erreicht.

7. Kein Theil, kein Eingeweide darf einer vor-

züglichen Grad von Schwäche haben. Sonst kann dieser Theil am leichtesten zur Aufnahme einer Krankheitsursache dienen, der erste Keim einer Störung und Stockung, und gleichsam das Atrium mortis werden. Es kann bei übrigens sehr guter und vollkommner Organisation dies der heimliche Feind werden, von welchem hernach die Destruction aufs Ganze ausgeht.

8. **Die Textur der Organisation** muß von mittlerer Beschaffenheit, zwar fest und dauerhaft, aber nicht zu trocken oder zu rigide seyn. Wir haben gesehen, daß durch alle Classen organischer Wesen ein zu hoher Grad von Trockenheit und Härte der Lebensdauer hinderlich ist. Bei dem Menschen muß sie es am allermeisten seyn, weil seine Organisation, seiner Bestimmung gemäß, die zarteste ist, und also durch ein Uebermaaß erdichter Theile am leichtesten unbrauchbar gemacht werden kann. Sie schadet also auf doppelte Art, theils, indem sie das Alter, den Hauptfeind des Lebens, weit früher herbeiführt, theils, indem dadurch die feinsten Organe der Restauration weit eher unbrauchbar gemacht werden. Die Härte unsrer Organisation, die zum langen Leben dienen soll, muß nicht sowohl in mechanischer Zähigkeit, als vielmehr in Härte des Gefühls bestehen, nicht sowohl eine Eigenschaft der gröbern Textur, als vielmehr der Kräfte seyn. Der Antheil von Erde muß gerade so groß seyn, um hinlängliche Spannkraft und Ton zu geben, aber weder zu groß, daß Unbeweglichkeit, noch zu klein, daß eine zu leichte

16

Beweglichkeit davon entstünde; denn beides schadet der Lebensdauer.

9. Ein vorzüglicher Grund zum langen Leben liegt endlich, nach meiner Ueberzeugung, in einer vollkommnen Organisation der Zeugungskraft.

Ich glaube, man hat sehr Unrecht, dieselbe bloß als ein Consumtionsmittel und ihre Produkte als bloße Excretionen anzusehen, sondern ich bin überzeugt, daß diese Organe eins unsrer größten Erhaltungs- und Regenerationsmittel sind, und meine Gründe sind folgende:

1. Die Organe der Zeugung haben die Kraft, die feinsten und geistigsten Bestandtheile aus den Nahrungsmitteln abzusondern; zugleich aber sind sie so organisirt, daß diese veredelten und vervollkommneten Säfte wieder zurückgehen und ins Blut aufgenommen werden können. — Sie gehören also, eben so wie das Gehirn, unter die wichtigsten Organe zur Vervollkommnung und Veredlung unsrer organischen Materie und Kraft, und also unsres Selbst. Die rohen Nahrungstheile würden uns wenig helfen, wenn wir nicht Organe hätten, die das Feinste davon herausziehen, verarbeiten, und uns in dieser Gestalt wieder geben und zueignen könnten. Nicht die Menge der Nahrung, sondern die Menge und Vollkommenheit der Organe zu deren Bearbeitung und Benutzung ist es, was unsre Lebenscapacität und Fülle vermehrt, und unter diesen Organen behauptet gewiß das der Generation einen vorzüglichen Rang.

2. Was Leben geben kann, muß auch Leben erhalten. In den Zeugungssäften ist die Lebenskraft so concentrirt, daß der kleinste Theil davon ein künftiges Wesen zum Leben hervorrufen kann. Läßt sich wohl ein größrer Balsam zur Restauration und Erhaltung unsrer eignen Lebenskraft denken?

3. Die Erfahrung lehrt zur Genüge, daß nicht eher der Körper seine vollkommne Festigkeit und Consistenz erhält, bis diese Organe ihre Vollkommenheit erlangt haben, und im Stande sind, diese neue Art von Säften zu erzeugen, und dadurch die neue Kraft zu entwickeln. — Der deutlichste Beweis, daß sie nicht bloß für Andere, sondern zunächst und zuerst für uns selbst bestimmt sind, und einen so außerordentlichen Einfluß auf unser ganzes System haben, daß sie gleichsam alles mit einem neuen noch nie gefühlten Karakter imprägniren. — Mit dieser Entwicklung der Mannbarkeit bekommt der Mensch einen neuen Trieb zum Wachsthum, der oft unglaublich schnell ist; seine Gestalt bekommt Bestimmtheit und Karakter; seine Muskeln und Knochen Festigkeit; seine Stimme wird tief und voll; eine neue Generation des Barthaars geht hervor; sein Karakter wird fester und entschloßner; genug, der Mensch wird nun erst an Leib und Seel' ein Mann.

Bei manchen Thieren wachsen sogar um diese Zeit ganz neue Theile, z. B. Hörner, Geweihe, welche bei denen nie entstehen, die man verschnitten hat. Man sieht hieraus, wie stark der Antrieb, der Zufluß der durch diese Organe hervorgebrachten neuen Kräfte und Säfte seyn muß.

4. Alle diese wichtigen Vervollkommnungen und Vorzüge fehlen dem, dem die Zeugungsorgane geraubt wurden; ein deutlicher Beweis, daß sie alle erst die Wirkung derselben und ihrer Absonderungen sind.

5. Kein Verlust andrer Säfte und Kräfte schwächt die Lebenskraft so schnell und so auffallend, als die Verschwendung der Zeugungskräfte. Nichts gibt so sehr das Gefühl und den Reiz des Lebens, als grosser Vorrath dieser Säfte, und nichts erregt so leicht Ekel und Ueberdruß am Leben, als die Erschöpfung derselben.

6. Mir ist kein Beispiel bekannt, daß ein Verschnittener ein ausgezeichnet hohes Alter erreicht hätte. Sie bleiben immer nur Halbmenschen.

7. Alle die, welche die höchste Stufe des menschlichen Lebens erreicht haben, waren reich an Zeugungskraft, und sie blieb ihnen sogar bis in die letzten Jahre getreu. Sie heiratheten insgesammt noch im 100sten, 112ten und noch spätern Jahren, und zwar nicht pro forma.

8. Aber (was ich besonders zu bemerken bitte) sie waren mit diesen Kräften nicht verschwenderisch, sondern haushälterisch und ordentlich umgegangen. Sie hatten sie in der Jugend geschont, und alle waren verheirathet, gewiß das sicherste und einzige Mittel zur Ordnung in diesem Punkt.

Ich werde nun das Bild eines zum langen Leben

bestimmten Menschen zeichnen. Er hat eine proportionirte und gehörige Statur, ohne jedoch zu lang zu seyn. Eher ist er von einer mittelmäßigen Größe und etwas untersetzt. Seine Gesichtsfarbe ist nicht zu roth; wenigstens zeigt die gar zu große Röthe in der Jugend selten langes Leben an. Seine Haare nähern sich mehr dem Blonden, als dem Schwarzen, die Haut ist fest, aber nicht rauh (den Einfluß der glücklichen Geburtsstunde werden wir hernach betrachten). Er hat keinen zu großen Kopf, große Adern an den äußern Theilen, mehr gewölbte als flügelförmig hervorstehende Schultern, keinen zu langen Hals, keinen hervorstehenden Bauch, und große aber nicht tiefgefurchte Hände, einen mehr breiten als langen Fuß, fast runde Waden. Dabei eine breite gewölbte Brust, starke Stimme, und das Vermögen, den Athem lange ohne Beschwerde an sich zu halten. Ueberhaupt völlige Harmonie in allen Theilen. Seine Sinne sind gut, aber nicht zu empfindlich, der Puls langsam und gleichförmig.

Sein Magen ist vortrefflich, der Appetit gut, die Verdauung leicht. Die Freuden der Tafel sind ihm wichtig, stimmen sein Gemüth zur Heiterkeit, seine Seele genießt mit. Er ißt nicht bloß um zu essen, sondern es ist ihm eine festliche Stunde für jeden Tag, eine Art der Wollust, die den wesentlichen Vorzug vor andern hat, daß sie ihn nicht ärmer, sondern reicher macht. Er ißt langsam, und hat nicht zu viel Durst. Großer Durst ist immer ein Zeichen schneller Selbstconsumtion.

Er ist überhaupt heiter, gesprächig, theilnehmend, offen für Freude, Liebe und Hoffnung, aber verschlossen für die Gefühle des Hasses, Zorns und Neids. Seine Leidenschaften werden nie heftig und verzehrend. Kommt es je einmal zu wirklichem Aerger und Zorn, so ist es mehr eine nützliche Erwärmung, ein künstliches und wohlthätiges Fieber, ohne Ergießung der Galle. Er liebt dabei Beschäftigung, besonders stille Meditationen, angenehme Spekulationen — ist Optimist, ein Freund der Natur, der häuslichen Glückseligkeit, entfernt von Ehr- und Geldgeiz und allen Sorgen für den andern Tag.

Neunte Vorlesung.

Prüfung verschiedener neuer Methoden zur Verlängerung des Lebens, und Festsetzung der einzig möglichen und auf menschlich Leben passenden Methode.

Verlängerung durch Lebenselixire, Goldtincturen, Wunderessenzen 2c. — durch Abhärtung — durch Nichtsthun und Pausen der Lebenswirksamkeit — durch Vermeidung aller Krankheitsursachen, und der Consumtion von aussen — durch geschwindes Leben — die einzig mögliche Methode menschliches Leben zu verlängern — gehörige Verbindung der vier Hauptindicationen — Vermehrung der Lebenskraft — Stärkung der Organe — Mäßigung der Lebensconsumtion — Begünstigung der Restauration — Modificationen dieser Methode durch die verschiedene Constitution — Temperament — Lebensalter — Clima.

Es existiren mehrere Methoden und Vorschläge zur Verlängerung des Lebens. Die ältern abergläubischen, astrologischen und phantastischen haben wir schon oben durchgegangen und gewürdigt. Aber es gibt noch einige neuere, die schon auf richtigere Grundsätze von Leben und Lebensdauer gebaut zu seyn scheinen, und die noch einige Untersuchung verdienen, ehe wir zur Festsetzung der einzig möglichen übergehen.

Ich glaube hinlänglich erwiesen zu haben, daß Verlängerung des Lebens auf viererlei Art möglich ist:

1) **Durch Vermehrung der Lebenskraft selbst.**

2) Durch Abhärtung der Organe.

3) Durch Retardation der Lebensconsumtion.

4) Durch Erleichterung und Vervollkommnung der Restauration.

Auf jede dieser Ideen hat man nun Plane und Methoden gebaut, die zum Theil sehr scheinbar sind und viel Glück gemacht haben, die aber größtentheils darin fehlen, daß sie nur auf eins sehen, und die andern Rücksichten darüber vernachlässigen.

Wir wollen die vorzüglichsten durchgehen und prüfen.

Auf die erste Idee: die Vermehrung der Quantität von Lebenskraft, baueten vorzüglich und bauen noch immer alle die Verfertiger und Nehmer von Goldtincturen, astralischen Salzen, Lapis Philosophorum und Lebenselixiren. Selbst Electricität und thierischer Magnetismus gehören zum Theil in diese Classe. Alle Adepten, Rosenkreuzer und Consorten, und eine Menge sonst ganz vernünftiger Leute sind völlig davon überzeugt, daß ihre erste Materie eben sowohl die Metalle in Gold zu verwandeln, als dem Lebensflämmchen beständig neues Oel zuzugießen vermöge. Man braucht deshalb nur täglich etwas von solchen Tincturen zu nehmen, so wird der Abgang von Lebenskraft immer wieder ersetzt; und so kann ein Mensch nach dieser Theorie nie einen Mangel oder gar gänzlichen Verlust derselben erleiden. — Darauf gründet sich die Geschichte von dem berüchtigten Gualdus, der 300 Jahre durch diese Hülfe gelebt haben soll, und der, wie Einige festiglich glauben, noch jetzt lebt, u. s. w.

Aber alle Verehrer solcher Hülfen täuschen sich auf eine traurige Art. Der Gebrauch dieser Mittel, welche alle äußerst hitzig und reizend sind, vermehrt natürlich das Lebensgefühl, und nun halten sie Vermehrung des Lebensgefühls für reelle Vermehrung der Lebenskraft, und begreifen nicht, daß eben die beständige Vermehrung des Lebensgefühls durch Reizung das sicherste Mittel ist, das Leben abzukürzen, und zwar auf folgende Art:

1. Diese zum Theil spirituösen Mittel wirken als starke Reize, vermehren die innere Bewegung, das intensive Leben, und folglich die Selbstconsumtion, und reiben schneller auf. Dies gilt aber nicht bloß von den gröbern, sondern auch von den feinern Mitteln dieser Art. Selbst Electricität, Magnetismus, sogar das Einathmen der dephlogistisirten Luft, wovon man doch gewiß glauben könnte, es müßte die sanfteste Manier seyn, Lebenskraft beizubringen, vermehren die Selbstconsumtion ausnehmend. Man hat dies am besten bei Schwindsüchtigen wahrnehmen können, die man diese Luft athmen ließ. Ihr Lebensgefühl wurde zwar dadurch ausnehmend erhöhet, aber sie starben schneller.

2. Diese Mittel excitiren, indem sie das Lebensgefühl erhöhen, auch die Sinnlichkeit, machen zu allen Kraftäußerungen, Genüssen und Wollüsten aufgelegter (ein Punkt, der sie wohl Manchen besonders

empfehlen mag), und auch dadurch vermehren sie die Selbstconsumtion.

3. Sie ziehen zusammen und trocknen aus, folglich machen sie die feinsten Organe weit früher unbrauchbar, und führen das, was sie eben verhüten sollten, das Alter, weit schneller herbei.

Und gesetzt, wir brauchten eine solche Exaltation unsers Lebensgefühls, so bedarf's ja dazu weder Destillirkolben noch Schmelztiegel. Hierzu hat uns die Natur selbst das schönste Destillat bereitet, das jene alle übertrifft: den Wein. Ist etwas in der Welt, wovon man sagen kann, daß es die prima materia, den Erdgeist in verkörperter Gestalt enthält, so ist's gewiß dieses herrliche Produkt, und dennoch sehen wir, daß sein zu häufiger Gebrauch ebenfalls schnellere Consumtion und schnelleres Alter bewirkt, und das Leben offenbar verkürzt.

Aber es ist wirklich thöricht, die Lebenskraft in concentrirter Gestalt in den Körper schaffen zu wollen, und nun zu glauben, man habe etwas Großes gethan. Fehlt es uns an Gelegenheit dazu? — Es ist ja alles um und neben uns mit ihrer Nahrung erfüllt. Jede Speise, die wir zu uns nehmen, jeder Mundvoll Luft, den wir einathmen, ist voll davon. Die Hauptsache liegt darin, unsere Organe in dem Stand zu erhalten, sie aufzunehmen und sich eigen zu machen. Man fülle einem leblosen Körper noch so viele Lebenstropfen ein; er wird deshalb doch nicht wieder anfangen zu leben, weil er keine Organe mehr hat, sich dieselben eigen zu machen. Nicht der Mangel an Lebenszugang, sondern der an Lebensrezeptivität ist's, was den Menschen am Ende untüchtig macht, länger zu leben. Für jene sorgt die Natur selbst, und alle Lebenstropfen sind in dieser Rücksicht unnöthig.

Auf die zweite Grundidee: Stärkung der Organe, hat man ebenfalls ein sehr beliebtes System gebaut, das System der Abhärtung. Man glaubte, je mehr man die Organe abhärtete, desto länger müßten sie natürlich der Consumtion und Destruction widerstehen.

Aber wir haben schon oben gesehen, was für ein großer Unterschied unter der mechanischen und unter der lebendigen Dauer eines Dings ist, und daß nur ein gewisser Grad der Festigkeit derselben zuträglich, ein zu großer aber sehr nachtheilig ist. Der wesentliche Karakter des Lebens besteht in ungehinderter und freier Wirksamkeit aller Organe und Bewegung der Säfte, und was kann dieser und folglich der Dauer des Lebens nachtheiliger seyn, als zu große Härte und Rigidität der Organe? — Der Fisch hat gewiß das weichste wässerichteste Fleisch, und dennoch übertrifft er an Lebensdauer sehr viele weit festere und härtere Thiere.

Die beliebte Methode der Abhärtung also, welche darin besteht, daß man durch beständiges Baden in kaltem Wasser, durch einen fast unbedeckten Körper in der strengsten Luft, durch die strapazantesten Bewegungen sich fest und unverwüstlich zu machen sucht, bewirkt nichts weiter, als daß unsre Organe steifer, zäher und trockner, und also früher unbrauchbar werden, und daß wir folglich, anstatt unser Leben zu verlängern, ein früheres Alter und eine frühere Destruction dadurch herbeirufen.

Es liegt unstreitig etwas Wahres bei dieser Methode zum Grunde. Nur hat man darin gefehlt, daß man falsche Begriffe damit verband, und sie zu weit trieb. Nicht sowohl Abhärtung der Fasern, sondern Abhärtung des Gefühls ist's, was zur Verlängerung des Lebens beitragen kann. Wenn man also die abhärtende Methode nur bis zu dem Grade braucht, daß sie zwar die Faser fest, aber nicht hart und steif macht, daß sie die zu große Reizbarkeit, eine Hauptursache der zu schnellen Aufreibung, abstumpft und mäßigt, und dadurch zugleich den Körper weniger empfänglich für zerstörende Wirkungen von aussen macht; dann kann sie allerdings zur Verlängerung des Lebens behülflich seyn.

Vorzüglich aber hat die dritte Idee: Retardation der Lebensconsumtion, einen großen Reiz, und ist besonders von denen, die von Natur schon einen großen Hang zum Phlegma und zur Gemächlichkeit haben, mit Freuden angenommen, aber sehr unrichtig angewendet worden. Das Aufreiben des Körpers durch Arbeit und Anstrengung war ihnen an sich schon unangenehm; sie freuen sich also, es nun nicht bloß beschwerlich, sondern auch schädlich zu finden, und im Nichtsthun das große Geheimniß des langen Lebens zu haben, das alle Arcana Cagliostro's und St. Germains aufwöge.

Ja, Andere sind noch weiter gegangen, und insbesondere Maupertuis hat den Gedanken geäusſert, ob es nicht möglich wäre, durch eine völlige Unterbrechung der Lebenswirksamkeit, durch einen künstlichen Scheintod die Selbstconsumtion völlig zu verhindern, und das Leben durch solche Pausen vielleicht Jahrhunderte lang zu verlängern. Er stützt seinen Vorschlag auf das Leben des Hühnchens im Ei, des Insects in der Puppe, das durch Hülfe der Kälte und andre Mittel, wodurch man das Thier länger in diesem Todtenschlaf erhält, wirklich verlängert werden kann. — Auf diese Art braucht es zur Verlängerung des Lebens weiter nichts, als die Kunst, Jemand halb zu tödten. — Selbst dem großen Franklin gefiel diese Idee. Er bekam Maderawein aus Amerika geschickt, der in Virginien auf Bouteillen gezogen worden war, und fand darin einige todte Fliegen. Er legte sie in die heiße Juliussonne, und es dauerte kaum drei Stunden, so erhielten diese Scheintodten ihr Leben wieder, was eine so lange Zeit unterbrochen gewesen war. Sie bekamen erst einige krampfhafte Zuckungen, dann richteten sie sich auf die Beine, wischten sich die Augen mit den Vorderfüßen, putzten die Flügel mit den Hinterfüßen, und fingen bald darauf an zu fliegen. Dieser scharfsinnige Philosoph wirft hierbei die Frage auf: Wenn durch eine solche gänzliche Unterbrechung aller in- und äußerlichen Consumtion ein solcher Stillstand des Lebens und dabei doch Erhaltung des Lebensprinzips möglich ist, sollte nicht ein ähnlicher

Prozeß mit dem Menschen vorzunehmen seyn? Und wenn dies wäre, setzt er als ächter Patriot hinzu, so könnte ich mir keine größere Freude denken, als mich auf diese Art nebst einigen guten Freunden in Maderawein ersäufen zu lassen, und nun nach 50 oder mehr Jahren durch die wohlthätigen Sonnenstrahlen meines Vaterlandes wieder ins Leben gerufen zu werden, um zu sehen, was für Früchte meine Aussaat getragen, welche Veränderungen die Zeit vorgenommen hätte.

Aber diese Vorschläge fallen in ihr Nichts zurück, sobald wir auf das wahre Wesen und den Zweck des menschlichen Lebens sehen. — Was heißt denn Leben des Menschen? Wahrlich nicht bloß Essen, Trinken und Schlafen. Sonst käme es so ziemlich mit dem Leben des Schweins überein, dem Cicero keinen andern Namen zu geben wußte, als ein Verhütungsmittel der Fäulniß. Das Leben des Menschen hat eine höhere Bestimmung: er soll wirken, handeln, genießen; er soll nicht bloß da seyn, sondern sein Leben soll die in ihm liegenden göttlichen Keime entwickeln, sie vervollkommnen, sein und Andrer Glück bauen. Er soll nicht bloß eine Lücke in der Schöpfung ausfüllen, nein, er soll der Herr, der Beherrscher, der Beglücker der Schöpfung seyn. Kann man also wohl von einem Menschen sagen: er lebt, wenn er sein Leben durch Schlaf, lange Weile, oder gar einen scheinbaren Tod verlängert? — Aber was noch mehr ist, wir finden auch hier wieder einen neuen Beweis, wie unzertrennlich der moralische

Zweck des Menschen mit seiner physischen Bestimmung und Einrichtung verwebt ist, und wie die Beförderung des einen immer auch die des andern nach sich zieht. — Ein solches unmenschliches Leben (wie man's mit Recht nennen kann) würde geradezu, nicht Verlängerung, sondern Verkürzung des menschlichen Lebens herbeiführen, und zwar auf doppelte Art:

1. Die menschliche Maschine ist aus so zarten und feinen Organen zusammengesetzt, daß sie äußerst leicht durch Unthätigkeit und Stillestand unbrauchbar werden könnte. Nur Uebung und Thätigkeit ist's, was sie brauchbar und dauerhaft erhält. Ruhe und Nichtgebrauch ist ihr tödtlichstes Gift.

2. Wir haben gesehen, daß nicht bloß Verminderung der Consumtion, sondern auch gehörige Beförderung der Restauration zur Erhaltung und Verlängerung des Lebens nöthig ist. Dazu gehört aber zweierlei: einmal, vollkommene Assimilation des Nützlichen, und zweitens, Absonderung des Schädlichen. Das Letztere kann nie Statt haben, ohne hinlängliche Thätigkeit und Bewegung. Was wird also die Folge einer solchen Lebensverlängerung durch Ruhe und Unthätigkeit seyn? Der Mensch consumirt sich wenig oder nicht, und dennoch restaurirt er sich. Es muß also endlich eine sehr nachtheilige Ueberfüllung entstehen, weil er immer einnimmt, und nicht verhältnißmäßig ausgibt. Und dann, was das Schlimmste ist, es muß endlich eine große Verderbniß mit ihren Folgen, Schärfen, Krankheiten rc.

überhand nehmen, denn die Absonderung des Schädlichen fehlt. Ganz natürlich muß nun ein solcher Körper früher destruirt werden, wie auch die Erfahrung lehrt.

3. Was endlich die Lebensverlängerung durch wirkliche Unterbrechung der Lebenswirksamkeit, durch einen temporellen Scheintod betrifft, so beruft man sich zwar dabei auf die Beispiele von Insecten, Kröten und andern Thieren, die, wie wir oben gesehen haben, vielleicht 100 und mehr Jahre, also weit über das Ziel ihrer natürlichen Existenz durch einen solchen Todtenschlaf erhalten worden sind. — Allein man bedenkt bei allen solchen Vorschlägen nicht, daß alle jene Versuche mit sehr unvollkommnen Thieren gemacht wurden, bei welchen von ihrem natürlichen halben Leben bis zum wirklichen Stillestand der Sprung weit geringer ist, als beim Menschen, der den höchsten Grad von Lebensvollkommenheit besitzt, und besonders übersieht man den wichtigen Unterschied, den hier das Respirationsgeschäft macht. Alle diese Thiere haben das Bedürfniß des Athemholens von Natur schon weniger, sie haben von Natur wenig Wärme zum Leben nöthig. Hingegen der Mensch braucht beständigen Zugang von Wärme und geistigen Kräften, genug von dem Lebensstoff, der in der Luft liegt, wenn sein Leben fortdauern soll. Eine solche gänzliche Unterbrechung des Athemholens würde schon durch den völligen Verlust der innern Wärme tödtlich werden. Selbst der vollkommnere Seelenreiz ist so mit der Organisation des Menschen

verwebt, daß sein Einfluß nicht so lange ganz aufhören kann, ohne Absterbung und Destruction der dazu nöthigen feinern Organe nach sich zu ziehen.

Andere haben die Verlängerung ihres Lebens auf dem Wege gesucht, daß sie alle Krankheitsursachen zu fliehen, oder gleich zu heben suchten: also Erkältung, Erhitzung, Speise, Getränke u. s. w. Aber diese Methode hat das Uebele, daß wir doch nicht im Stande sind, alle abzuhalten, und daß wir dann desto empfindlicher gegen die werden, die uns treffen. — Auch könnte die Verhinderung der Consumtion von aussen dahin gezogen werden. Wir finden nämlich, daß man in heißen Ländern, wo die warme Luft die Haut beständig offen und die Verdunstung unsrer Bestandtheile weit anhaltender macht, sich damit hilft, daß man die Haut beständig mit Oel und Salben reibt, und dadurch den wässerichten und flüchtigen Theilen wirklich die Wege der Verdunstung verstopft. Man empfindet davon ein wahres Gefühl der Stärkung, und es scheint in einem solchen Clima nothwendig zu seyn, um die zu schnelle Consumtion durch die äußerst starke Verdunstung zu hindern. Aber auch bloß auf ein solches Clima wäre dies anwendbar. In unserm Clima, wo die Luft selbst größtentheils die Dienste eines solchen hautverstopfenden Mittels vertritt, haben wir mehr dafür zu sorgen, die Ausdünstung zu befördern, als sie noch mehr zu verhindern.

Noch muß ich ein Wort von einem ganz neuen Experiment, das Leben zu verlängern, sagen, das bloß in Vermehrung des intensiven Lebens besteht. Man bestimmt nämlich dabei die Länge des Lebens nicht nach der Zahl der Tage, sondern nach der Summe des Gebrauchs oder Genusses, und glaubt, daß, wenn man in einer bestimmten Zeit noch einmal so viel gethan oder genossen hätte, man auch noch einmal so lange gelebt habe, als ein Anderer in der doppelten Zeit. So sehr ich diese Methode an sich respectire, wenn sie in edler Wirksamkeit besteht, und die Folge eines regen thatenreichen Geistes ist, so sehr ich überzeugt bin, daß bei der Ungewißheit unsers Lebens diese Idee ungemein viel Einladendes hat; so muß ich doch bekennen, daß man dadurch seinen Zweck gewiß nicht erreicht, und daß ich die Rechnung für falsch halte. — Da diese Meinung so viel Anhänger gefunden hat, so wird mir's wohl erlaubt seyn, sie etwas genauer zu analysiren, und meine Gründe dagegen aus einander zu setzen.

Zu allen Operationen der Natur gehört nicht allein Energie, die intensive Kraft, sondern auch Extension, Zeit. Man gebe einer Frucht noch einmal so viel Wärme und Nahrung, als sie im natürlichen Zustand hat; sie wird zwar in noch einmal so kurzer Zeit eine scheinbare Reifung erhalten, aber gewiß nie den Grad von Vollendung und Ausarbeitung, den die Frucht im natürlichen Zustand, bei halb so viel intensiver Wirksamkeit und noch einmal so viel Zeit erlangt hätte.

Eben so das menschliche Leben. Wir müssen es

als ein zusammenhängendes Ganzes, als einen grossen Reifungsprozeß ansehen, dessen Zweck möglichste Entwicklung und Vollendung der menschlichen Natur an sich und völlige Ausfüllung seines Standpunkts im Ganzen ist. Nun ist aber Reifung und Vollendung nur das Produkt von Zeit und Erfahrung, und es ist also unmöglich, daß ein Mensch, der nur 30 Jahr gelebt hat, gesetzt, er habe auch in der Zeit doppelt so viel gearbeitet und gethan, eben die Reifung und Vollendung erhalten könne, als ein Zeitraum von 60 Jahren gibt. — Ferner, vielleicht war er bestimmt, zwei bis drei Generationen hindurch sein Leben nützlich zu seyn; sein zu grosser Eifer rafft ihn schon in der ersten weg. Er erfüllt also, weder in Absicht auf sich selbst, noch auf Andere, die Bestimmung und den Zweck seines Lebens vollkommen, unterbricht den Lauf seiner Tage, und bleibt immer ein feiner Selbstmörder.

Noch schlimmer aber sieht's mit denen aus, die ihre Lebensverlängerung in Concentrirung der Genüsse suchen. Sie kommen weit früher dahin, sich aufzureiben, und was das Schlimmste ist, sie werden oft dadurch gestraft, daß sie nun ein bloß extensives Leben ohne alle Intension führen müssen, d. h. sie müssen sich selbst, sich und Andern zur Last, überleben, oder vielmehr sie existiren länger, als sie leben *).

*) Ich bitte besonders jetzt diesen Bemerkungen einige Aufmerksamkeit zu schenken, da der Einfluß der unbe-

Die wahre Kunst, menschliches Leben zu verlängern, besteht also darin, daß man obige vier Grundsätze (oder, nach der Sprache der Aerzte, **Indicationen**) gehörig verbinde und anwende, so aber, daß keinem auf Kosten des andern ein Genüge geschehe, und daß man nie vergesse, daß vom menschlichen Leben die Rede ist, welches nicht bloß im Existiren, sondern auch im Handeln und Genießen und Erfüllung seiner Bestimmung bestehen muß, wenn es den Namen: **menschliches Leben**, verdienen soll.

Hier eine kurze Uebersicht der ganzen Methode:

Zuerst muß die **Summe** oder der **Fonds** der **Lebenskraft** selbst **gehörig gegeben** und **genährt** werden, aber doch nie bis zu dem Grade, daß eine zu heftige Kraftäußerung daraus entstünde,

---

stimmten und nur halbwahren Sätze des Brownschen Systems sowohl in der Heilkunst als im Leben überhaupt die Meinung herrschend gemacht hat: die Kraft bestehe bloß in Erregung, und reizen heiße stärken; — wovon dann die natürliche und leider so allgemein gewordene Folge ist, daß man sowohl im gewöhnlichen Leben als in Krankheiten sich mit Reizmitteln überhäuft, daß schon junge Leute sich an Wein, Brannteswein und Opium gewöhnen, und sich durch den unglücklichen Wahn täuschen, das erhöhete Lebensgefühl sey erhöhte Kraft, und vergessen, daß sie durch diese künstliche Exaltation des Lebens die Kraft des Lebens verlieren, und je mehr sie dadurch für den Augenblick intensiv leben, desto mehr ihr extensives Leben abkürzen.

sondern nur so viel, als nöthig ist, um die innern und äußern Lebensgeschäfte mit Leichtigkeit, gehöriger Stärke und Dauer zu verrichten, und um den Bestandtheilen und Säften den Grad von organischem Karakter mitzutheilen, der ihnen zu ihrer Bestimmung und zu Verhütung chemischer Verderbnisse nöthig ist.

Dies geschieht am sichersten:

1. Durch gesunde und kräftige Generation.

2. Durch reine und gesunde Lebensnahrung oder Zugang von aussen; also reine atmosphärische Luft, und reine, frische, gut verdauliche Nahrungsmittel und Getränke.

3. Durch einen gesunden und brauchbaren Zustand der Organe, durch welchen der Lebenszugang von aussen uns eigen gemacht werden muß, wenn er uns zu Gute kommen soll. Diese wesentlichen Lebensorgane sind: Lunge, Magen, Haut, auf deren Gesunderhaltung die Lebensnahrung zunächst beruht.

4. Durch gleichförmige Verbreitung der Kraft im ganzen Körper; denn ohne diese ist der Kraftvorrath unnütz, ja sogar schädlich. Jeder Theil, jedes Eingeweide, jeder Punkt unsers Körpers muß den Antheil von Lebenskraft erhalten, der ihm zur gehörigen Vollziehung seiner Geschäfte nöthig ist. Bekommt einer zu wenig, so entsteht Schwäche desselben; bekommt er zu viel, so sind die Folgen zu heftige Bewegungen, Reizungen, Congestionen desselben, und immer ist dann wenigstens jene Har-

monie aufgehoben, die der Grundpfeiler des gesunden Lebens ist. — Diese gleichförmige Vertheilung der Kraft wird bewirkt, vorzüglich durch gleichförmige Uebung und Gebrauch jedes Theils, jedes Organs unsers Körpers, durch körperliche Bewegung, schickliche gymnastische Uebungen, laue Bäder und Reiben des Körpers.

Zweitens muß den Organen oder der Materie des Körpers ein gehöriger Grad von Festigkeit und Abhärtung gegeben werden, aber nicht bis zum Grade der wirklichen Steifigkeit und Härte, die dem Leben mehr nachtheilig als beförderlich seyn würde.

Diese Abhärtung, von der hier die Rede ist, ist zweifach: Vermehrte Bindung und Cohäsion der Bestandtheile, und also physische Festigkeit der Faser, und dann Abhärtung des Gefühls gegen nachtheilige und krankmachende Eindrücke.

Die gehörige Festigkeit und Cohäsionskraft der Faser (dasselbe, was die Aerzte Ton, Spannkraft nennen) wirkt auf folgende Art zur Verlängerung des Lebens:

Einmal, indem dadurch die Bindung unsrer Bestandtheile vermehrt wird, können sie durch den Lebensprozeß selbst nicht so schnell aufgerieben, zersetzt und getrennt werden, folglich geschieht der Wechsel der Bestandtheile nicht so schnell, ihr Ersatz braucht nicht so oft zu erfolgen, und das ganze intensive Leben ist langsamer, welches immer ein Gewinn für die Extension und Dauer desselben ist. — Zur bessern Erläuterung will ich nur an das Leben des Kindes und des Mannes erinnern. Bei jenem ist die physische Cohäsionskraft, die Festigkeit der Faser, weit geringer, die Bindung der Bestandtheile also schwächer und lockerer, es reibt sich daher weit schneller auf, der Wechsel seiner Bestandtheile ist weit geschwinder, es muß weit öfter und weit mehr essen, weit öfter und mehr schlafen, um das Verlorne zu ersetzen, der ganze Blutumlauf geschieht weit geschwinder, genug, das intensive Leben, die Selbstconsumtion, ist stärker als bei dem Manne, der festere Fasern hat.

Ferner, indem dadurch die wahre Stärke der Organe erst bewirkt wird. Lebenskraft allein gibt noch keine Stärke. Es muß erst ein gehöriger Grad der einfachen Cohäsionskraft sich mit der Lebenskraft verbinden, wenn das entstehen soll, was wir Stärke des Organs und so auch des Ganzen nennen. — Auch dies erhellet am deutlichsten aus dem Vergleich des Kindes mit dem Manne. Das Kind ist weit reicher an Lebenskraft, Reizfähigkeit, Bildungstrieb, Reproductionskraft, als der Mann, und dennoch hat dieser lebensreiche Körper weniger Stärke, als der des Mannes, bloß weil die Cohäsion der Fasern beim Kinde noch schwach und locker ist.

Endlich, indem die zu große, kränkliche oder unregelmäßige Reizbarkeit, Empfindlichkeit und ganze Erregbarkeit der Faser, durch eine gehörige Beimischung der Cohäsionskraft, regulirt, gemäßigt und in gehörigen Schranken und Richtungen erhalten wird;

wodurch also die zu starke Reizung und Kraftconsumtion beim Leben selbst gemindert, folglich die Extension und Dauer des Lebens vermehrt, auch zugleich der Vortheil erreicht wird, daß äußere und nachtheilige Reize weniger schnell und heftig wirken.

Auch scheint durch eine stärkere Cohäsion selbst die Capacität der Materie für Lebenskraft erhöht, wenigstens eine festere Bindung der Lebenskraft mit der Materie bewirkt zu werden.

Die Mittel, wodurch diese vermehrte Festigkeit und Cohäsion der Faser bewirkt wird, sind:

1. Uebung und Gebrauch der Muskelkraft und Faser, sowohl der willkührlichen, durch freiwillige Muskularbewegung, als auch der unwillkührlichen, z. E. der des Magens und Darmkanals, durch angemeßne Reize, z. E. etwas feste und harte Speisen, der Blutgefäße durch etwas stimulirende Nahrungsmittel. Bei jeder Bewegung einer Faser geschieht Zusammenziehung derselben, d. h. die Bestandtheile nähern sich einander, und geschieht dies öfter, so wird dadurch ihre Cohäsion oder Ton selbst vermehrt. Nur muß man sich gar sehr hüten, den Reiz nicht zu stark werden zu lassen, weil er sonst die Consumtion zu sehr vermehren und dadurch schaden würde.

2. Der Genuß gelatinöser, bindender, eisenhaltiger Nahrungsmittel (Fleischspeisen), welche die Cohäsion vermehren, und die Vermeidung zu vieler wäßrichter Substanzen, die sie mindern.

3. Mäßige Beförderung der Ausdünstung, durch Reiben, Bewegung u. dgl.

4. Kühle Temperatur der Luft und des ganzen Verhaltens. Ein Hauptpunkt! Unerachtet Kälte kein positives Stärkungsmittel der Lebenskraft ist, so vermehrt und stärkt sie doch die todte Cohäsions- oder Spannkraft, und vermindert selbst die zu starke Aeußerung und Erschöpfung der lebendigen Kraft, und kann auf solche Weise ein großes negatives Stärkungsmittel der Lebenskraft selbst werden. Wärme hingegen schwächt, theils durch Erschlaffung der Cohäsion, theils durch Erschöpfung der Lebenskraft.

Doch wiederhole ich bei allen diesen Mitteln, Kälte, fester substantieller Nahrung, Bewegung u. s. w., daß man sie nie zu weit treiben darf, damit nicht, statt der gehörigen Festigkeit, eine zu große Steifigkeit und Härte der Faser entstehe.

Die Abhärtung des Gefühls gegen Krankheitsursachen wird am besten dadurch bewirkt, wenn man sich an mancherlei solche Eindrücke und schnelle Abwechselungen gewöhnt.

Das Dritte ist: Man vermindere oder mäßige die Lebensconsumtion, damit keine zu schnelle Aufreibung der Kräfte und Organe erfolge.

Die ganze Lebensoperation (wie schon oben gezeigt worden) ist Handlung, Aeußerung der Lebenskraft, und folglich unvermeidlich mit Consumtion und Aufzehrung dieser Kraft verbunden. Dies ist nicht bloß der Fall bei den willkührlichen, sondern auch unwillkührlichen Verrichtungen, nicht bloß bei den äußern, sondern auch bei den innern Lebensgeschäften; denn sie werden auch durch beständigen Reiz und Reaction unterhalten. Beide also dürfen nicht übermäßig angestrengt werden, wenn wir unsere Consumtion verzögern wollen.

Ich rechne dahin vorzüglich folgende Reizungen und Kraftäußerungen:

1. Anstrengung des Herzens- und Blutsystems und zu anhaltende Beschleunigung der Circulation, z. E. durch zu reizende hitzige Nahrungsmittel, Affecten, fieberhafte Krankheiten. Starke Wein- und Branntweintrinker, leidenschaftliche Menschen, haben beständig einen gereizten schnellen Puls, und erhalten sich in einem beständigen künstlichen Fieber, wodurch sie sich eben so gut abzehren und aufreiben, als wenn es ein wirkliches Fieber wäre.

2. Zu starke oder anhaltende Anstrengung der Denkkraft (was darunter zu verstehen sey, wird in der Folge deutlicher werden), wodurch nicht allein die Lebenskraft erschöpft, sondern sie auch zugleich dem Magen und Verdauungssystem entzogen, folglich auch zugleich das wichtigste Restaurationsmittel verdorben wird.

3. Zu häufige und zu starke Reizung und Befriedigung des Geschlechtstriebs. Es wirkt fast eben so und gleich verderblich auf Beschleunigung der Lebensconsumtion, als die Anstrengung der Denkkraft.

4. Zu heftige und anhaltend fortgesetzte Muskularbewegung. Doch gehört dazu schon äußerster Exceß, wenn sie schaden soll.

5. Alle starke, oder anhaltend dauernde Excre-

tionen, z. E. Schweiße, Durchfälle, Katarrhe, Husten, Blutflüsse u. dergl. Sie erschöpfen nicht nur die Kraft, sondern auch die Materie, und verderben dieselbe.

6. Alle zu heftig oder zu anhaltend auf uns wirkende Reize, wodurch immer auch Kraft erschöpft wird. Je reizvoller das Leben, desto schneller verströmt es. Dahin gehören zu starke oder zu anhaltende Reizungen der Sinneswerkzeuge und Gefühlsorgane, Affecten, Uebermaaß in Wein, Branntewein, Gewürzen, Haut=gout. Selbst öftere Ueberladungen des Magens gehören hieher, um so mehr, da sie gewöhnlich auch noch die Nothwendigkeit erregen, Abführungs= oder Brechmittel zu nehmen, welches auch als Schwächung nachtheilig ist.

7. Krankheiten mit sehr vermehrter Reizung, besonders fieberhafte.

8. Wärme, wenn sie zu stark und zu anhaltend auf uns wirkt; daher zu warmes Verhalten von Jugend auf eins der größten Beschleunigungsmittel der Consumtion und Verkürzungsmittel des Lebens ist.

9. Endlich gehört selbst ein zu hoher Grad von Reizfähigkeit (Irritabilität und Sensibilität) der Faser unter diese Rubrik. Je größer diese ist, desto leichter kann jeder, auch der kleinste, Reiz eine heftige Reizung, Kraftäußerung und folglich Kraftererschöpfung erregen. Ein Mensch, der diese fehlerhafte Eigenschaft hat, empfindet eine Menge Eindrücke, die auf gewöhnliche Menschen gar keine Wirkung

haben, und wird von allen, auch den gewöhnlichsten, Lebensreizen doppelt afficirt; sein Leben ist also intensiv unendlich stärker, aber die Lebensconsumtion muß auch doppelt so schnell geschehen. Alles folglich, was die Reizfähigkeit sowohl moralisch als physisch zu sehr erhöhen kann, gehört zu den Beschleunigungsmitteln der Consumtion.

Viertens, die Restauration der verlornen Kräfte und Materien muß leicht und gut geschehen.

Dazu gehört:

1. Gesundheit, Gangbarkeit und Thätigkeit der Organe, durch welche die neuen restaurirenden Theile in uns eingehen sollen; sie ist zum Theil unaufhörlich und permanent, wie durch die Lungen, zum Theil periodisch, wie durch den Magen. Es gehören hieher: die Lungen, die Haut und der Magen und Darmkanal. Diese Organe müssen durchaus gesund, gangbar und thätig seyn, wenn eine gute Restauration geschehen soll, und sind daher für Verlängerung des Lebens höchst wichtig.

2. Gesundheit, Thätigkeit und Gangbarkeit der unzähligen Gefäße, durch welche die in uns aufgenommenen Bestandtheile uns assimilirt, verähnlicht, vervollkommnet und veredelt werden müssen. Dies ist zuerst und vorzüglich das Geschäft des einsaugenden (lymphatischen) Systems und seiner unzähligen Drüsen, und dann auch des Blut- oder Circulationssystems, wo die organische Veredlung vollendet wird. Ich halte daher das einsaugende System für

eins der Hauptorgane der Restauration. — Hierauf muß vorzüglich in der Kindheit gesehen werden; denn die erste Nahrung in der zartesten Kindheit, die Behandlung in dem ersten Jahre des Lebens bestimmen am meisten den Zustand dieses Systems, und gar häufig wird dieser gleich im Anfange durch unkräftige, schlechte, kleisterige Nahrung und Unreinlichkeit verdorben, und dadurch eine der wesentlichsten Grundlagen des kürzern Lebens gelegt.

3. Gesunder Zustand der Nahrungsmittel und Materien, aus denen wir uns restauriren. Speisen und Getränke müssen rein (frei von verdorbenen Theilen), mit gehörigem Nahrungsprincip versehen, gehörig reizend (denn auch ihr Reiz ist zur gehörigen Verdauung und ganzen Lebensoperation nöthig), aber auch mit einem gehörigen Antheil von Wasser oder Flüssigem verbunden seyn. Dies letztere ist besonders ein wichtiger und oft übersehener Umstand. Wasser, wenn es auch nicht selbst Nahrung ist (obgleich auch dies durch das Beispiel von Fischen, Würmern u. s. w., die man lange Zeit durch bloßes Wasser nährte, sehr wahrscheinlich wird), ist wenigstens zum Geschäft der Restauration und Ernährung unentbehrlich, einmal, weil es das Vehikel für die eigentlichen Nahrungsstoffe seyn muß, wenn sie aus dem Darmkanal in alle Punkte des Körpers gehörig vertheilt werden sollen, und dann, weil eben dieses Vehikel auch zur gehörigen Absonderung und Ausleerung des Verdorbenen, folglich zur Reinigung des Körpers ganz unentbehrlich ist.

4. Gesunder und schicklicher Zustand der Luft, in der und von der wir leben. Die Luft ist unser eigentliches Element, und auf doppelte Art ein höchst wichtiges Restaurationsmittel des Lebens; erstens, indem sie uns unaufhörlich zwei der geistigsten und unentbehrlichsten Lebensbestandtheile (Sauerstoff und Wärmestoff) mittheilt, und dann, indem sie das wichtigste Vehikel ist, uns die verdorbenen Bestandtheile zu entziehen und in sich aufzunehmen. Sie ist das vorzüglichste Medium für diesen beständigen Umtausch der feinern Bestandtheile. Der bei weitem beträchtlichste und wichtigste Theil unsrer Absonderungen und Ausleerungen ist gasförmig, d. h. die Materie muß in Dunst verwandelt werden, um ausgestoßen zu werden. Dahin gehören alle Absonderungen unsrer äußern Oberfläche, der Haut und der Lungen. Diese Verdünstung hängt nun nicht bloß von der Kraft und Gangbarkeit der aushauchenden Gefäße, sondern auch von der Beschaffenheit der Luft ab, die sie aufnimmt. Je mehr diese schon mit Bestandtheilen überladen ist, desto weniger kann sie neue Stoffe aufnehmen; daher hemmt feuchte Luft die Ausdünstung. Hieraus ergibt sich folgende Bestimmung: Die Luft, in der wir leben, muß einen hinlänglichen Antheil Sauerstoffgas (Lebensluft) enthalten, doch nicht zu viel, weil sie sonst zu stark reizen und die Lebensconsumtion beschleunigen würde, und sie muß so wenig wie möglich fremde Bestandtheile in sich aufgelöset enthalten, also nicht feucht, nicht durch erdichte, vegetabilische oder ani-

malische Stoffe verunreinigt seyn *); ihre Temperatur darf nicht zu warm und nicht zu kalt seyn (denn ersteres erschöpft die Kraft und erschlafft, letzteres macht die Faser zu steif und unthätig), und sie muß weder in der Temperatur, noch in der Mischung, noch in dem Druck, zu schnellen Abwechselungen unterworfen seyn; denn es ist eins der durch Erfahrung am meisten bestätigten Gesetze, daß Gleichförmigkeit der Luft und des Clima die Länge des Lebens ungemein begünstigt.

5. Freie Wege und wirksame Organe für die Absonderungen und Ausleerungen der verdorbenen Bestandtheile. Unser Leben besteht im beständigen Wechsel der Bestandtheile. Werden die abgenutzten und unbrauchbaren nicht immer abgesondert und ausgestoßen, so ist es unmöglich, daß wir die neuen und frischen in der gehörigen Menge uns zueignen, und, was noch übler ist, der neue Ersatz verliert durch die Beimischung der zurückgehaltenen und verdorbenen seine Reinheit, und erhält selbst wieder den

*) Man sieht, wie sehr man, bei Bestimmung der Verdorbenheit der Luft, unreine und saturirte Luft unterscheiden sollte, was gewöhnlich nicht geschieht. Die Verdorbenheit der Luft kann entweder in einem zu geringen Antheil Sauerstoffgas, also in der chemischen Mischung liegen, und diese könnte man unreine Luft nennen (im Gegensatz der reinen, Lebensluft), oder sie kann durch fremde in ihr aufgenommene Bestandtheile verdorben seyn, und dies könnte saturirte Luft heißen.

Karakter der Verdorbenheit. Daher die sogenannte Schärfe, Verschleimung, Unreinigkeit, Verderbniß der Säfte, oder vielmehr der ganzen Materie. — Die Restauration wird also durch schlechte Absonderungen auf doppelte Art gehindert, theils in der Quantität, theils in der Qualität. Die Organe, auf denen diese Absonderung und Reinigung des Körpers hauptsächlich beruht, sind: die Haut, das wichtigste — denn man hat berechnet, daß zwei Drittheile der abgenutzten Bestandtheile durch die unmerkliche Hautausdünstung verfliegen, — die Nieren, der Darmkanal, die Lungen.

6. Angenehme und mäßig genoßne Sinnesreize. Es gehört, wie oben gezeigt, zu den Vorzügen der menschlichen Organisation und seiner höhern auch physischen Vollkommenheit, daß er für geistigere Eindrücke und deren Veredlung empfänglich ist, und daß diese einen ungleich größern Einfluß auf den physischen Lebenszustand haben, als bei den Thieren. Es eröffnet sich ihm dadurch eine neue Restaurationsquelle, die dem Thiere fehlt, die Genüsse und Reize angenehmer und nicht zu weit getriebner Sinnlichkeit.

7. Angenehme Seelenstimmung, frohe und mässige Affecten, neue, unterhaltende, große Ideen, ihre Schöpfung, Darstellung und ihr Umtausch. Auch diese höhern, dem Menschen ausschließlich eignen, Freuden gehören zur obigen Rubrik der Lebensverlängerungsmittel. Hoffnung, Liebe, Freude, sind daher so beglückende Affecten, und kein gewisseres und allgemeineres Erhaltungsmittel des Lebens und

der Gesundheit gibt es wohl, als Heiterkeit, Frohsinn des Gemüths. Diese Seelenstimmung erhält die Lebenskraft in gehöriger gleichförmiger Regbarkeit, befördert Digestion und Circulation, und vorzüglich das Geschäft der unmerklichen Hautausdünstung wird durch nichts so schön unterhalten. Glücklich sind daher die Menschen auch physisch, denen der Himmel das Geschenk einer immer zufriedenen und heitern Seele verliehen hat, oder die sich durch Geisteskultur und moralische Bildung dieselbe verschafft haben! Sie haben den schönsten und reinsten Lebensbalsam in sich selbst!

Diese vorgetragenen Sätze enthalten den allgemeinen Plan und die Grundregeln einer jeden vernünftigen Lebensverlängerung. Doch gilt auch hiervon, was von jeder diätetischen und medizinischen Regel gilt, daß sie bei der Anwendung selbst Rücksicht auf den speciellen Fall verlangen, und dadurch ihre genauere Bestimmung und Modification erhalten müssen.

Vorzüglich sind's folgende Umstände, die bei der Anwendung in Betracht zu ziehen sind:

Die verschiedene Constitution des Subjects in Absicht auf die einfachen Bestandtheile und Fasern. Je trockner, fester und härter von Natur der körperliche Zustand ist, desto weniger brauchen die Mittel der zweiten Indication (einer schicklichen Abhärtung) angewendet zu werden; je mehr von Natur Schlaffheit das Eigenthum der Faser ist, desto mehr.

Ferner, das verschiedene angeborne Temperament, worunter ich den verschiedenen Grad der Reizfähigkeit und ihr Verhältniß zur Seelenkraft verstehe. Je mehr das Subject zum phlegmatischen Temperament gehört, desto mehr, desto stärkere Reize sind anwendbar. Ein Grad von Reizung, der bei einem Sanguinischen Aufreibung und Erschöpfung bewirken würde, ist hier wohlthätig, nothwendig zum gehörigen Grade der Lebensoperation, ein Mittel der Restauration. Eben so das melancholische Temperament; es verlangt auch mehr Reiz, aber angenehmern, abwechselndern und nicht zu heftigen. Je mehr aber das sanguinische Temperament herrscht, desto vorsichtiger und mäßiger müssen alle, sowohl physische als moralische Reize angewendet werden, und noch mehr erfordert das cholerische Temperament hierin Aufmerksamkeit, wo oft schon der kleinste Reiz die heftigste Kraftanstrengung und Erschöpfung hervorbringen kann.

Ferner, die Perioden des Lebens. Das Kind, der junge Mensch, hat ungleich mehr Lebenskraft, Reizfähigkeit, lockerere Bindung, schnellern Wechsel der Bestandtheile. Hier muß weit weniger Reiz gegeben werden, weil schon ein geringer Reiz starke Reaction erregt; hier ist verhältnißmäßig mehr auf Restauration und Abhärtung zu sehen. Im Alter hingegen ist alles, was Reiz heißt, im stärkern Grade anwendbar. Hier ist das Restauration, was in der Kindheit Consumtion gewesen seyn würde. Milch ist Wein für Kinder; Wein ist Milch für

Alte. Auch erfordert das Alter, wegen der damit verbundenen größern Trockenheit, nicht Vermehrung derselben durch die zweite Indication, sondern eher Verminderung durch erweichende, anfeuchtende Dinge: Fleischbrühen, kräftige Suppen, laue Bäder.

Endlich macht auch das Clima einigen Unterschied. Je südlicher es ist, desto größer ist die Reizfähigkeit, desto stärker die beständige Reizung, desto schneller der Lebensstrom, und desto kürzer die Dauer. Hier ist folglich gar sehr darauf zu sehen, daß durch zu starke Reize diese Kraftерschöpfung nicht noch mehr beschleunigt werde. Im nördlichen Clima hingegen, wo die kühlere Temperatur an sich schon die Kraft mehr concentrirt und zusammenhält, ist dies weniger zu fürchten.

Practischer Theil.

Wenn die Natur verabscheut, so spricht sie es laut aus. Das Geschöpf, das nicht seyn soll, kann nicht werden; das Geschöpf, was falsch lebt, wird früh zerstört. Unfruchtbarkeit, kümmerliches Daseyn, frühzeitiges Zerfallen, — das sind ihre Flüche, die Kennzeichen ihrer Strenge. Nur durch unmittelbare Folgen straft sie. Da! Seht um euch her, und was verboten und verflucht ist, wird euch in die Augen fallen. In der Stille des Klosters und im Geräusche der Welt sind tausend Handlungen geheiligt und geehrt, auf denen ihr Fluch ruht. Auf bequemen Müßiggang so gut wie auf überstrengte Arbeit, auf Willkühr und Ueberfluß wie auf Noth und Mangel, sieht sie mit traurigen Augen nieder. Zur Mäßigkeit ruft sie: Wahr sind alle ihre Verhältnisse, und ruhig alle ihre Wirkungen. —

Göthe in Meisters Lehrjahren 4. B.

Ich komme nun zu dem wichtigsten Theil der Abhandlung, der practischen Kunst das Leben zu verlängern. Nun erst kann ich mit Grund und mit Ueberzeugung diejenigen Mittel angeben, wodurch allein, aber auch gewiß, Verlängerung des Lebens möglich ist. — Sind sie gleich nicht so glänzend, prahlerisch und geheimnißvoll, als die gewöhnlich sogenannten, so haben sie doch den Vorzug, daß sie überall und ohne Kosten zu haben sind, ja zum

Theil schon in uns selbst liegen, daß sie mit Vernunft und Erfahrung vollkommen übereinstimmen, und nicht bloß Länge, sondern auch Brauchbarkeit des Lebens erhalten. Genug, sie verdienen, nach meiner Meinung, den Namen Universalmittel mehr, als alle jene Charlatanerien.

Wir sind beständig von Freunden und Feinden des Lebens umgeben. Wer es mit den Freunden des Lebens hält, wird alt; wer hingegen die Feinde vorzieht, verkürzt sein Leben. Nun wäre zwar wohl von jedem vernünftigen Menschen zu erwarten, daß er die erstern vorziehen und die letztern von sich selbst schon vermeiden würde; aber das Schlimmste ist, daß diese Lebensfeinde nicht alle öffentlich und bekannt sind, sondern zum Theil ganz insgeheim und unmerklich ihr Wesen treiben, daß einige derselben sogar die Maske der besten Lebensfreunde vornehmen und schwer zu erkennen sind, ja daß mehrere sogar in uns selbst liegen.

Das Hauptsächlichste der Kunst, lange zu leben, wird also vor allen Dingen darin bestehen, daß wir Freunde und Feinde in dieser Absicht gehörig unterscheiden und letztere vermeiden lernen; oder mit andern Worten, die Kunst der Lebensverlängerung zerfällt in zwei Theile:

1. Vermeidung der Feinde und Verkürzungsmittel des Lebens.
2. Kenntniß und Gebrauch der Verlängerungsmittel.

Erster Abschnitt.

Verkürzungsmittel des Lebens.

Nach den oben bestimmten und einzigen Prinzipien, worauf Lebensdauer beruht, wird es uns nicht schwer seyn, hier im Allgemeinen zu bestimmen, auf wie vielerlei Art das Leben verkürzt werden kann.

Alles das muß es nämlich verkürzen, was

1. Entweder die Summe der Lebenskraft an sich vermindert.

2. Oder was den Organen des Lebens ihre Dauer und Brauchbarkeit nimmt.

3. Oder was die Lebensconsumtion unsrer selbst beschleunigt.

4. Oder was die Restauration hindert.

Alle lebensverkürzenden Mittel lassen sich unter diese vier Classen bringen, und wir haben nun auch einen Maaßstab, ihren mehr oder weniger nachtheiligen Einfluß zu beurtheilen und zu schätzen. Je mehr nämlich von diesen vier Eigenschaften sich in einer Sache vereinigen, desto gefährlicher und feindseliger ist sie für unsre Lebensdauer, je weniger, desto weniger ist sie gefährlich. — Ja, es gibt gemischte Wesen, welche gleichsam zwei Seiten, eine freundliche und eine feindliche, haben, z. B. eine von den genannten Eigenschaften besitzen, aber zugleich überwiegend gute und wohlthätige. Diese können eine eigne Classe formiren. — Aber, wir wollen sie hier, nach ihrer überwiegenden Qualität, entweder zu den freundlichen oder den feindseligen Wesen rechnen.

Noch ein wichtiger Unterschied existirt unter den Lebensverkürzungsmitteln. Einige wirken langsam, successive, oft sehr unvermerkt; andere hingegen gewaltsam und schnell, und man könnte sie eher Unterbrechungsmittel des Lebens nennen. Dahin gehören gewisse Krankheiten, und die eigentlich sogenannten gewaltsamen Todesarten. Gewöhnlich fürchtet man die letztern weit mehr, weil sie mehr in die Augen fallend und schreckhafter wirken; aber ich versichere, daß sie im Grunde weit weniger gefährlich sind, als jene schleichenden Feinde; denn sie sind so offenbar, daß man sich weit eher vor ihnen in Acht nehmen kann, als vor den letztern, welche ihr destruirendes Geschäft im Verborgenen treiben, und uns alle Tage etwas von unserm Leben stehlen, wovon wir gar nichts merken, aber wovon die Summe sich am Ende schrecklich hoch belaufen kann.

Auch muß ich hier im voraus die traurige Bemerkung machen, daß sich leider unsre Lebensfeinde in neuern Zeiten fürchterlich vermehrt haben, und daß der Grad von Luxus, Kultur, Verfeinerung und Unnatur, worin wir jetzt leben, der unser intensives Leben so beträchtlich exaltirt, auch die Dauer desselben in eben dem Verhältniß verkürzt. — Wir werden bei genauer Untersuchung finden, daß man es gleichsam darauf angelegt und raffinirt zu haben scheint, sich gegenseitig, heimlich und unvermerkt, und oft auf die artigste Weise von der Welt, das

Leben zu nehmen, und es gehört eben deswegen jetzt ungleich mehr Vorsicht und Aufmerksamkeit dazu, sich dafür in Sicherheit zu stellen.

I.

Schwächliche Erziehung — Verzärtelung — Ueberreizung — physische und moralische Weichlichkeit.

Kein gewisseres Mittel gibt's, den Lebensfaden eines Geschöpfs gleich vom Anfang an recht kurz und vergänglich anzulegen, als wenn man ihm in den ersten Lebensjahren, die noch als eine fortdauernde Generation und Entwicklung anzusehen sind, eine recht warme, zärtliche und weichliche Erziehung gibt, d. h. es vor jedem rauhen Lüftchen bewahrt, es wenigstens ein Jahr lang in Federn und Wärmflaschen begräbt, und einem Küchlein gleich, in einem wahren Brütezustand erhält, auch dabei nichts versäumt, es übermäßig mit Nahrungsmitteln auszustopfen, und durch Kaffee, Chocolade, Wein, Gewürze und ähnliche Dinge, die für ein Kind nichts anders als Gift sind, seine ganze Lebensthätigkeit zu stark zu reizen. Dadurch wird nun die innere Consumtion gleich vom Anfang an so beschleunigt, das intensive Leben so frühzeitig exaltirt, die Organe so schwach, zart und empfindlich gemacht, daß man mit voller Gewißheit behaupten kann: durch eine zweijährige Behandlung von dieser Art kann eine angeborne Lebensfähigkeit von 60 Jahren recht gut auf die

Hälfte, ja, wie die Erfahrung leider zur Genüge zeigt, auf noch viel weniger herunter gebracht werden, die übeln Zufälle und Krankheiten nicht gerechnet, die noch ausserdem dadurch hervorgebracht werden. Durch nichts wird die zu frühe Entwickelung unsrer Organe und Kräfte so sehr beschleunigt, als durch eine solche Treibhauserziehung, und wir haben oben gesehen, welches genaue Verhältniß zwischen der schnellern oder langsamern Entwicklung und der längern oder kürzern Dauer des ganzen Lebens existirt. Schnelle Reifung zieht immer auch schnelle Destruction nach sich *). Gewiß hierin liegt ein Hauptgrund der so entsetzlichen Sterblichkeit der Kinder. Aber die Menschen fallen nie auf die ihnen am nächsten liegenden Ursachen, und nehmen lieber die allerungereimtesten oder übernatürlichen an, um sich nur dabei zu beruhigen und nichts zu thun zu haben.

Genug, Mangel an reinem Luftgenuß, Unreinlichkeit und Ueberreizung durch zu warmes Verhalten, und durch zu schwere oder für dieses Alter zu reizende Speisen und Getränke sind es hauptsächlich, wodurch man das Leben der Kinder nicht bloß in der Kindheit verkürzt, sondern, was etwas ganz ande-

*) Eins der merkwürdigsten Beispiele von Uebereilung der Natur war König Ludwig II. von Ungarn. Er ward zu frühzeitig geboren, so, daß er noch gar keine Haut hatte; im 2ten Jahre wurde er gekrönt, im 10ten succedirte er, im 14ten hatte er schon vollkommnen Bart, im 15ten vermählte er sich, im 18ten hatte er graue Haare, und im 20sten blieb er bei Mohacz.

res ist, und woran man am wenigsten denkt, wodurch man den Grund zu einem frühzeitigen Tod für die Folge legt. — Nicht das zu wenig, sondern das zu viel Thun ist es, wodurch man in der Kindheit am häufigsten schadet; die einzigen, geliebten, mit übermäßiger Sorgfalt gepflegten Kinder werden selten alt; hingegen, wie wir schon oben gesehen haben, Dürftigkeit, einfache und harte Erziehung sind die Umstände, unter welchen sich das Leben in der Jugend am dauerhaftesten gründet, und unter welchen allein die Beispiele des höchsten Alters möglich wurden.

Dies führt mich noch auf einen andern sehr nachtheiligen und lebensverkürzenden Fehler unserer Erziehung: die physische und moralische Weichlichkeit. Ich verstehe darunter die sorgfältige Entfernung alles Harten, Drückenden, Beschwerlichen sowohl im körperlichen als geistigen Leben, was eine Anstrengung der Kräfte zur Ueberwindung des Widerstandes oder des Unangenehmen nöthig machen könnte. Dadurch erzeugt man schwache Naturen, denn ohne Uebung gibt es keine Kraft. Mehr darüber werde ich unter dem Abschnitt: Vernünftige lebensverlängernde Erziehung, sagen.

II.

Ausschweifungen in der Liebe — Verschwendung der Zeugungskraft — Onanie, sowohl physische als geistige.

Von allen Lebensverkürzungsmitteln kenne ich keins, was so zerstörend wirkte, und so vollkommen alle Eigenschaften der Lebensverkürzung in sich vereinigte, als dieses; und man kann diese Ausschweifung als den concentrirtesten Prozeß der Lebensverkürzung betrachten. — Ich will dies sogleich beweisen.

Die erste Verkürzungsart war: Verminderung der Lebenskraft selbst. Was kann aber wohl mehr die Summe der Lebenskraft in uns vermindern, als die Verschwendung desjenigen Stoffs, der dieselbe in der concentrirtesten Gestalt enthält, der den ersten Lebensfunken für ein neues Geschöpf, und den größten Balsam für unser eignes Blut in sich faßt?

Die zweite Art von Verkürzung besteht in Verminderung der nöthigen Festigkeit und Elasticität der Fasern und Organe. Es ist bekannt, daß nichts so sehr sie schlaff, mürbe und vergänglich machen kann, als eben diese Ausschweifung.

Das Dritte, die schnellere Consumtion des Lebens, kann wohl durch nichts so sehr befördert werden, als durch eine Handlung, welche, wie wir aus den Beispielen der ganzen Natur sehen, der höchste Grad von Lebensactivität, von intensivem Leben ist, und welche, wie oben gezeigt worden, bei manchen Geschöpfen sogleich den Beschluß ihres ganzen Lebens macht.

Und endlich, die gehörige Restauration wird eben dadurch außerordentlich gehindert, weil theils dadurch die nöthige Ruhe und das Gleichgewicht, das zur Wiederersetzung des Verlornen gehört, gehindert, und den Organen die dazu nöthige Kraft geraubt wird; besonders aber, weil diese Debauchen eine ganz eigenthümliche schwächende Wirkung auf den Magen und die Lunge haben, und also eben die Hauptquellen unsrer Restauration austrocknen.

Hierzu kommt nun noch die Gefahr, eins der schrecklichsten Gifte, das venerische, bei dieser Gelegenheit einzusaugen, wofür Niemand sicher ist, der außer der Ehe Umgang mit dem weiblichen Geschlecht hat. — Eine Vergiftung, die uns nicht nur das Leben verkürzen, sondern es auch peinlich, unglücklich und verabscheuungswerth machen kann, wovon ich hernach bei den Giften mehr sagen werde.

Endlich müssen wir noch viele Nebennachtheile bedenken, die mit diesen Ausschweifungen verbunden sind, und unter welche vorzüglich die Schwächung der Denkkraft gehört. Es scheint, daß diese beiden Organe, die Seelenorgane (Gehirn) und Zeugungsorgane, so wie die beiden Verrichtungen, des Denkens und der Zeugung (das eine ist geistige, das andre physische Schöpfung), sehr genau mit einander verbunden sind, und beide den veredeltsten und sublimirtesten Theil der Lebenskraft verbrauchen. Wir finden daher, daß beide mit einander im umgekehrten Verhältniß stehen, und einander gegenseitig ableiten. Je mehr wir die Denkkraft anstrengen, desto weniger lebt unsre Zeugungskraft; je mehr wir die Zeugungskräfte reizen und ihre Säfte verschwenden, desto mehr verliert die Seele an Denkkraft, Energie, Scharfsinn, Gedächtniß. Nichts in der Welt kann so sehr und so unwiederbringlich die schönsten Geistesgaben abstumpfen, als diese Ausschweifung.

Man kann hier vielleicht fragen: was heißt zu viel in dem Genuß der physischen Liebe? Ich antworte, wenn man sie zu frühzeitig (ehe man noch selbst völlig ausgebildet ist, beim weiblichen vor dem 18ten, beim männlichen vor dem 20sten Jahre) genießt, wenn man diesen Genuß zu oft und zu stark wiederholet (welches man daraus erkennen kann, wenn nachher Müdigkeit, Verdrossenheit, schlechter Appetit erfolgt), wenn man durch öftern Wechsel der Gegenstände, oder gar durch künstliche Reize von Gewürzen, hitzigen Getränken u. dgl. immer neue Reizungen erregt und die Kräfte überspannt, wenn man nach starken Ermüdungen des Körpers oder in der Verdauung diese Kraftanstrengung macht, und, um alles mit einem Worte zu umfassen, wenn man die physische Liebe außer der Ehe genießt; denn nur durch eheliche Verbindung (die den Reiz des Wechsels ausschließt und den physischen Trieb höhern moralischen Zwecken unterwirft) kann dieser Trieb auch physisch geheiligt, d. h. unschädlich und heilsam gemacht werden.

Alles oben Gesagte gilt von der Onanie in einem ganz vorzüglichen Grade. Denn hier vermehrt das Erzwungene, das Unnatürliche des Lasters, die

Anstrengung und die damit verbundene Schwächung ganz außerordentlich, und es ist dies ein neuer Beleg zu dem oben angeführten Grundsatz, daß die Natur nichts fürchterlicher rächt, als das, wo man sich an ihr selbst versündigt. — Wenn es Todsünden gibt, so sind es zuverläßig die Sünden gegen die Natur. — Es ist wirklich höchst merkwürdig, daß eine Ausschweifung, die sich an und für sich ganz gleich scheint, in ihren Folgen dennoch so verschieden ist, je nachdem sie auf eine natürliche oder unnatürliche Art verrichtet wird, und da ich selbst vernünftige Menschen kenne, die sich von diesem Unterschied nicht recht überzeugen können, so ist es hier wohl ein schicklicher Ort, den Unterschied etwas aus einander zu setzen, warum Onanie, bei beiden Geschlechtern, so unendlich mehr schadet, als der naturgemäße Genuß. Schrecklich ist das Gepräge, was die Natur einem solchen Sünder aufdrückt! Er ist eine verwelkte Rose, ein in der Blüthe verdorrter Baum, eine wandelnde Leiche. Alles Feuer und Leben wird durch dieses stumme Laster getödtet, und es bleibt nichts, als Kraftlosigkeit, Unthätigkeit, Todtenblässe, Verwelken des Körpers und Niedergeschlagenheit der Seele zurück. Das Auge verliert seinen Glanz und seine Stärke, der Augapfel fällt ein, die Gesichtszüge fallen in das Länglichte, das schöne jugendliche Ansehen verschwindet, eine blaßgelbe bleiartige Farbe bedeckt das Gesicht. Der ganze Körper wird krankhaft, empfindlich, die Muskelkräfte verlieren sich, der Schlaf bringt keine Erholung, jede Be-

20

wegung wird sauer, die Füße wollen den Körper nicht mehr tragen, die Hände zittern, es entstehen Schmerzen in allen Gliedern, die Sinnwerkzeuge verlieren ihre Kraft, alle Munterkeit vergeht. Sie reden wenig, und gleichsam nur gezwungen; alle vorige Lebhaftigkeit des Geistes ist erstickt. Knaben, die Genie und Witz hatten, werden mittelmäßige oder gar Dummköpfe; die Seele verliert den Geschmack an allen guten und erhabnen Gedanken; die Einbildungskraft ist gänzlich verdorben. Jeder Anblick eines weiblichen Gegenstandes erregt in ihnen Begierden; Angst, Reue, Beschämung und Verzweiflung an der Heilung des Uebels macht den peinlichen Zustand vollkommen. Das ganze Leben eines solchen Menschen ist eine Reihe von geheimen Vorwürfen, peinigenden Gefühlen innerer selbstverschuldeter Schwäche, Unentschlossenheit, Lebensüberdruß, und es ist kein Wunder, wenn endlich Anwandlungen zum Selbstmord entstehen, zu denen kein Mensch mehr aufgelegt ist, als der Onanist. Das schreckliche Gefühl des lebendigen Todes macht nun den völligen Tod wünschenswerth. Die Verschwendung dessen, was Leben gibt, erregt am meisten den Ekel und Ueberdruß des Lebens, und die eigne Art von Selbstmord, par dépit, aus bloßem Lebensüberdruß, der unsern Zeiten eigen ist. Ueberdies ist die Verdauungskraft dahin, Winde und Magenkrämpfe plagen unaufhörlich, das Blut wird verdorben, die Brust verschleimt, es entstehen Ausschläge und Geschwüre in der Haut, Vertrocknung und Abzehrung des ganzen Körpers, Epilepsie, Lungensucht, schleichend Fieber, Ohnmachten und ein früher Tod.

Es gibt noch eine Art Onanie, die ich die geistige Onanie nennen möchte, welche ohne alle körperliche Unkeuschheit möglich ist, aber dennoch entsetzlich erschöpft. Ich verstehe darunter die Anfüllung und Erhitzung der Phantasie mit schlüpfrigen und wollüstigen Bildern, und eine zur Gewohnheit gewordene fehlerhafte Richtung derselben. Es kann dies Uebel zuletzt wahre Gemüthskrankheit werden; die Phantasie wird dadurch völlig verdorben und beherrscht nun die ganze Seele, nichts interessirt einen solchen Menschen, als was auf jene Gegenstände Bezug hat; der geringste Eindruck aber dieser Art setzt ihn sogleich in allgemeine Spannung und Erhitzung, seine ganze Existenz wird ein fortdauerndes Reizfieber, was um so mehr schwächt, je mehr es immer Reizung ohne Befriedigung ist. — Man findet diesen Zustand vorzüglich bei Wollüstlingen, die sich endlich zwar zur körperlichen Keuschheit bekehren, aber sich durch diese geistige Wollust zu entschädigen suchen, ohne zu bedenken, daß sie in ihren Folgen nicht viel weniger schädlich ist — ferner im religiösen Cölibat, wo diese Geistesonanie sogar den Mantel der brünstigen Andacht annehmen und sich hinter heilige Entzückungen verstecken kann, und endlich auch bei ledigen Personen des andern Geschlechts, die durch Romane und ähnliche Unterhaltungen ihrer Phantasie jene Richtung und Verderbniß gegeben

Faden, die sich bei ihnen oft unter den modischen Namen Empfindsamkeit versteckt, und welche bei aller äußern Strenge und Zucht oft im Innern gewaltig ausschweifen.

Dies sey genug von den traurigen Folgen dieser Debauchen, die sie nicht allein auf Verkürzung, sondern auch auf Verbitterung des Lebens haben.

III.

Uebermäßige Anstrengung der Seelenkräfte.

Aber nicht bloß die körperlichen Debauchen, sondern auch die geistigen, haben diese Folgen, und es ist merkwürdig, daß übertriebne Anstrengung der Seelenkräfte und also Verschwendung der dazu nöthigen Lebenskraft fast eben solche Wirkungen auf die Gesundheit und Lebensdauer hat, als die Verschwendung der Generationskräfte: Verlust der Verdauungskraft, Mißmuth, Niedergeschlagenheit, Nervenschwäche, Abzehrung, frühzeitiger Tod.

Doch kommt's auch hierbei gar sehr auf die Verschiedenheit der Natur und der Anlage an, und nothwendig muß der, der von Natur mehr Geist und Denkkraft besitzt, weniger von dieser Anstrengung leiden, als der, wo diese fehlt. — Daher werden solche am meisten davon angegriffen, die bei mittelmäßigen Geistesanlagen es mit Gewalt erzwingen wollen; daher schwächt diejenige Geistesanstrengung am meisten, die wir uns wider Willen, und ohne

Lust an der Sache zu haben, geben. Es ist erzwungene Spannung.

Es fragt sich nun aber: was heißt Exceß in den Geistesanstrengungen? Dies ist eben so wenig im Allgemeinen zu bestimmen, als das zu viel im Essen und Trinken, weil alles von dem verschiedenen Maaß und Anlage der Denkkraft abhängt, und diese eben so verschieden ist, als die Verdauungskraft. So kann etwas für diesen Anstrengung werden, was es für einen andern, mit mehr Seelenkraft Begabten gar nicht ist. Auch machen die Umstände, unter welchen dieses Geschäft verrichtet wird, einen wesentlichen Unterschied. Hier also einige nähere Bestimmungen, was man unter Exceß oder Debauche im Denkgeschäft zu verstehen habe.

1. Wenn man die Uebung des Körpers zu sehr dabei vernachläßiget. Jede ungleiche Uebung unserer Kräfte schadet, und so gewiß es ist, daß man sich unendlich mehr schwächt, wenn man bloß denkend, mit Vernachlässigung körperlicher Bewegung, lebt, eben so gewiß ist es, daß derjenige viel mehr und mit weniger Nachtheil für seine Gesundheit geistig arbeiten kann, der immer zwischen durch dem Körper eine angemeßne Uebung gibt.

2. Wenn man zu anhaltend über den nämlichen Gegenstand nachdenkt. Es gilt hier das nämliche Gesetz, was bei der Muskelbewegung Statt findet. Wenn man den Arm immer in derselben Richtung bewegt, so ist man in einer Viertelstunde müder, als wenn man zwei Stunden lang verschiedene Arten

von Bewegung damit gemacht hätte. Eben so mit den Geistesgeschäften. Es erschöpft nichts mehr, als das beständige Einerlei in dem Gegenstand und der Richtung der Denkkraft, und Boerhave erzählt von sich selbst, daß er, nachdem er einige Tage und Nächte immer über den nämlichen Gegenstand nachgedacht hatte, plötzlich in einen solchen Zustand von Ermattung und Abspannung verfallen wäre, daß er eine geraume Zeit in einem gefühllosen und todtenähnlichen Zustand gelegen habe. Ein schicklicher Wechsel der Gegenstände ist daher die erste Regel, um ohne Schaden der Gesundheit zu studiren, ja, um selbst in der Masse mehr zu arbeiten. Ich kenne große und tiefe Denker, Mathematiker und Philosophen, die in einem hohen Alter noch munter und vergnügt leben; aber ich weiß auch, daß dieselben von je her sich diesen Wechsel zum Gesetz gemacht haben, und ihre Zeit immer zwischen jenen abstracten Arbeiten und zwischen der Lectüre angenehmer Dichter, Reisebeschreibungen, historischer und naturgeschichtlicher Werke theilten. Auch ist es selbst in diesem Betracht so gut, wenn man immer das practische mit dem speculativen Leben verbindet.

3. Wenn man gar zu abstracte und schwere Gegenstände bearbeitet, z. E. Probleme der höhern Mathematik und Metaphysik. Das Object macht einen gewaltigen Unterschied. Je abstracter es ist, je mehr es den Menschen nöthigt, sich ganz von der Sinnenwelt loszuziehen, und sein Geistiges, abgesondert vom Körper, gleichsam rein zu isoliren (gewiß einer

der unnatürlichsten Zustände, die es geben kann), desto schwächender und anstrengender ist es. Eine halbe Stunde solcher Abstraction erschöpft mehr, als ein ganzer Tag Uebersetzungsarbeit. Aber auch hier ist viel Relatives. Mancher ist dazu geboren, er hat die Kraft und die besondere Geistesstimmung, die diese Arbeiten erfordern; da hingegen Manchem beides fehlt, und er es dennoch erzwingen will. Es scheint mir sehr sonderbar, daß man bei Hebung einer körperlichen Last immer erst seine Kräfte untersucht, ob sie nicht für dieselben zu schwer ist, und hingegen bei geistigen Lasten nicht auch die Geisteskräfte zu Rathe zieht, ob sie ihnen gewachsen sind. Wie Manchen habe ich dadurch unglücklich und kränklich werden sehen, daß er die Tiefen der Philosophie ergründen zu müssen glaubte, ohne einen philosophischen Kopf zu haben! Muß denn jeder Mensch ein Philosoph von Profession seyn, wie es jetzt Mode zu werden scheint? Mir scheint es vielmehr, daß dazu eine besondere Anlage der Organisation nöthig ist, und nur diesen Auserwählten mag es überlassen bleiben, die Grundtiefen der Philosophie auszuspüren und zu entwickeln; wir Andern wollen uns damit begnügen, philosophisch zu handeln und zu leben.

4. Auch halte ich's für Exceß, wenn man immer producirend, und nicht mitunter concipirend arbeitet. Man kann alle Geistesarbeit in zwei Classen theilen, die schaffende, die aus sich selbst herausspinnt und neue Ideen erzeugt, und die empfangende oder passive, die bloß fremde Ideen aufnimmt

und genießt, z. E. das Lesen oder Anhören Andrer. Erstere ist ungleich anstrengender und erschöpfender, und man sollte sie daher immer mit der andern abwechseln lassen.

5. Wenn man zu frühzeitig in der Kindheit den Geist anzustrengen anfängt. Hier ist schon eine kleine Anstrengung höchst schädlich. Vor dem siebenten Jahre ist alle Kopfarbeit ein unnatürlicher Zustand, und von eben den übeln Folgen für das Körperliche, als die Onanie.

6. Wenn man invita Minerva studirt, d. h. über Gegenstände, die man ungern, und nicht con amore treibt. Je mehr Lust bei der Geistesarbeit ist, desto weniger schadet die Anstrengung. Daher ist bei der Wahl des Studiums so viel Vorsicht nöthig, ob es uns auch recht und passend ist, und wehe dem, wo dies nicht der Fall ist.

7. Wenn man die Seelenanstrengung durch künstliche Reize erweckt oder verstärkt und verlängert. Man bedient sich am gewöhnlichsten des Weins, des Kaffees oder des Tabaks dazu, und obgleich diese künstlichen Denkhülfen überhaupt nicht zu billigen sind, weil sie immer doppelte Erschöpfung bewirken; so muß man doch leider gestehen, daß sie in den jetzigen Zeiten, wo die Geistesarbeit nicht von Laune, sondern von Zeit und Stunden abhängt, nicht ganz zu entbehren sind, und dann möchte eine Tasse Kaffee, oder eine Pfeife oder Prise Tabak noch am erträglichsten seyn. Aber man hüte sich ja vor dem Mißbrauch, weil sie dann den Schaden der Geistesanstrengung unglaublich erhöhen.

8. Wenn man in der Verdauungszeit den Kopf anstrengt. Hier schadet man doppelt: man schwächt sich mehr, denn es gehört da mehr Anstrengung zum Denken, und man hindert zugleich das wichtige Geschäft der Verdauung.

9. Wenn man die Zeit des Schlafs dazu braucht. Eine der lebensnachtheiligsten Gewohnheiten, wovon beim Schlafe ausführlicher.

10. Wenn man das Studiren mit nachtheiligen äußern Umständen verbindet; und da sind zwei die vorzüglichsten, die oft mehr Antheil an den übeln Folgen des Nachdenkens haben, als das Denken selbst, das zusammen gekrümmte Sitzen und die eingeschloßne Stubenluft. Man gewöhne sich daher liegend, oder stehend, oder gehend, oder auch auf einem hölzernen Bock reitend, ferner nicht immer in Stuben, sondern auch im Freien zu studiren, und man wird weit weniger von den sogenannten Gelehrtenkrankheiten leiden. Wahrlich die alten Philosophen dachten wohl eben so viel, als die neuern Gelehrten, und litten dennoch nicht an Hypochondrien, Hämorrhoiden u. dgl. Die einzige Ursache lag darin, weil sie mehr ambulirend oder liegend und in freier Luft meditirten, weil sie nicht Kaffee und Tabak dazu brauchten, und weil sie die Uebung und Kultur des Körpers nicht dabei vergaßen.

IV.

Krankheiten — deren unvernünftige Behandlung — gewaltsame Todesarten — Trieb zum Selbstmord.

Fürchterlich ist dieses Heer heimlicher und öffentlicher Lebensfeinde in neuern Zeiten angewachsen. Wenn man sich denkt, wie wenig ein Naturmensch auf den Südseeinseln von Krankheiten weiß, und dagegen nun ein europäisches pathologisches Compendium hält, wo sie Regimenter- und Compagnienweise aufmarschiren, und ihre Zahl sich auf viele Tausende beläuft, so erschrickt man davor, was durch Luxus, Sittenverderbniß, unnatürliche Lebensart und Ausschweifungen möglich geworden ist. Viele, ja wirklich die meisten dieser Krankheiten sind unsre eigne Schuld, und immer werden noch neue durch unsre eigne Schuld erzeugt. Andere sind in die Welt gekommen, man weiß nicht wie, und waren ebenfalls der alten Welt ganz unbekannt. Dies sind gerade die tödtlichsten und hartnäckigsten, Blattern, Masern, die Lustseuche. Und auch diese sind in so fern unsere Schuld, daß wir sie ohne alle Gegenanstalten fortwirken und würgen lassen, da es doch erwiesen ist, daß wir durch einigen Gebrauch unserer Vernunft und der hierüber gesammelten Erfahrungskenntnisse sie recht gut wieder von unsern Gränzen entfernen könnten, so wie sie uns zugeführt worden sind.

Die meisten Krankheiten wirken entweder als gewaltsame Todesarten, als Unterbrechungsmittel der Lebensoperation (wie z. E. Schlag- und Stickfluß), oder als langsame Verkürzungsmittel, indem sie entweder ganz unheilbar sind, oder, wenn sie auch geheilt werden, dennoch einen solchen Verlust von Lebenskraft, oder eine solche Schwächung und Destruction edler Organe hinterlassen, daß der auf diese Weise angegriffne Körper nicht mehr das Ziel erreichen kann, was ihm eigentlich bestimmt war.

Folgende kurze Uebersicht, die aus einer Menge Mortalitätstabellen zusammengezogen ist, wird es am deutlichsten machen, wie ungeheuer der Verlust ist, den die Menschheit jetzt durch Krankheiten leidet.

Gesetzt, es werden jetzt 1000 Menschen geboren, so sterben davon 24 gleich in der Geburt selbst; das Geschäft des Zahnens nimmt ihrer 50 mit; Convulsionen und andre Kinderkrankheiten in den ersten zwei Jahren 277; die Blattern, die bekanntlich zum allerwenigsten den 10ten Menschen tödten, reiben ihrer 80 bis 90 auf, die Masern 10. Sind es Weibspersonen, so sterben davon 8 im Kindbett. Schwindsucht, Auszehrung und Brustkrankheiten (in England wenigstens) tödten 190; andere hitzige Fieber 150, Schlagflüsse 12, die Wassersucht 41. Also kann man von 1000 Menschen nur 78 annehmen, welche am Alter, d. h. eines natürlichen Todes sterben; denn auch da wird der größere Theil noch durch zufällige Ursachen weggerafft. Genug, es ergibt sich hieraus, daß immer 9/10 vor der Zeit und durch Zufall umkommen.

21 *

Hier muß ich noch einer neuen, schrecklichen und auf unmittelbare Destruction des Lebens abzweckenden Krankheit gedenken: des Triebs zum Selbstmord. Dieser unnatürliche, ehedem bloß durch traurige Nothwendigkeit und heroischen Entschluß mögliche Zustand ist jetzt eine Krankheit geworden, die in der Blüthe der Jahre, unter den glücklichsten Umständen, bloß aus Ekel und Ueberdruß des Lebens, den entsetzlichen und unwiderstehlichen Trieb hervorbringen kann, sich selbst zu vernichten *). Es gibt jetzt wirklich Menschen, bei denen jede Quelle von Lebensgefühl und Lebensglück so vertrocknet, jeder Keim von Thätigkeit und Genuß so abgestorben ist, daß sie nichts so abgeschmackt, ekel und fade finden, als das Leben, daß sie gar keinen Berührungspunkt mehr mit der sie umgebenden Welt haben, und daß ihnen endlich das Leben zu einer so drückenden Last wird, daß sie dem Wunsche gar nicht widerstehen können, sich dessen zu entledigen. Und diese Menschen sind fast immer diejenigen, welche durch zu frühzeitige Ausschweifung, durch eine zu frühzeitige Verschwendung jener balsamischen Lebenssäfte, die unser eignes Leben würzen sollen, sich erschöpft und lebensarm gemacht haben. Ist es nicht natürlich, daß ein solcher Unglücklicher den Tod ohne Bewußtseyn dem mit Bewußtseyn (und das ist sein Leben) vorzieht?

*) In 75 Jahren starben in London am Selbstmord gerade noch einmal so viel Menschen, als am Seitenstechen.

Aber der Schaden dieser an sich selbst schon jetzt viel häufigern und gefährlichern Feinde wird dadurch unendlich vermehrt, daß man sie zum Theil ganz widersinnig behandelt, und überhaupt die Medizin zu sehr mißbraucht.

Zur widersinnigen Behandlung rechne ich folgendes: Wenn man, trotz aller Beweise ihres Schadens, dennoch die Ursache der Krankheit immer fortwirken läßt, z. E. man bemerkt sichtbar, daß das Weintrinken, oder eine zu leichte Kleidung, oder das Nachtwachen die Krankheiten erzeugt, und dennoch setzt man es fort. Ferner: Wenn man die Krankheit ganz verkennt, und gar nicht für Krankheit gelten lassen will, wodurch oft eine unbedeutende Krankheit in eine sehr gefährliche verwandelt wird. Und hier kann ich nicht umhin, eine Vernachlässigung insbesondere zu erwähnen, die gewiß unzähligen Menschen das Leben kostet: die Vernachlässigung der Katarrhe oder des Hustens. Man hält sie gewöhnlich für nothwendige und zum Theil nützliche Uebel, und man hat Recht, wenn der Katarrh mäßig ist und nicht zu lange dauert. Aber man vergesse doch nie, daß jeder Katarrh eine Krankheit ist, und gar leicht in Lungenentzündung, oder, was noch häufiger geschieht, in Lungensucht und Auszehrung übergehen kann; und ich sage nicht zu viel, wenn ich behaupte, daß die Hälfte aller Lungensuchten aus solchen vernachlässigten Katarrhen entsteht. Dies geschieht, wenn er zu lange dauert, oder wenn er widersinnig behandelt wird, und ich gründe hierauf folgende zwei Regeln, die bei jedem Brustkatarrh heilig beobachtet werden sollten: Man sehe keinem Katarrhalhusten länger als 14 Tage geduldig zu; dauert er länger, so muß er als Krankheit betrachtet und durch einen Arzt behandelt werden. Zweitens, man vermeide bei jedem Katarrh heftige Erhitzung, Erkältung und den Genuß des Weins und andrer hitzigen Getränke und Speisen.

Auch ist es eine nur gar zu gewöhnliche widersinnige Behandlung der Krankheiten, daß man gar oft, theils aus Unwissenheit und Vorurtheil, theils aus mißverstandener Zärtlichkeit, gerade das Gegentheil von dem thut, was man eigentlich thun sollte. Dahin gehört, daß man den Kranken zum Essen nöthigt, wenn er keinen Appetit hat, daß man bei fieberhaften Krankheiten Bier, Wein, Kaffee, Fleischbrühen und andre hitzige und nährende Dinge genießen läßt, wodurch das gelindeste Fieber in ein hitziges verwandelt werden kann, daß man, sobald ein Kranker über Fieber und den damit verbundenen Frost klagt, ihn in Betten vergräbt, Fenster und Thüren verschließt und die Luft des Zimmers möglichst erhitzt, auch daß man nicht für gehörige Reinlichkeit in der Krankenstube sorgt, die Luft nicht erneuert, die Absonderungen und Ausleerungen des Kranken nicht genug entfernt. Diese unvernünftige diätetische Behandlung tödtet weit mehr Menschen, als die Krankheit selbst, und hauptsächlich ist sie die Ursache, warum auf dem Lande so mancher gesunde und starke Mensch ein Raub des Todes wird, warum da die Krankheiten so leicht eine bösartige Beschaffenheit annehmen, warum z. E. die Blattern da im Winter weit bösartiger sind, als im Sommer, weil man da die Fenster und Thüren verschließt, und durch Einheizen eine fürchterliche Glut im Zimmer erhält, welches im Sommer unterbleibt.

Und endlich rechne ich dahin, wenn man keinen Arzt oder ihn nicht recht braucht, die Medizin unrichtig anwendet, zu Pfuschern seine Zuflucht nimmt, geheime Mittel und Universalarzneien gebraucht u. dgl. mehr, wovon ich bei dem vernünftigen Gebrauch der Medizin mehr sagen werde.

Auch die gewaltsamen Todesarten raffen eine Menge Menschen weg, und leider haben auch hierin die neuen Zeiten große Progressen gemacht. Nicht nur der größere Unternehmungsgeist, die häufigern Seereisen, der ausgebreitetere Handel vervielfältigen solche Fälle, sondern man hat auch leider Erfindungen gemacht, um den Endzweck der Verkürzung auf eine unglaublich schnelle und raffinirte Art zu erreichen. Ich will hier nur an die Erfindung des Schießpulvers, und mehrerer neuen Gifte, der Aqua toffana, der Successionspulver u. s. w. erinnern. Die Kunst zu tödten ist ja eine eigene höhere Wissenschaft geworden.

V.

Unreine Luft — das Zusammenwohnen der Menschen in großen Städten.

Eines der größten Verkürzungsmittel des menschlichen Lebens ist: das Zusammenwohnen der Menschen in großen Städten. Fürchterlich ist das Uebergewicht, das die Mortalität derselben in den Todtenlisten hat. In Wien, Paris, London und Amsterdam stirbt der 20ste bis 23ste Mensch, während daß rund herum, auf dem Lande, nur der 30ste oder 40ste stirbt. Rousseau hat vollkommen recht, wenn er sagt: der Mensch ist unter allen Thieren am wenigsten dazu gemacht, in großen Haufen zusammen zu leben. Sein Athem ist tödtlich für seine Mitgeschöpfe, und dies gilt eben sowohl im eigentlichen als im figürlichen Sinn. Die Feuchtigkeit, oder, wie man's gewöhnlich nennt, die Dickheit der Luft ist's nicht allein, was sie so schädlich macht, sondern die Animalisation, die sie durch so viele auf einander gehäufte Menschen bekommt. Man kann höchstens viermal die nämliche Luft einathmen, so wird sie durch den Menschen selbst aus dem schönsten Erhaltungsmittel des Lebens in das tödtlichste Gift verwandelt. Nun denke man sich die Luft an einem so ungeheuren Orte; hier ist es physisch unmöglich, daß einer, der in der Mitte wohnt, einen Athemzug von Luft thun sollte, die nicht schon kurz vorher in der Lunge eines Andern verweilt hätte. Dies gibt eine allgemeine schleichende Vergiftung, die nothwendig die Lebensdauer im Ganzen verkürzen muß. Dazu die luxuriöse Lebensart, die Sittenlosigkeit, die Umkehrung der natürlichen Lebensordnung, aus Nacht Tag und aus Tag Nacht zu machen, die beiden Extreme, übermäßiger Reichthum und die bitterste Armuth — alles unzertrennliche Eigenschaften großer Städte — und man wird obigen Ausdruck nicht zu stark finden; man wird es begreifen, warum mit Zunahme und Aufeinanderdrängung der Volksmenge die Sterblichkeit so außerordentlich steigt.

Hier nur noch eine Bemerkung. Bei der Uebersicht der vornehmsten Städte Europens und ihrer Sterblichkeit zeigt sich, daß auch hier ein Unterschied Statt findet, und daß (was den großen Einfluß der Luft beweist) die Sterblichkeit immer in dem Verhältniß größer ist, je kleiner die Fläche ist, auf welcher die nämliche Menschenmenge zusammen wohnet, je kleiner also auch der Luftraum ist, von welchem ein Jeder zehren muß. Also nicht in geradem Verhältniß mit der zunehmenden Volksmenge steigt die Sterblichkeit, sondern im Verhältniß mit zunehmender Volksmenge und abnehmendem oder wenigstens nicht steigendem Umfang der Städte. So kann eine weniger volkreiche Stadt eine größere Sterblichkeit haben, als eine volkreichere, wenn der Flächenraum der erstern verhältnißmäßig zu der Menge der Menschen kleiner ist, als der der letztern; so hat z. B. aus diesem Grunde Leipzig und Hamburg eine größere Sterblichkeit als Berlin. Und eben hierin liegt die Ursache, daß Petersburg und Berlin die gesundesten unter allen großen Städten sind, und eine Sterblichkeit haben, welche die auf dem Lande fast gar nicht übersteigt, d. h. von 30 einer. Aber man bedenke auch, daß in Berlin auf jeden Menschen ein Flächenraum von 4 1/2, in Petersburg von 9 Quadratruthen (und also eine eben so große Luftsäule) kommt, in Wien hingegen nur von 3 1/2, in Amsterdam nur von 2 Quadratruthen.

Wer es also kann, meide den Aufenthalt in großen Städten; sie sind offne Gräber der Menschheit, und zwar nicht allein im physischen, sondern auch im moralischen Sinn. Vorzüglich vermeide man diejenigen, wo viele Menschen in einen kleinen Flächenraum zusammengedrängt sind, und mehr über als neben einander wohnen, wo die Häuser hoch, die Straßen eng, wenig freie Plätze, wenig Bäume, viel eingeschloßne Höfe und Sackgassen (d. h. ohne Ausgang) sind, und die Polizei nicht auf Reinigung der Straßen sieht. Selbst in mittlern Städten, wo vielleicht die Straßen etwas enge sind, suche man immer lieber eine Wohnung an der Außenseite der Stadt, und wenigstens ist es Pflicht, alle Tage eine halbe oder ganze Stunde lang die Stadtatmosphäre ganz zu verlassen, in der einzigen Absicht, um einmal reine Luft zu trinken. — Mehr davon in dem Kapitel von Vergiftungen.

VI.

Unmäßigkeit im Essen und Trinken — die raffinirte Kochkunst — die geistigen Getränke.

Das erste, was in Absicht der Diät lebensverkürzend wirken kann, ist: **Unmäßigkeit.** Das zu viel Essen und Trinken schadet auf dreifache Art dem Leben. Es strengt die Verdauungskräfte unmäßig an, und schwächt sie dadurch. Es hindert die Verdauung, weil bei einer solchen Menge nicht alles gehörig verarbeitet werden kann, und es erzeugen sich Kruditäten im Darmkanal und schlechte Säfte. Es vermehrt auch unverhältnißmäßig die Blutmenge, und beschleunigt dadurch Circulation und Leben; und überdies entsteht dadurch so oft Indigestion und das Bedürfniß ausleerende Mittel zu nehmen, welches abermals schwächt.

Zu viel essen heißt, wenn man so lange ißt, bis man nicht mehr kann, und die nachfolgenden Zeichen sind, wenn man Schwere und Vollheit des Magens, Gähnen, Aufstoßen, Schläfrigkeit, Dumpfheit des Kopfs verspürt. Die alte Regel bleibt also immer noch wahr: Man höre auf zu essen, wenn man noch etwas essen könnte.

Die zu raffinirte Kochkunst gehört ebenfalls hieher. — Leider muß ich diese Freundin unsers Gaumens hier als die größte Feindin unsers Lebens, als eine der verderblichsten Erfindungen zu Abkürzung desselben anklagen, und zwar auf folgende Art:

1. Bekanntlich besteht der Hauptkunstgriff derselben darin, alles piquant und reizend zu machen. Alle Nahrungsmittel bestehen also, nach dieser Zurichtung, zur Hälfte aus reizenden, erhitzenden Substanzen, und anstatt also durchs Essen das, was der natürliche Zweck ist, Ernährung und Wiederersetzung, zu erreichen, vermehrt man vielmehr durch den Reiz die innere Consumtion, und thut wirklich gerade das Gegentheil. Nach einer solchen Mahlzeit hat man immer ein künstliches Fieber, und bei solchen Menschen heißt es mit Recht: consumendo consumimur (durchs Verzehren verzehren wir uns selbst).

2. Das Schlimmste ist, daß man durch diese Kochkunst verleitet wird, immer zu viel zu essen. Sie weiß sich den Gaumen so zum Freunde zu machen, daß alle Gegenvorstellungen des Magens umsonst sind; und, weil der Gaumen immer auf eine neue, angenehme Art gekitzelt wird, so bekommt der Magen wohl drei- und viermal mehr zu thun, als er eigentlich bestreiten kann. Denn es ist ein sehr gewöhnlicher Fehler, daß man den Gaumenappetit nicht vom Magenappetit unterscheidet, und das für Magenappetit hält, was eigentlich nur Gaumenkitzel ist, und eben diese Verwechselung wird durch nichts mehr begünstigt, als durch diese raffinirte Kochkunst. Der Mensch verliert dadurch am Ende eine der größten Schutzwehren seiner Gesundheit, die Eigenschaft zu wissen, wann er genug hat.

3. Eine Hauptmaxime dieser Kunst besteht endlich darin, durch die überhäuftesten und unnatürlich-

sten Zusammensetzungen ganz neue Schöpfungen und neue Reize hervorzubringen. Und daraus entsteht, daß Dinge, welche, jedes für sich, äußerst unschuldig und unschädlich wären, nun durch die Verbindung ganz neue und nachtheilige Eigenschaften bekommen. Sauer und süß z. B. schadet, jedes einzeln genommen, nichts; hingegen zugleich genossen kann es schädlich werden. Eier, Milch, Butter, Mehl sind, jedes für sich genossen, sehr verdauliche Substanzen; aber man setze sie zusammen, und mache einen recht fetten und festen Pfannkuchen daraus, und man wird ein sehr schwer verdauliches Produkt erhalten. Man kann es als Grundsatz annehmen: je zusammengesetzter eine Speise ist, desto schwerer ist sie zu verdauen, und, was noch schlimmer ist, desto schlechter werden die Säfte, die daraus bereitet werden.

4. Noch ein Haupttriumph der neuern Kochkunst ist die Kunst, Nahrungssaft in der concentrirtesten Gestalt in den Körper zu bringen. Da hat man Consommés, Jus, Coulus. Man hat's dahin gebracht, durch Auspressen und Einkochen die Kraft von mehrern Pfunden Rindfleisch, Kapaunen und Marksknochen in den kleinen Raum von einer Gelee oder Suppe zu concentriren. Da glaubt man nun etwas Großes gethan zu haben, wenn man auf diese Weise, ohne den Zähnen die Mühe des Kauens und dem Magen die Mühe des Arbeitens gemacht zu haben, eine solche Essenz von Nahrungssaft gleich auf einmal ins Blut schickt. Das heißt, stellt man sich

vor, sich im Gallop restauriren, und es ist das Lieblingssystem derer, die sich im Gallop consumiren. Aber man täuscht sich gewaltig, denn

Einmal: Man kann die Einrichtungen der Natur nie ohne Schaden überspringen. Nicht ohne Ursache ist die Einrichtung getroffen, daß der Magen nur eine gewisse Menge fassen kann; ein Mehreres würde fürs Ganze zu viel seyn. Jeder Körper kann nur eine verhältnißmäßige Menge Nahrung fassen, und diese Capacität des Ganzen steht immer mit der Capacität des Magens im Verhältniß. — Hierbei täuscht man nun die Natur; man umgeht, wenn ich so sagen darf, die erste Instanz, und führt, durch eine Art von Schleichhandel, drei-, viermal mehr Nahrung in den Körper, als er zu fassen im Stande ist. Die Folge davon ist, daß eine beständige Ueberfüllung aller Gefäße entsteht, und diese stört immer das Gleichgewicht und also Gesundheit und Leben.

Ferner: Nicht ohne Ursache hat die Natur die Einrichtung gemacht, daß die Speisen in etwas gröberer Gestalt genossen werden müssen. Der Nutzen dieser Einrichtung ist, daß sie erst beim Kauen im Munde aufgelöset und mit Speichel vermischt, ferner, daß sie länger im Magen aufgehalten werden, da durch ihren Reiz den Magen zu mehrerer Thätigkeit ermuntern, folglich weit besser assimilirt und in unsre Natur umgewandelt werden. Und hierauf beruht eigentlich wahre Restauration; denn eine Speise kann nur alsdann erst in unser Wesen übergehen, und uns wirklich nützlich werden, wenn sie zuvor durch die Kräfte des Magens unsrer Natur homogener und ähnlich gemacht worden ist.

Indem man also diese erste Instanz übergeht, schafft man Säfte in den Körper, die, weil sie nicht hinlänglich assimilirt sind, auch nicht eine gute Restauration bewirken können, sondern vielmehr — als fremde Theile — als Reize wirken, und mehr zur Consumtion, als zur Restauration dienen.

Ich glaube daher, es ist sehr einleuchtend, daß eine Kunst, welche die wahre Restauration hindert, uns mit unverdauten rohen Säften anfüllt, und die innere Consumtion vermehrt, nicht als eine Freundin unsers Lebens anzusehen ist, sondern unter den wesentlichsten Feinden desselben einen Platz verdient. Man sollte glauben, sie sey erfunden, um aus den herrlichsten Gaben Gottes ein schleichendes Gift zu bereiten.

Endlich gehören unter diese Classe von Verkürzungsmitteln vorzüglich noch die Zubereitungen spirituöser Getränke, die alle, sie mögen Namen haben wie sie wollen, lebensverkürzend sind. Es ist flüssiges Feuer, was hier der Mensch trinkt; sie beschleunigen die Lebensconsumtion auf eine fürchterliche Art, und machen das Leben im eigentlichsten Sinn zu einem Verbrennungsprozeß. Ueberdies erzeugen sie Schärfe, Hautkrankheiten, Trockenheit und Steifigkeit der Fasern, künstliches Alter, Husten, Engbrüstigkeit und Lungenkrankheiten, Wassersucht, und, was das Schlimmste ist, eine schreckliche Abstumpfung des Gefühls, nicht allein im Physischen, sondern auch im Moralischen, woher es kommt, daß auf starke Branntweintrinker zuletzt gar nichts mehr, weder physischer noch moralischer Reiz, wirkt. Die Folge ist, daß, wenn solche Unglückliche krank werden, sie selten zu retten sind, weil ihr an den stärksten Reiz gewöhnter Körper für keinen andern mehr Empfänglichkeit hat; und eben so geht es im Moralischen. Weder für Ehre und Schande, noch fürs Große, Schöne oder Gute hat eine solche Seele Sinn, sondern bloß und allein — für Branntewein. Ich kenne nichts, was den völligen Karakter der stumpfsinnigsten Brutalität im Menschen so erzeugen, und ihn dergestalt degradiren könnte, als der häufige fortgesetzte Genuß des Branntewein. Andre Laster lassen doch noch die Hoffnung der Besserung übrig, aber dieses verdirbt durch und durch und (eben wegen der dadurch zerstörten Empfänglichkeit) ohne alle Rettung. — Ich sollte glauben, diese Betrachtungen wären der Aufmerksamkeit jeder Obrigkeit würdig, um dem immer stärker einreissenden Genuß des Branntewein beim Volke mehr zu steuern, als, wie es so häufig geschieht, durch Vervielfältigung der Brannteweinsladen und Brannteweinsbrennereien noch mehr zu befördern. Ein Staat, wo dies Laster allgemein wird, muß untergehen; denn Fleiß, Tugend, Menschlichkeit, Mäßigkeit und moralisches Gefühl, Eigenschaften, ohne die kein Staat bestehen kann, werden dadurch völlig vernichtet. Die Geschichte belehrt uns, daß bei wilden Nationen der Zeitpunkt der Einführung des

Branntweins immer das Datum ihrer kürzern Lebensdauer und ihrer Schwächung war, und daß dieses Geschenk sie den Europäern mehr unterjochte, als Schießpulver und Kanonen *).

Man glaube auch ja nicht, daß man dadurch dem Schaden entgehen könne, wenn man milde und süßschmeckende Liqueurs oder täglich nur eine Wenig-

*) Den besten Beleg dafür gibt das, was vor einigen Jahren ein Abgesandter der nordamerikanischen Wilden dem Präsidenten des amerikanischen Freistaats in öffentlicher Versammlung sagte: „Wir bitten dich um Pflüge „und andere Werkzeuge, und um einen Schmidt, der „selbige ausbessern könne. Aber, Vater, alles, was „wir vornehmen, wird ohne Nutzen seyn, wenn nicht „der jetzt versammelte große Rath der 16 Feuer (der „16 vereinigten Staaten) verordnet, daß kein Mensch „Branntewein oder andere geistige Getränke an seine „rothen Brüder verkaufe. Vater, die Einfuhr dieses „Gifts ist in unsern Feldern verboten worden, aber „nicht in unsern Städten, wo manche unserer Jäger „für dies Gift nicht nur Pelzwerk, sondern selbst ihre „Schießgewehre und Lagerdecken verkaufen, und nackt „zu ihren Familien zurückkehren. Es fehlt, Vater, deinen Kindern nicht an Fleiß; allein die Einfuhr dieses „verderblichen Gifts macht, daß sie arm sind. Deine „Kinder haben noch nicht die Herrschaft über sich, die „ihr habt. Als unsre weißen Brüder zuerst in unser „Land kamen, waren unsre Vorfahren zahlreich und „glücklich; allein seit unserm Verkehr mit dem weißen „Volke und seit der Einfuhr jenes verderblichen Gifts „sind wir weniger zahlreich und glücklich geworden."

keit trinkt. Jene schmeichelnden Liqueurs sind es bloß für die Zunge, im Magen verlieren sie jene Zuckertheile, die ihren wahren Karakter versteckten, und lassen ihr Feuer desto stärker wirken. Und das Wenige, was man täglich trinkt, wirkt doch immer etwas, und, was noch übler ist, es bleibt nicht dabei, sondern macht immer mehr nothwendig. Freilich, wer sich einmal an so etwas gewöhnt hat, darf nicht schnell abbrechen, und doch ist es bei dem allmähligen Abgewöhnen so leicht geschehen, daß man einmal in die vorige Menge wieder zurückfällt. Solchen möchte ich wohl die Methode, die schon einmal mit Nutzen gebraucht worden ist, empfehlen, in das gewöhnliche Schnapsgläschen täglich 5, 8 oder 10 Tropfen Siegellack zu tröpfeln; so bekommen sie täglich eben so viel Tropfen Branntewein weniger, und werden unvermerkt zu dem entscheidenden Moment gelangen, wo das Glas ganz von Siegellack voll, und also ihre Portion Branntewein = 0 ist.

VII.

Lebensverkürzende Seelenstimmungen und Leidenschaften — Furcht vor dem Tode — üble Laune — allzu große Geschäftigkeit — Müßiggang — Unthätigkeit — lange Weile.

Einen vorzüglichen Rang unter den Verkürzungsmitteln des menschlichen Lebens behaupten gewisse Seelenstimmungen und Gewohnheiten, die feindlich auf das Leben wirken: Traurigkeit, Kummer, Verdruß, Furcht, Angst, Kleinmuth, hauptsächlich Neid und Mißgunst.

Sie alle erschöpfen die feinsten Lebenskräfte, stören besonders die Verdauung und Assimilation, schwächen die Kraft des Herzens, und hindern auf diese Art das wichtige Geschäft der Restauration. Die ersten, die traurigen Affecten, wirken indeß doch nur negativ zur Verkürzung; hingegen diese, Neid und Mißgunst, haben zugleich positive todbringende Eigenschaften. Nicht bloß entziehen sie dem Körper seine Lebenskräfte, sondern indem sie unaufhörlich die Galle schärfen, bereiten sie beständig ein schleichendes Gift, und vermehren durch den allgemeinen Gallenreiz die Selbstaufreibung entsetzlich; daher das Emblem vollkommen paßt: der Neid frißt sich selbst auf.

Hierher gehört auch jene sehr böse Seelenkrankheit, die unter dem Namen der übeln Laune bekannt ist. Nichts vermag so sehr die Blüthe des Lebens zu verwelken, jedem Genuß und jeder Freude den Eingang zu versperren, und den schönen Lebensstrom in einen stehenden Sumpf zu verwandeln, als diese böse Gewohnheit. Ich rathe Jedem, dem sein Leben lieb ist, sie als ein tödtliches Gift zu fliehen, und nie aufkommen zu lassen.

Auch die Furcht verdient hier einen vorzüglichen Platz. Sie gehört ebenfalls unter die bösen Gewohnheiten der Seele, denn man kann sie sich nach Belieben an- und abgewöhnen. — Ein Engländer (Walter), der die Reise mit Anson um die Welt gemacht hatte, sprach einst mit dem jungen Berkenhout, und da dieser das Wort Furcht erwähnte, so fiel Walter mit Heftigkeit ein: Fi, fi donc, c'est une passion indigne, et au dessous de la dignité de l'homme. Und gewiß, sie ist eine der allerunanständigsten Leidenschaften, die den Menschen eben so sehr erniedrigt und degradirt, als ihn das Entgegengesetzte, der Muth, exaltiren und über die menschliche Natur erheben kann. Furcht raubt Kraft, Ueberlegung, Verstand, Entschlossenheit, genug, alle Vorzüge des menschlichen Geistes, und es sollte einer der ersten Grundsätze der Erziehung seyn, dem Menschen die Furcht abzugewöhnen. Und leider thut man gewöhnlich gerade das Gegentheil! Wir wollen nur zwei der gewöhnlichen Arten von Furcht nehmen: die Furcht vor Gewittern, und die vor Gespenstern. Nun, wer diese beiden hat, der mag nur auf die Ruhe des Lebens Verzicht thun. Die Zeit der Nacht, welche so weise durch Dunkelheit zur süßen Ruhezeit gestempelt wurde, ist für ihn das Signal der peinlichsten Unruhe. Wenn Andre ruhigen Schlaf genießen, horcht er mit Zittern und Zagen auf jeden Laut, schwitzt unaufhörlich Angstschweiß, und ist früh müder, als er sich niedergelegt hat. — Die erfreuliche Zeit des Sommers ist für ihn eine Periode der Angst und des Schreckens, und jeder schöne Tag führt bei ihm zugleich die Idee von Gewitter und also bange Erwartung mit sich.

Man kann leicht abnehmen, welchen nachtheiligen Einfluß solche beständige Angst auf die Dauer des Lebens haben muß. Furcht ist ein beständiger Krampf; sie schnürt alle kleine Gefäße zusammen, die ganze Haut wird kalt, blaß, und die Ausdünstung völlig gehemmt. Alles Blut sammelt sich in den innern größern Gefäßen, der Pulsschlag stockt, das Herz wird überfüllt und kann sich nicht frei bewegen. Also das wichtigste Geschäft der Circulation wird gestört. Die Verdauung wird eben so sehr unterbrochen, es entstehen krampfhafte Durchfälle. Alle Muskelkraft wird gelähmt, er will laufen und kann nicht, allgemeines Zittern entsteht, der Athem ist kurz und beklommen. Genug, alle Wirkungen, die ein tödtliches schleichendes Gift haben kann, und also eben die Folge für Verkürzung des Lebens.

Keine Furcht macht unglücklicher, als die Furcht vor dem Tode. Sie fürchtet etwas, was ganz unvermeidlich ist, und wofür wir keinen Augenblick sicher seyn können; sie genießt jede Freude mit Angst und Zittern; sie verbietet sich alles, weil alles ein Vehikel des Todes werden kann, und so über dieser ewigen Besorgniß, das Leben zu verlieren, verliert sie es wirklich. Keiner, der den Tod fürchtete, hat ein hohes Alter erreicht.

Liebe das Leben und fürchte den Tod nicht, das ist das Gesetz und die Propheten, die einzige wahre Seelenstimmung, um glücklich und alt zu werden. Denn auch auf das Glück des Lebens mag der nur Verzicht thun, der den Tod fürchtet. Kein Genuß ist bei ihm rein, immer mischt sich jene

Todesidee mit ein; er ist beständig wie einer, der verfolgt wird, der Feind sitzt ihm immer auf den Fersen. Und dennoch gibt es so unzählige Menschen, die diese Gemüthskrankheit nicht los werden können. Für diese will ich hier einige Regeln angeben, die, wenn sie auch gleich keine metaphysische Tiefe haben sollten, ich doch als recht gute Hausmittel gegen die Todesfurcht empfehlen kann, da ich sie aus Erfahrung als sehr wirksam kenne:

1. Man mache sich mit dem Gedanken an den Tod recht bekannt. Nur der ist in meinen Augen glücklich, der diesem unentfliehbaren Feinde so oft recht nahe und beherzt in die Augen gesehen hat, daß er ihm durch lange Gewohnheit endlich gleichgültig wird. Wie sehr täuschen sich die, die in der Entfernung des Gedankens an den Tod das Mittel gegen die Todesfurcht zu finden glauben! Ehe sie sich's versehen, mitten in der lachendsten Freude wird der Gedanke sie überraschen, und sie desto fürchterlicher erschüttern, je mehr er ihnen fremd ist. Ich kann nur den für glücklich erklären, der es dahin gebracht hat, mitten im Freudengenuß sich den Tod zu denken, ohne dadurch gestört zu werden, und man glaube mir es auf meine Erfahrung, daß man durch öftere Bekanntmachung mit dieser Idee und durch Milderung ihrer Vorstellungsart es darin zuletzt zu einer außerordentlichen Gleichgültigkeit bringen kann. Man sehe doch die Soldaten, die Matrosen, die Bergleute an. Wo findet man glücklichere und lustigere, für jede Freude empfänglichere Menschen?

Und warum? Weil sie durch die beständige Nähe des Todes ihn verachten gelernt haben. Wer den Tod nicht mehr fürchtet, der allein ist frei; es ist nichts mehr, was ihn fesseln, ängstigen oder unglücklich machen könnte. Seine Seele füllt sich mit hohem unerschütterlichem Muthe, der selbst die Lebenskraft stärkt, und dadurch ein positives Mittel wird, ihn zu entfernen.

Wer dem Tod ins Angesicht schauen kann,
Der allein ist ein freier Mann.

Schiller.

Noch hat diese Gewohnheit einen nicht unwichtigen Nebennutzen. Sie ist auch ein vortreffliches Hausmittel tugendhaft und rechtschaffen zu bleiben. Bei jedem zweifelhaften Fall, bei jeder Frage, ob etwas recht oder unrecht sey, denke man sich nur gleich an die letzte Stunde des Lebens hin, und frage sich: würdest du da so oder so handeln, würdest du da wünschen, so oder so gehandelt zu haben? Eine Freude, ein Lebensgenuß, wobei man ruhig an den Tod denken kann, ist gewiß unschuldig. Ist man gegen Jemand aufgebracht oder mißgünstig, oder bekommt man Lust sich wegen einer angethanen Beleidigung zu rächen, — nur an jene Stunde gedacht und an das Verhältniß, was dort entstehen wird, und ich stehe dafür, daß jene mißgünstigen oder menschenfeindlichen Ideen sogleich verschwinden werden. Die Ursache ist, weil durch diese Versetzung des Schauplatzes alle jene kleinlichen und selbstsüchtigen Rücksichten aufgehoben werden, die uns so gewöhn=

lich bestimmen; alles bekommt mit einemmale seinen wahren Gesichtspunkt, sein wahres Verhältniß, die Täuschung schwindet, das Wesentliche bleibt.

2. Mancher fürchtet weit weniger den Tod, als die Operation des Sterbens. Da macht man sich die allersonderbarsten Begriffe von der letzten Todesnoth, der gewaltsamen Trennung der Seele von ihrem Körper u. dgl. mehr. Aber dies alles ist völlig ungegründet. Gewiß hat noch kein Mensch das Sterben selbst empfunden, und eben so bewußtlos, wie wir ins Leben treten, treten wir wieder heraus. Anfang und Ende fließen hier wieder zusammen. Meine Beweise sind folgende: Zuerst kann der Mensch keine Empfindung vom Sterben haben, denn Sterben heißt nichts anders, als die Lebenskraft verlieren, und diese ist's eben, wodurch die Seele ihren Körper empfindet; in demselben Verhältniß also, als sich die Lebenskraft verliert, verliert sich auch die Empfindungskraft und das Bewußtseyn, und wir können das Leben nicht verlieren, ohne zugleich oder noch eher (denn es gehören dazu zartere Organe) auch das Gefühl des Lebens zu verlieren. Und dann lehrt es auch die Erfahrung. Alle die, welche den ersten Grad des Todes erlitten und wieder zum Leben zurückgerufen wurden, versichern einstimmig, daß sie nichts vom Sterben gefühlt haben, sondern in Ohnmacht, in Bewußtlosigkeit versunken sind *). — Man lasse sich nicht durch die Zuckungen,

*) Einer, der sich erhängt hatte, und wieder zum Leben gebracht wurde, erzählte, daß er, so wie der Strick sich

das Röcheln, die scheinbare Todesangst irre machen, die man bei manchen Sterbenden sieht. Diese Zufälle sind nur ängstlich für den Zuschauer, nicht für den Sterbenden, der davon nichts empfindet. Es wäre eben so, als wenn man aus den fürchterlichen Zuckungen eines Epileptischen auf seine inneren Gefühle schließen wollte. Er weiß nichts von allem dem, was uns so viel Angst machte.

3. Man denke sich das Leben immer als das, was es ist, als einen Mittelzustand (der noch nicht selbst Zweck, sondern nur Mittel zum Zweck ist, wie die tausendfachen Unvollkommenheiten desselben hinlänglich beweisen), als eine Periode der Entwicklung und Vorbereitung, als ein Fragment unsrer Existenz, durch das wir bloß zu andern Perioden übergehen und reifen sollen. Kann uns dann der Gedanke wohl schrecklich seyn, diesen Uebergang wirklich zu machen, aus diesem Mittelzustand, aus dieser räthselhaften, zweifelsvollen, nie ganz befriedigenden Existenz zu einer andern heraus zu treten? Ganz ruhig und furchtlos können wir uns dann wieder dem höhern Wesen überlassen, das uns eben so, ohne unser Zuthun, auf diesen Schauplatz setzte, und von ihm die fernere Leitung unsers Schicksals erwarten. — Wer in dem Schooße seines Vaters einschläft, dem braucht vor dem Erwachen nicht bange zu seyn.

---

zusammen gezogen habe, sogleich in einen Zustand von Bewußtlosigkeit gerathen sey, wo er nichts gefühlt habe; nur das erinnere er sich dunkel, daß er Blitze gesehen, und dumpfes Glockengeläute gehört habe.

4. Auch wird der Gedanke an die Vorausgegangenen die Todesfurcht sehr mildern, an den Cirkel der Lieben, die unserm Herzen nahe waren und es noch immer sind, und die uns gleichsam aus jenem dunkeln Lande freundlich zuwinken.

Es ist mir unmöglich, hier eine Eigenschaft unserer Zeiten zu übergehen, die uns gewiß einen schönen Theil unserer Lebenstage raubt, nämlich jene unglückliche Vielgeschäftigkeit, die sich jetzt eines großen Theils des menschlichen Geschlechts bemächtigt hat, jenes unaufhörliche innre Treiben und Streben nach neuen Unternehmungen, Arbeiten, Planen. Der Geist der Zeit bringt es mit sich, daß Selbstdenken, Thätigkeit, Speculationen, Reformationen den Menschen weit natürlicher sind, als sonst, und alle ihnen beiwohnende Kräfte sich weit lebhafter regen; der Luxus kommt dazu, der durch seine immer vervielfältigten Bedürfnisse immer neue Anstrengungen der Kräfte, immer neue Unternehmungen nöthig macht. Daraus entsteht nun jene unaufhörliche Regsamkeit, die endlich alle Empfänglichkeit für innere Ruhe und Seelenfrieden zerstört, den Menschen nie zu dem Grade von Nachlaß und Abspannung kommen läßt, der zu seiner Erholung unumgänglich nöthig ist, und seine Selbstconsumtion auf eine schreckliche Art beschleunigt.

Aber auch das Entgegengesetzte, der Nichtgebrauch unsrer Kräfte, kann lebensverkürzend werden, weil dadurch gar leicht Unbrauchbarkeit der Organe, Stockung, mangelnde Reinigung der Säfte, und schlechte Restauration entsteht. Es ist die erste und unwandelbarste Bestimmung des Menschen, im Schweiß seines Angesichts sein Brod zu essen. Und auch physisch bestätigt die Erfahrung diesen Satz vollkommen: Wer ißt ohne zu arbeiten, dem bekommt es nicht. Wenn nicht immer ein gehöriges Verhältniß zwischen der Restauration und Selbstaufreibung bleibt, so ist es unmöglich, daß Gesundheit und langes Leben bestehen kann. Werfen wir einen Blick auf die Erfahrung, so finden wir, daß kein einziger Müßiggänger ein hohes Alter erreicht hat, sondern die ausgezeichneten Alten durchaus Menschen von einer äußerst thätigen Lebensart gewesen waren.

Aber nicht bloß der körperliche, sondern auch der Seelenmüßiggang schadet, und ich komme hier auf ein Lebensverkürzungsmittel, was man hier wohl nicht erwarten sollte, weil es dem Schein nach uns die Zeit so grausam lang macht, die lange Weile. — Laßt uns die physischen Wirkungen derselben etwas genauer durchgehen, und wir werden sehen, daß dieser unbehagliche Seelenzustand keineswegs gleichgültig, sondern von sehr wichtigen Folgen für unser Körperliches ist. Was bemerken wir an einem Menschen, der lange Weile hat? Er fängt an zu gähnen; dies verräth schon einen gehinderten Durchgang des Bluts durch die Lungen. Folglich leidet die Kraft des Herzens und der Gefäße, und ist zu träg. — Dauert das Uebel länger, so entstehen zuletzt wohl Congestionen und Stockungen des Bluts. Die Verdauungswerkzeuge werden ebenfalls zur Schwäche

23 *

und zur Trägheit umgestimmt, es entsteht Mattigkeit, Schwermuth, Blähungen, hypochondrische Stimmung. Genug, alle Functionen werden dadurch geschwächt und in Unordnung gebracht, und ich glaube also mit Recht behaupten zu können, daß ein Zustand, der die wichtigsten Geschäfte des Körpers stört, die edelsten Kräfte schwächt, lebensverkürzend ist.

Sowohl in physischer als moralischer Rücksicht ist lange Weile ein sehr gefährlicher Zustand. Weikard *) erzählt das Beispiel eines Kindes, welches von sehr armen Eltern erzeugt war, die ihr Brod mit Tagelohn verdienen mußten. Das Schicksal dieses Kindes also, von seiner Geburt an, war lange Weile. Anfangs ließen es die Eltern allein in seiner Wiege liegen, wo es seine Zeit damit zubrachte, seine Hände und Füße anzusehen. Da es größer wurde, wurde es jederzeit in einen Hühnerstall eingesperrt, wo es nur durch ein Loch ein wenig heraussehen konnte. Was war die Folge? Das Kind blieb bis in sein erwachsenes Alter dumm und blöde, hatte keinen Verstand, und konnte kaum sprechen.

Ja, ihre Wirkungen sind noch ärger. Bei einem melancholischen Temperament kann lange Weile endlich zum Selbstmorde führen. Ein trockner Schriftsteller hatte ein sehr weitläuftiges Werk vom Selbstmord geschrieben. Er begegnete einst einem andern

*) In einem Werke, das gewiß eine Menge seiner Mitbrüder überleben wird, und auch hier die größte Empfehlung verdient: Weikards philosophischer Arzt.

Engländer, der alle Zeichen des größten Tiefsinns an sich trug. Wo wollen Sie hin, mein Freund? sagt der Autor. — Nach der Themse, um mich zu ersäufen. — O, so bitte ich Sie, erwiederte der Autor, gehen Sie nur noch diesmal wieder nach Hause, und lesen Sie erst mein Werk über den Selbstmord. — Gott soll mich bewahren, antwortete jener, eben das Durchlesen dieses langweiligen Buchs hat mir einen so entsetzlichen Verdruß erweckt, daß ich nun fest entschlossen bin, mich zu ersäufen.

Aber, was in aller Welt ist das Mittel gegen die lange Weile? höre ich fragen; sie begleitet uns auf den Ball, ins Schauspielhaus, an den Theetisch, auf die Promenade, genug, nirgends mehr kann man sich vor ihr retten. — Sehr wahr, alles dies hilft nichts. Es gibt nur ein einziges, aber freilich nicht beliebtes, Mittel dagegen, und das ist: Bestimmte Berufsarbeit.

VIII.

Ueberspannte Einbildungskraft — Krankheitseinbildung — Empfindelei.

Die Phantasie ward uns zur Würze des Lebens gegeben, aber, so wenig die physische Würze tägliche Nahrung werden darf, eben so wenig darf das geistige Leben diese Seelenwürze mißbrauchen. Zwar exaltirt man dadurch sein Lebensgefühl, aber man beschleunigt auch das intensive Leben und die Lebensaufreibung, und hindert die Restauration, wie das schon die Magerkeit solcher Leute von feuriger Imagination beweist. Ueberdies disponirt man dadurch den Körper zu plötzlichen und gewaltsamen Revolutionen, die lebensgefährlich werden können, weil bei überspannter Imagination ein kleiner Funken die gewaltigste Explosion bewirken kann. — Wer also lange zu leben wünscht, der lasse diese Seelenkraft nie zu sehr die Oberherrschaft gewinnen, und nie einen fortdauernd exaltirten Zustand bewirken; sondern er benutze sie dazu, wozu sie uns gegeben ward, den schönen Augenblicken des Lebens einen noch höhern Glanz zu geben, die schaalen und unschmackhaften zu würzen, und die traurigen zu erheitern.

Besonders kann sie dem Leben sehr nachtheilig werden, wenn sie gewisse Richtungen nimmt, die durch ihre Nebenwirkungen doppelt schaden, und da scheinen mir zwei vorzüglich gefährlich: die Krankheitseinbildung und die Empfindelei.

Die erstere Imaginationskrankheit ist hauptsächlich ein Eigenthum der Hypochondristen, kann aber auch bei Nichtärzten dadurch erzeugt werden, wenn sie zu viel medizinische Schriften lesen, die sie denn nicht, wie der Arzt, auf die Kunst, sondern auf ihre eigne Person anwenden, und aus Mangel hinreichender Kenntnisse sehr leicht irrig deuten (ein neuer Grund, sich vor dieser Lectüre zu hüten). Ich habe erstaunliche Beispiele davon gesehen; nicht allein Leute, die sich bei völlig geraden Nasen festiglich einbildeten, schiefe Nasen zu haben, die sich bei einem sehr schmächtigen Bauch nicht von der Idee abbringen ließen, die Wassersucht im höchsten Grade zu haben u. dgl., sondern ich habe eine Dame gesehen, die man nur mit einiger Aufmerksamkeit nach einem örtlichen Zufall zu fragen brauchte, um ihn auch sogleich zu erregen; ich fragte nach Kopfweh, und es entstand, nach Krämpfen in dem Arm, nach Schluchsen, und die Krämpfe und der Schluchsen waren auf der Stelle da.

Tulpius erzählt das Beispiel eines Menschen, der durch das Lesen vieler medizinischen und chirurgischen Bücher wahnsinnig wurde.

Monro sah einen Menschen, der unter Boerhave Medizin studirte, und Hypochondrist dabei war. So oft er einer Vorlesung des Boerhave beigewohnt hatte, bildete er sich allemal ein, auch die Krankheit zu haben, die vorgetragen worden war. Auf diese Art war er der beständige lebendige Commentar der Krankheitslehre, und er hätte kaum die Hälfte dieses angreifenden medizinischen Cursus durchgemacht, als er im äußersten Grade elend und abgezehrt war, und dies Studium ganz aufgeben mußte. — Ja, man hat sogar ein Beispiel, daß sich einer einbildete, wirklich gestorben zu seyn, und fast darüber verhungert wäre, wenn ihn nicht ein Freund, der sich auch todt stellte, überredet hätte, daß es auch in der andern Welt Sitte wäre, sich täglich satt zu essen.

Der Schaden dieser Krankheitseinbildung liegt nicht allein darin, daß dadurch ewige Furcht und Angst unterhalten, und manche Krankheit wirklich dadurch erzeugt wird, weil man sich einbildet, sie zu haben, sondern auch, daß nun das unnütze und widersinnigste Medizíniren gar kein Ende nimmt, welches den Körper oft schneller aufreibt, als die Krankheit selbst, wenn sie da wäre.

Nicht weniger schädlich ist die zweite Krankheit der Einbildungskraft, die Empfindelei, die romanhafte Denkart, die traurige Schwärmerei. Es ist ganz einerlei, ob man die traurigen Begebenheiten selbst erlebt, oder durch Romane und Empfindelei sich so lebhaft macht, daß man eben das niederschlagende Gefühl davon hat. Ja, es ist in so fern noch nachtheiliger, weil es dort ein natürlicher Zustand, hier aber ein erkünstelter und also desto angreifenderer Affect ist. Wir haben gesehen, wie äusserst schädlich Traurigkeit für alle Lebenskraft und Bewegung ist. Man kann also leicht denken, wie destruirend eine solche Seelenstimmung seyn muß, die beständigen Trübsinn zum Gefährten des Lebens macht, die sogar die reinsten Freuden mit Thränen und herzbrechenden Empfindungen genießt. Welche Tödtung aller Energie, alles frohen Muths! Gewiß, ein Paar Jahre, in einem solchen Herzenszwange zugebracht, können das Leben um ein Ansehnliches verkürzen.

IX.

Gifte, sowohl physische, als contagiöse.

Wir verstehen darunter alle die Substanzen, die schon in geringer Menge sehr nachtheilige oder zerstörende Wirkungen in dem menschlichen Körper hervorbringen können. Es gibt deren sehr viele in der Natur, und von mannigfaltiger Art; einige wirken heftig, andere schleichend, einige schnell, andere langsam, einige von aussen, andere von innen, einige sichtbar, andere unsichtbar, und es ist nicht zu läugnen, daß sie unter die allgemeinsten und gefährlichsten Feinde des Lebens gehören.

Ich halte es daher für sehr nothwendig und für einen wesentlichen Theil der allgemeinen Bildung und Kultur des Menschen, daß ein jeder diese Gifte erkennen und vermeiden lerne, weil man sonst durch bloße Unwissenheit und Unachtsamkeit unzähligen Vergiftungen ausgesetzt ist. Das Thier hat Instinkt, um die Gifte zu erkennen und zu fliehen, der Mensch Vernunft und Erfahrung; aber noch wird diese bei weitem nicht allgemein genug über diesen Gegenstand benutzt. Dies ist hier mein Zweck, solche allgemeine Kenntnisse und Begriffe mitzutheilen, die jeder Mensch zur Vermeidung dieser Lebensfeinde zu wissen nöthig hat.

Es ist ein sehr nachtheiliges Vorurtheil, daß man nur das gewöhnlich für Gift hält, was durch den Mund in uns aufgenommen wird. Durch alle, sowohl äußerliche als innerliche Flächen und Theile unsers Körpers können wir vergiftet werden; in so fern sie alle Nerven und einsaugende Gefäße haben; also durch Mund und Magen, durch den Mastdarm, durch die ganze Oberfläche der Haut, die Nasenhöhle, die Ohren, die Geschlechtstheile, die Lunge (durch

Hülfe der Luft). Der Unterschied liegt bloß darin, daß die Wirkung in manchen Theilen langsamer, in manchen schneller erfolgt, auch daß manche Gifte vorzüglich auf diesen, andre auf jenen Theil wirken.

Ich theile alle Gifte in zwei Classen, die physischen und contagiösen (ansteckenden), welche letztern sich dadurch unterscheiden, daß sie sich immer in einem lebenden Körper erzeugen, und die Kraft besitzen, in einem andern das nämliche Gift hervorzubringen.

Unter den physischen ist die Kenntniß folgender vorzüglich nöthig:

Das Arsenik, Operment, unter dem Namen Rattengift am meisten bekannt, das heftigste unter allen Giften. Es tödtet in den kleinsten Dosen (5 bis 6 Gran sind hinreichend) unter den grausamsten Schmerzen, und sehr schnell. Unzählig sind die Fälle, wo sich Menschen dadurch den grausamsten Tod gaben, und zwar weit mehr aus Unwissenheit und Leichtsinn, als aus Absicht. Ich glaube daher, es wäre weit besser, dieses schreckliche Gift ganz aus der menschlichen Gesellschaft zu verbannen, insbesondere da es von so wenig Nutzen ist, der sich im Publikum fast lediglich auf Tödtung der Mäuse und Ratten einschränkt. Wenigstens sollte es schlechterdings bei keinem Materialisten und Würzkrämer, in keinem Laden, wo Zucker, Kaffee und andere Consumtibilien vorräthig sind, verkauft werden. Bis dahin halte ich's für Pflicht, auf einige Arten aufmerksam zu machen, wodurch Arsenikvergiftung sehr leicht möglich wird, und schon oft geschehen ist, und davor zu warnen. Eine der häufigsten ist die Absicht, Mäuse und andere Thiere damit zu tödten. Wenn man bedenkt, wie viele Menschen schon durch solches Gift ums Leben gekommen sind, das man Mäusen bestimmt hatte, so sollte man doch am Ende die Gewohnheit ganz unterlassen. Man glaube nicht, daß große Vorsicht dabei allen Schaden unmöglich mache. Die größte Vorsicht ist dies nicht ganz zu verhüten im Stande. So weiß ich ein Beispiel, wo eine im Keller stehende frische Milch durch Mäuse vergiftet wurde, die vorher Rattengift genossen, und hierauf von dieser Milch gesoffen hatten. Weit besser ist's, sich zu diesem Behuf der Krähenaugen (Nux Vomica) zu bedienen, die dem Menschen weit weniger schädlich, und den Thieren äußerst giftig sind. Eine andere, weniger bemerkte Vergiftungsart mit Arsenik ist die durch arsenikalische Malerfarben. Maler von Profession wissen sich dagegen schon mehr zu schützen; aber Dilettanten und Kinder sollten beim Gebrauch solcher Farben sehr vorsichtig seyn, und am wenigsten die üble Gewohnheit annehmen, die Pinsel durch den Mund zu ziehen. Eben so gefährlich sind Spielsachen mit arsenikalischen Farben bemalt, welches durchaus nicht gestattet werden sollte. Noch rathe ich endlich, sich vor einer Arsenikvergiftung zu hüten, welche Quacksalber und herumziehende Charlatans ausüben. Sie verkaufen häufig Tropfen wider das kalte Fieber, die nichts anders als Arsenik enthalten, und die zwar das Fieber oft auf der Stelle heilen, aber hintendrein Auszehrung und tödtliche Folgen erregen. Man hüte sich ums Himmels willen vor solchen Arcanen.

Ein nicht weniger furchtbares Gift ist das Blei. Es ist in so fern vielleicht noch furchtbarer als Arsenik, weil es langsamer und schleichender wirkt, sich nicht sogleich durch heftige Wirkungen zu erkennen gibt, und weil man dadurch schon völlig vergiftet seyn kann, ehe man es noch weiß, daß man vergiftet ist. Hier also besonders sind gewisse Vergiftungsarten möglich, die ein großer Theil des Publikums gar nicht bemerkt, und auf die ich hier aufmerksam machen muß. — Die erste ist: wenn man täglich etwas Blei mit Speisen und Getränken zu sich nimmt, so können zuletzt, oft erst nach Jahren, die fürchterlichen Zufälle einer unheilbaren Bleivergiftung ausbrechen. Dies geschieht, wenn man die Speisen in zinnernen, viel Blei enthaltenden Geschirren, oder auch in solchen, die sehr schlecht glasurt sind, kochen läßt, oder wenn man mit Blei verfälschten Wein trinkt (welches durch die Hahnemannsche Weinprobe am besten zu entdecken ist). — Eine andre Art von sehr gewöhnlicher Bleivergiftung ist das Schminken mit Bleikalchen, bleiischen Waschwassern u. dergl. Alle Schminken sind schädlich, aber am meisten die weißen, weil sie fast alle Bleikalch enthalten, und die Bleitheilchen durch die Haut eben so gut wie durch den Magen in uns kommen können. Endlich ist auch die Bleivergiftung von frisch mit Bleiweiß oder Oelfirniß gemalten Zimmern nicht zu vergessen.

Wer diese zu bald bewohnt, der kann das Gift vorzüglich seiner Lunge mittheilen, und engbrüstig, auch hectisch werden. Ueberhaupt sind die Zeichen und Wirkungen der Bleivergiftungen diese: Kolikschmerzen, Trockenheit und hartnäckige Verstopfung des Stuhlgangs, Lähmung der Arme, auch wohl der Füße, endlich gänzliche Vertrocknung des Körpers und der Tod durch Abzehrung.

Hieher gehören ferner die Quecksilber-, Spießglas- und Kupferzubereitungen, welche alle als schädliche Gifte zu betrachten sind, und wobei besonders vor dem Kochen in kupfernen Geschirren zu warnen ist. Selbst die meisten Mittelsalze, wenn sie in zu starker Menge auf einmal und nicht hinlänglich in Wasser aufgelöset genommen werden, können als Gifte wirken. Es sind mir einige Beispiele vorgekommen, wo zwei, drei Loth Salpeter oder Alaun, den man statt Glaubersalz auf einmal nahm, alle Zufälle einer heftigen Vergiftung erregten, die nur mit Mühe gedämpft werden konnten.

Das Pflanzenreich enthält eine Menge Gifte, die theils betäubend tödten (als Opium, Belladonna), theils durch Schärfe, Entzündung und Brand (als Seidelbast, Euphorbium). Sehr häufig wird auch hier durch Unwissenheit gefehlt. Unzählig sind die Beispiele, wo man statt Körbel Schierling zum Salat, statt Pastinakwurzeln Bilsenkrautwurzeln zum Gemüse, statt eßbarer Schwämme giftige, oder die Beeren von der Tollkirsche, vom Seidelbast u. dgl. genoß, und sich dadurch den Tod zuzog. Es sollte also durchaus in den Schulen einem jeden Menschen der nöthige Unterricht über die in seiner Gegend wachsenden Giftpflanzen mitgetheilt werden, und da mir hier der Raum verbietet, sie einzeln durchzugehen, so will ich hier ein Buch empfehlen, woraus man diese Kenntniß am besten und vollkommensten erhält *).

Die in Deutschland gefährlichsten Giftpflanzen, deren Kenntniß und Vermeidung am nöthigsten ist, sind: Tollkirsche (Belladonna), Schierling (Cicuta), Bilsenkraut (Hyoscyamus), Eisenhütlein (Aconitum), der rothe Fingerhut (Digitalis), Nachtschatten (Solanum), Wolfskirsche (Esula), das Tollkorn (Lolium temulentum), Kellerholz (Daphne), mehrere Arten Ranunculus, der giftige Lattich (Lactuca virosa), der Kirschlorbeer (Laurocerasus). Auch die bittern Mandeln gehören hieher, welche nach den neuesten Erfahrungen ein äußerst tödtliches Gift enthalten, das dem Gift des Kirschlorbeers nichts nachgibt.

Selbst die Luft kann vergiftet seyn, in der wir leben, und so können wir entweder schnell oder schleichend getödtet werden. Ich rechne dahin vor allem das Gift, was wir selbst der Luft durchs Leben und Athemholen mittheilen. Lebende Geschöpfe zehren in einer gewissen Quantität Luft den reinen Stoff oder die Lebensluft auf, und theilen ihr dafür unreine

*) Halle, deutsche Giftpflanzen zur Verhütung trauriger Vorfälle, mit illum. Kupf. 2 Bände, 3te Aufl.

und nicht zum Athmen taugliche Stoffe mit. Ist eine grosse Menge Menschen in einem kleinen Raum eingeschlossen, so kann es bald tödtlich werden *). Ist der Raum grösser, und die Menge kleiner, so ist es zwar nicht tödtlich, aber dennoch schädlich. Man vermeide daher Oerter, wo solche unverhältnissmässige Menschenmassen zusammengepresst sind, vorzüglich, wenn sie nicht genug Höhe oder Luftzugang von aussen haben. Am häufigsten ist dies in Schauspielhäusern der Fall. Eins der sichersten Kennzeichen dieser Luftvergiftung ist: wenn die Lichter nicht hell mehr brennen wollen, oder wohl gar hie und da von selbst ausgehen. In eben dem Verhältniss wird sie auch zum Leben untauglich, denn Feuer und Leben brauchen einerlei Theile aus der Luft zu ihrer Erhaltung. Wer sein Wohn- oder Schlafzimmer beständig fest verschlossen hält, der übt eine ähnliche langsame Vergiftung an sich aus. Auf ähnliche Art kann die Luft vergiftet werden, wenn eine grosse Menge Lichter zugleich in einem eingeschlossnen Zimmer brennen. Eben so, wenn man glühende Kohlen in eine eingeschlossne Kammer setzt, und dabei einschläft, wodurch schon öfter der Tod erfolgte. Auch, wenn man des Nachts viel Pflanzen und Gewächse in einem eingeschlossnen Zimmer bei sich hat, so

*) Wie das schreckliche Beispiel in Calcutta zeigte, wo in der schwarzen Höhle von 146 Engländern in kaum 12 Stunden, bloss durch Vergiftung der Luft, 123 getödtet wurden. S. Zimmermann von der Erfahrung.

erleidet die Luft eine ähnliche Art von Vergiftung, da hingegen dieselben Pflanzen bei Tage und im Sonnenschein die Luft gesünder machen. Nicht weniger ist die Ausdünstung faulichter Substanzen das zu thun fähig. Sogar die stark riechenden Ausdünstungen der Blumen können der Luft in einem eingeschlossenen Zimmer schädliche, ja tödtliche Eigenschaften mittheilen; daher es nie zu rathen ist, stark riechende Blumen, Orangen, Narcissen, Rosen u. s. w. in die Schlafkammer zu stellen.

Aber weit wichtiger und furchtbarer noch scheint mir die Classe der contagiösen (oder ansteckenden) Gifte, zu der ich nun komme, und ich erbitte mir hierbei die größte Aufmerksamkeit. Von jenen physischen Giften bekommt man wohl noch allenfalls Unterricht, man hat Bücher darüber, man kennt und flieht sie. Ganz anders ist es mit den contagiösen, man hat ihnen gleichsam, als unvermeidlichen und nothwendigen Uebeln, das Bürgerrecht gestattet, man kennt sie gar nicht als Gifte, sondern nur von Seiten der Krankheiten, die sie erregen, man vergiftet und wird vergiftet, und treibt diesen fürchterlichen Tauschhandel täglich und stündlich, ohne daß ein Mensch dabei weiß oder denkt, was er thut. Die physischen Gifte sind, wie sich's gehört, dem Polizeigesetze unterworfen, der Staat sorgt für ihre Verwahrung und Einschränkung, und man betrachtet und behandelt den, der sie einem Andern wissentlich beibringt, als einen Verbrecher; um die contagiösen hingegen bekümmert sich keine Polizei, kein Gesetz, sie wüthen ungestört unter uns fort, der Mann vergiftet die Frau, der Sohn den Vater, und kein Mensch fragt darnach. — Die physischen Gifte endlich schaden doch nur dem Individuum, das sie sich beibringt; hingegen die contagiösen besitzen die besondere Kraft, sich in jedem lebenden Wesen von neuem zu erzeugen, und so ins Unendliche fort; sie schaden also nicht bloß dem Vergifteten, sondern machen ihn nun wieder zu einer neuen Giftquelle, wodurch ganze Orte und Gegenden vergiftet werden können.

Ich könnte hier die traurigsten Beispiele anführen, von Menschen, die bloß durch Unwissenheit auf solche Weise vergiftet wurden, von andern, die andere, oft ihre nächsten Freunde vergifteten, bloß weil sie diese Art der Gifte und ihre Mittheilung nicht kannten. Ich halte diese Kenntniß für so nothwendig und für noch so sehr im Publikum mangelnd, daß ich mit Vergnügen diese Gelegenheit ergreife, etwas Unterrichtendes darüber zu sagen.

Contagiöse Gifte heißen diejenigen, die sich nie anders, als in einem lebenden thierischen Körper erzeugen, und die Kraft besitzen, wenn sie einem andern mitgetheilt werden, sich in demselben zu reproduciren, und die nämliche Verderbniß und Krankheit hervorzubringen, die der erste hatte. Jede Thierklasse hat ihre eignen, die auf andere nicht wirken. So hat das Menschengeschlecht die seinigen, welche den Thieren nichts anhaben, z. E. das venerische Gift, das Pockengift ꝛc.; die Thiere hingegen die

Arten, die nicht auf den Menschen wirken, z. E. das Hornviehseuchengift, das Rotzgift bei Pferden. Nur eins ist mir bekannt, was Thieren und Menschen eigen ist, das Wuthgift. Man nennt sie auch Ansteckungsgifte, Contagien, Miasmen.

Ein sehr merkwürdiger Unterschied unter ihnen ist der, daß sich manche nie wieder von neuem, ohne äußere Ansteckung, erzeugen, wie z. E. das venerische Gift, das Blatterngift, das Maserngift, das Pestgift, das Aussatzgift; andere hingegen können immer noch von neuem, ohne Ansteckung, bloß durch gewisse im thierischen Körper entstehende Veränderungen und Verderbnisse hervorgebracht werden, z. B. das Krätzgift, das Fäulnißgift, das Schwindsuchtsgift u. s. w. Man hat daher schon oft gefragt: wie wohl die Gifte der erstern Classe entstanden seyn mögen? und es ist schwer, diese Frage zu beantworten; indeß erlaubt uns die Analogie der letztern Classe anzunehmen, daß sie auch zuerst im menschlichen Körper erzeugt worden sind, aber durch eine so seltne Concurrenz innerer und äußerer Umstände, daß Jahrtausende dazu gehören, ehe so etwas wieder möglich ist. Es folgt aber auch hieraus, daß diese Gifte, da sie immer, um fortzudauern, in einem lebenden Körper reproducirt werden müssen, auch wieder aufhören können, sobald ihnen durch Zufall oder absichtliche Anstalten diese Gelegenheit benommen wird, sich wieder zu erzeugen (ein tröstlicher Gedanke, auf dem die Ausrottung oder wenigstens Verweisung derselben aus manchen Gegenden beruht, und von dessen

Wahrheit uns einige solche Gifte überzeugen, welche sonst sehr gewöhnlich unter uns waren, aber jetzt durch weise Anstalten unter den kultivirten Nationen ausgerottet sind, z. E. das Pestgift, das Aussatzgift). Aber eben so gegründet ist auch die Folge, daß durch eine neue Concurrenz ungewöhnlicher Umstände und Verderbnisse im thierischen Körper auch noch ganz neue Gifte der Art hervorgebracht werden können, von denen die Welt bisher nichts wußte, und wovon uns leider das gelbe Fieber ein ganz neues Beispiel gibt.

Es gehört aber zur Wirkung aller dieser Giftarten nicht bloß (wie bei andern) die Mittheilung oder Ansteckung von aussen, sondern auch eine gewisse Disposition oder Empfänglichkeit des Körpers, sie aufzunehmen. Daher das merkwürdige Phänomen, daß manche Menschen sehr leicht, manche sehr schwer, manche gar nicht vergiftet werden können, ja daß manche dieser Gifte nur einmal auf uns wirken können, weil durch eine Vergiftung die ganze fernere Empfänglichkeit dafür auf immer aufgehoben wird, wie wir solches bei dem Blattern- und Maserngift wahrnehmen.

Die Mittheilung selbst kann zwar scheinbar auf sehr mannigfaltige Art geschehen, aber immer reducirt sie sich auf den einfachen Grundsatz: Es gehört durchaus unmittelbare Berührung des Gifts selbst dazu, wenn es sich mittheilen soll. Nur muß man dies recht verstehen. Diese unmittelbare Berührung des Gifts kann sowohl an dem Körper des Kranken, als auch an einem andern Körper geschehen, mit dem sich das Gift verbunden oder an dem es sich angehängt hat, z. E. abgesonderte Theile des Kranken, Ausleerungssäfte, Kleidung, Meubles u. dgl. Nur äußerst wenige Gifte dieser Art haben die Eigenschaft, sich auch in der Luft aufzulösen, z. E. das Blatterngift, Maserngift, Faulfiebergift; aber diese Luftauflösung bleibt nur in der Nähe des Kranken giftig, oder, mit andern Worten, nur die nahe Atmosphäre des Kranken ist ansteckend. Wird sie aber durch mehr zudringende Luft vermischt und verdünnt, so geht es ihr wie jeder Giftauflösung (z. E. Auflösung des Sublimat in Wasser); sie hört am Ende auf giftig zu wirken, d. h. in die Entfernung kann das Gift durch die Luft nicht fortgetragen werden.

Meine Absicht ist hier vorzüglich, das nichtmedizinische Publikum in den Stand zu setzen, diese Gifte zu vermeiden, oder doch (was gewiß jedem Gutdenkenden nicht gleichgültig seyn kann) sie, wenn man vergiftet ist, wenigstens nicht Andern mitzutheilen. Ich werde daher zuerst einige allgemeine Regeln angeben, wie man sich vor Ansteckung überhaupt sichern kann, und dann die bei uns am häufigsten vorkommenden Gifte der Art einzeln durchgehen, und ihre Erkenntniß und Verhütung bestimmen.

Die besten Mittel, wodurch sich der Mensch überhaupt vor Ansteckung von jeder Art schützen kann, bestehen in folgenden Regeln:

1. Man beobachte die größte Reinlichkeit; denn

durch die äußere Oberfläche werden uns die meisten Gifte dieser Art mitgetheilt, und es ist erwiesen, daß schon wirklich mitgetheilte Gifte durch Reinigungen wieder entfernt werden konnten, ehe sie noch uns wirklich eigen wurden. Ich rechne dahin das öftere Waschen, Baden, Ausspülen des Mundes, Kämmen, den öftern Wechsel der Wäsche, Kleider, Betten.

2. Man sorge für reine Luft im Zimmer, für öftern Genuß der freien Luft, und mache sich fleißig körperliche Bewegung. Dadurch erhält man die Ausdünstung und die Lebenskraft der Haut, und je thätiger diese ist, desto weniger hat man von äußerer Ansteckung zu fürchten.

3. Man erhalte guten Muth und Heiterkeit der Seele. Diese Gemüthsstimmung erhält am besten die gegenwirkende Kraft des Körpers, freie Ausdünstung und den Trieb der Säfte nach aussen, wodurch gar sehr die Aufnahme der Contagien gehindert wird. Diese Regel ist besonders bei herrschenden Faulfiebergiften zu empfehlen, daher dann auch ein gut Glas Wein so nützlich ist.

4. Man vermeide alle nähere Berührung mit Menschen, die man nicht, auch von Seiten ihres Physischen, ganz genau kennt; vorzüglich die Berührung mit Theilen, die gar keine, oder eine äußerst feine Oberhaut haben, z. E. verwundete Stellen, Lippen, Brustwarzen, Zeugungstheile, als wodurch die Einsaugung am schnellsten geschehen kann. Aber auch die Berührung solcher Substanzen gehört hieher, die noch Theile oder Ausleerungen von Men=

schen seit kurzem erhalten haben können, z. E. der eben von Andern gebrauchten Trinkgläser, Hemden, Unterkleider, Handschuhe, Tabakspfeifen, Sekrete u. dergl.

5. Wenn ansteckende Krankheiten an einem Orte herrschen, so empfehle ich sehr die Regel, nie nüchtern auszugehen, weil man nüchtern am leichtesten von aussen einsaugt; sondern immer erst etwas zu genießen, auch, wenn man es gewohnt ist, vorher eine Pfeife Tabak zu rauchen.

Nun zur Betrachtung der bei uns vorkommenden einzelnen Ansteckungsgifte.

1. Das venerische Gift.

Traurig ist das Loos der neuern Zeiten, in denen dieses Gift erst bekannt und verbreitet worden ist, und traurig das Gefühl, was den Menschenfreund bei Betrachtung desselben und seiner Fortschritte befällt! Was sind alle, auch die tödtlichsten Gifte, in Absicht auf die Menschheit im Ganzen, gegen das venerische? Dies allein vergiftet die Quellen des Lebens selbst, verbittert den süßen Genuß der Liebe, tödtet und verdirbt die Menschensaat schon im Werden, und wirkt also selbst auf die künftige Generation, schleicht sich selbst in die Zirkel stiller häuslicher Glückseligkeit ein, trennt Kinder von Eltern, Gatten von Gatten, und löset die heiligsten Bande der Menschheit. Dazu kommt noch, daß es zu den schleichenden Giften gehört, und sich gar nicht immer gleich durch heftige und Aufmerksamkeit erregende Zufälle verräth. Man kann schon völlig vergiftet seyn, ohne es selbst zu wissen, woher die üble Folge entsteht, daß man es gewöhnlich erst recht allgemein und tief einwurzeln läßt, ehe man die nöthigen Mittel dagegen anwendet, und auch wohl noch Andere vergiftet, ohne es zu wollen oder zu wissen. Eben deswegen kann man auch oft nicht einmal ganz gewiß seyn, ob man völlig hergestellt ist oder nicht, und muß oft sein ganzes Leben in dieser tödtlichen Ungewißheit zubringen. Und ist es denn zu seiner ganzen Höhe gelangt, welche abscheuliche Zerstörungen richtet es im menschlichen Körper an! Die scheußlichsten Geschwüre bedecken den ganzen Körper, die Knochen werden zernagt, ganze Theile sterben ab, Nasen- und Gaumenknochen gehen verloren, und mit ihnen Wohlgestalt und Sprache; die peinlichsten Schmerzen im innern Mark der Knochen foltern den Unglücklichen, besonders des Nachts, und verwandeln die Zeit der Ruhe in die qualvollste Tortur.

Genug, das venerische Gift vereint alles, was nur ein Gift Peinliches, Ekelhaftes, Langwieriges und Fürchterliches haben kann, und mit diesem Gifte treiben wir Scherz, belegen es mit dem artigen gefälligen Namen der Galanteriekrankheit, tändeln damit, wie mit Husten und Schnupfen, und versäumen sogar, sowohl im Ganzen als im Einzelnen, die schicklichen Hülfsmittel zur rechten Zeit dagegen anzuwenden? Niemand denkt daran, den unaufhörlichen Fortschritten dieser schleichenden Pest Einhalt zu thun, und mein Herz blutet mir, wenn ich sehe, wie das sonst so blühende und robuste Landvolk, der eigentliche Kern für die Erhaltung einer kräftigen Menschheit, auch in unsern Gegenden, wo es bisher noch den Namen dieses Giftes nicht kannte, schon anfängt, durch die Mittheilung der Städte davon angegriffen zu werden; wenn ich Städte sehe, wo es noch vor 20 Jahren eine Seltenheit war, und jetzt schon allgemein geworden ist, und andere, von denen es erwiesen ist, daß zwei Drittheile der Einwohner venerisch sind; — wenn ich in die Zukunft blicke, und bei fernerer ungestörten Fortwirkung des Gifts es unvermeidlich finde, daß nicht zuletzt alles, auch die ehrbarsten Familien (durch Kindermägde, Ammen rc.), davon angesteckt werden, — wenn ich die traurigsten Beispiele vor mir sehe (deren ich noch ganz kürzlich mehrere erlebt habe), wie die sittlichsten, ehrbarsten und ordentlichsten Menschen, ohne Ausschweifung und ohne es zu wissen, davon angesteckt, und selbst die Hütten der Unschuld, ohne Verschulden, davon heimgesucht werden können! *)

*) Nur einen Fall erlaube man mir von tausenden, die ich anführen könnte, zu erzählen, weil er mir noch vor kurzem vorkam, und erschütternd zeigt, was aus einer so klein geachteten Ursache für unabsehbares Unglück entstehen kann: Ein glücklicher Bewohner eines von Städten entfernten und noch ganz mit der venerischen Krankheit unbekannten Dorfes, der bisher mit seiner Frau und 4 muntern Kindern in dem Besitz seines kleinen Bauergütchens in stiller Einfalt dahin gelebt hatte, ward veranlaßt, zum Verkauf seiner Producte, in die Stadt zu gehen. Er machte einen glücklichen Handel;

Es ist die höchste Zeit, diesem um sich greifenden Verderben Einhalt zu thun, und ich sehe dazu kein ander Mittel, als Sorgfalt für mehrere Sittlichkeit (besonders der höhern Stände), eine gute Gesundheitspolizei und allgemeinere Aufklärung des Volks über die Natur des Gifts, seine Gefahren und besonders seine Erkenntniß- und Verhütungsmittel. Das erstere müssen wir weisen Obrigkeiten überlassen (denen dieser Gegenstand gewiß nicht länger mehr gleichgültig seyn wird); das letztere will ich durch gegenwärtigen Unterricht zu bewirken suchen.

Zuerst die Erkenntnißmittel der Vergiftung:

1. Wenn man kürzlich eine andere Person, oder eine Sache, die animalische Theile enthalten kann,

---

in der Freude seines Herzens trinkt er ein Gläschen Wein zuviel, der Rausch verleitet ihn, der Einladung einer liederlichen Dirne nachzugeben, und er wird vergiftet. Ohne es zu wissen, kehrt er zurück, und steckt seine Frau und Kinder an; die guten Leute kennen das Uebel gar nicht, brauchen nichts dagegen, und in kurzer Zeit sind diese blühenden Menschen in Scheusale verwandelt. Es wird ruchtbar, das ganze Dorf flieht sie. An vielen Orten auf dem Lande wird diese Krankheit noch wie die Pest gefürchtet und behandelt. Man macht die Anzeige bei dem Amt. Dies glaubt verbunden zu seyn, diese Leute kuriren zu lassen. Der Amtschirurgus übernimmt die Kur, und versteht sie nicht. Ein Jahr beinahe geht hin, daß die armen Leute saliviren, purgiren, schwitzen müssen, und am Ende sind sie doch nicht ganz geheilt; die ganze kleine Wirthschaft geräth ins genau berührt hat, und zwar mit zarten, wenig oder keine Oberhaut habenden Theilen.

2. Wenn man nun längere oder kürzere Zeit darnach (gewöhnlich binnen 4 Wochen) an diesem Orte eines oder mehrere von folgenden Uebeln bemerkt: Kleine Geschwüre, die aber speckicht aussehen und nicht heilen wollen, oder Warzen und kleinere Fleischauswüchse, oder Entzündung, oder ein Ausfluß von Schleim (wenn es ein Schleim absondernder Theil ist), auch Anschwellungen, Schmerzen und Verhärtungen der Drüsen in der Nähe. — Wenn solche Erscheinungen vorkommen, dann ist man schon vergiftet, obwohl nur erst örtlich; aber es ist sehr nöthig, daß man sich sogleich einem geschickten Arzte

Stocken, der Mangel an Erwerb und die hochaufgelaufenen Kurkosten, die die Armen nicht bezahlen können, veranlassen das Amt, das Haus und Gütchen anzuschlagen, der Hausvater geräth in Verzweiflung, und geht davon, und die arme Mutter ist nun allein, Bettlerin mit ihren 4 Kindern, verkrüppelt! Niemand bekümmerte sich weiter um sie. Noch 8 Jahre nachher, die sie im tiefsten Elend durchjammert hatte, kam sie nach Jena in die Krankenanstalt, um Hülfe für das schmähliche Uebel zu suchen, was noch immer nicht getilgt war, und sie alle Nächte mit peinlichen Knochenschmerzen zermarterte. — Hört es, ihr, die ihr mit diesem Gifte Spaß treibt, und auf eine gewissenlose Weise euch und Andere durch euch vergiftet. Solche Folgen kann ein einziger Augenblick haben. So sehen die Galanteriekrankheiten in der Nähe aus.

(keinem Charlatan oder Barbierer) anvertraue, damit es gedämpft werde, ehe es noch in die ganze Saftmasse übergeht, und allgemeine Vergiftung wird.

3. Wenn nun aber auch an entfernten Theilen die Drüsen anschwellen, Ausschläge von verschiedener Gestalt, oder Geschwüre, oder Fleischwarzen entstehen, insbesondere, wenn der Gaumen und Zapfen weh zu thun, oder die Augen sich zu entzünden, oder an der Stirn immer rothe, grindigte, schwindartige Flecken aufzufahren anfangen, dann erkennt man, daß der ganze Körper schon von dem Gifte durchdrungen ist, oder die allgemeine Ansteckung.

Die Regeln zur Verhütung der venerischen Vergiftung reduciren sich auf folgende:

1. Man vermeide den vertrauten Umgang mit einer Weibsperson, von deren gutem Gesundheitszustand man nicht die genaueste Ueberzeugung hat. Und da es nun einen Zustand der venerischen Krankheit geben kann, der äußerlich durch gar nichts zu erkennen ist, so folgt, daß man nie sicher seyn kann, und daß das einzige Präservativ bleibt, den außerehelichen Umgang mit dem andern Geschlecht ganz zu vermeiden.

2. Man küsse Niemand auf die Lippen, von dessen physischem Zustand man keine genaue Kenntniß hat. Es ist daher sehr unvorsichtig, das Küssen, wie es so häufig geschieht, zu einer allgemeinen Höflichkeitsbezeigung zu machen, und schrecklich ist mir's, wenn ich sehe, wie artige Kinder auf den Straßen

von jedem Vorübergehenden geherzt werden. Dies sollte man durchaus nicht gestatten.

3. Man schlafe bei Niemanden, den man nicht genau kennt.

4. Man ziehe kein Hemd, kein Unterkleid an, bediene sich keines Betts, das kurz vorher eine andre Person gebraucht hat, die man nicht genau kennt. Daher muß man in Gasthöfen entweder unter seinen Augen die Betten weiß überziehen lassen, oder sich ganz angezogen nur oben darauf legen.

5. Man nehme nichts in den Mund, was kurz vorher ein Andrer im Munde hatte, z. E. Tabakspfeifen, Blaseinstrumente; auch Trinkgeschirre, Löffel u. s. w. gehören dazu *).

6. Man vermeide auf Abtritten sorgfältig die Berührung der Gegend mit den Zeugungstheilen, wo vielleicht kurz zuvor ein andrer Vergifteter saß. Eben so viel Vorsicht ist bei dem Gebrauch publiker Klistierröhren und andrer Instrumente nöthig.

7. Sehr wichtig und großer Aufmerksamkeit werth ist die Mittheilung durch die Brüste. Eine venerische Amme kann das Kind, und eben so ein venerisches Kind die Amme vergiften. Wie sorgfältig sollte also jede Amme, vorzüglich in großen Städten, erst

*) Man sollte nie schon gebrauchte Tabakspfeifen in den Mund nehmen, besonders an Orten, wo das venerische Uebel häufig ist. Noch vor kurzem hatte ich üble venerische Geschwüre in dem Munde zu behandeln, die bloß von einer solchen Tabakspfeife entstanden waren.

untersucht werden. Stoll fand einst von vierzig, die sich zu einem Ammendienst angeboten hatten, nur eine unverdächtig und sicher. — Aber auch die Weiber, die man zum Aussaugen der Milch an manchen Orten braucht, sind nicht gleichgültig. Sind sie venerisch, so können sie dies Gift der, welche sie aussaugen, mittheilen, und man hat Beispiele, daß eine solche Person eine Menge rechtschaffner Mütter infizirt hat.

8. Bei allen Geschäften des Accouchements ist große Vorsicht nöthig, nicht allein für den Accoucheur, der, wenn er eine kleine Wunde an den Händen hat, sehr leicht von einer venerischen Gebährerin angesteckt werden kann, sondern auch für die Gebährende; denn auch sie kann bei diesem Geschäft infizirt werden, wenn die Hebamme venerische Geschwüre an den Händen hat.

2. Das Blattern- und Maserngift.

Beide Gifte zeichnen sich dadurch aus, daß sie allemal eine fieberhafte Krankheit und einen Hautausschlag, jene von eiternden Pusteln und diese von kleinen rothen Flecken, erregen, und nur einmal in dem nämlichen Subject als Gift wirken können.

Man kann diese Gifte sehr gut vermeiden, wenn man die Berührung des Gifts vermeidet, also entweder die Berührung des Kranken und seiner abgesonderten Theile, oder solcher Dinge, die er angerührt hatte, oder seiner nahen Atmosphäre. Denn daß das Blatterngift in die Entfernung durch Luft fortgetragen werden und anstecken könne, sind längst widerlegte Fabeln. — Es ist folglich unwiderleglich gewiß, daß beide Krankheiten nicht den Menschen nothwendig sind, daß man sie vermeiden, und, wenn dies allgemein geschieht, völlig ausrotten kann (was auch schon einzelne Länder ausgeführt haben). Da aber zu dieser allgemeinen Wohlthat, so lange man noch nicht allgemein davon überzeugt ist, und selbst Aerzte noch hie und da dagegen sind, noch keine Hoffnung ist, so bleibt uns nichts anders übrig, als das Gift, was wir leider, unter den jetzigen Umständen, als ein nothwendiges Uebel betrachten müssen, möglichst milde und unschädlich zu machen, und dazu gibt es, nach allen Erfahrungen, kein ander Mittel, als die künstliche Mittheilung, die Inoculation *).

*) Was ich damals, als ich dies schrieb, noch in weiter Ferne sah, die gänzliche Befreiung von der Pockenkrankheit, ist nun, Dank sey es der Vorsehung, realisirt, durch die Erfindung des englischen Arztes Jenner, die Vaccination oder Mittheilung des Kuhpockengifts. Dadurch wird eine schwärende Blatter an der Stelle der Impfung und am 8ten oder 9ten Tage ein so leichtes Fieber erregt, daß man es oft gar nicht bemerkt, und die Wirkung dieser unbedeutenden, durchaus gefahrlosen Krankheit ist, daß man die Pockenkrankheit nachher nicht bekommt, wie solches nun Millionen von Beispielen unwidersprechlich beweisen. Geschieht dies allgemein, so ist in wenig Jahren die Blatternpest, wenigstens in dem kultivirten Theile der Welt, völlig ausgerottet. — Wer dies leichte und völlig unschädliche Mittel bei sich und seinen Kin-

3. Das Krätzgift.

Ich verstehe darunter den Stoff, der sich von einem Krätzigen auf den Gesunden fortpflanzen und ihm die Krätze mittheilen kann; ob er belebt oder unbelebt sey, ist hier nicht der Ort zu unterscheiden, thut auch nichts zur Sache.

Dieses Gift theilt sich nur durch unmittelbare und zwar genaue Berührung mit. Man kann es also sehr leicht vermeiden, wenn man die Berührung krätziger Personen, oder solcher Dinge, die sie an sich getragen haben, vermeidet. Hauptsächlich aber kann die größte Reinlichkeit in Kleidung und Luft, und öfteres Waschen und Baden diese Krankheit verhüten, daher man sie bei reinlichen Menschen und vornehmen Ständen weit seltner findet. Ist man aber genöthigt, mit solchen Patienten zu leben, und also nicht ganz sicher die Berührung zu vermeiden, so empfehle ich öfteres Waschen der Hände und des Gesichts mit Wasser, worinnen in 2 Pfund 2 Loth Kochsalz und 1/2 Loth Salpeter aufgelöset worden, als ein sehr kräftiges Präservativmittel.

4. Das Nerven- und Faulfiebergift.

Es kann sich bei jedem Nerven- und Faulfieber, wenn es heftig wird, erzeugen, und sich dann nicht

dern vernachlässigt, versündigt sich an sich, an der Menschheit, an Gott, und ich bitte alle Eltern, die dies lesen, wohl zu beherzigen, daß sie künftig für jeden Todesfall, jede Krankheit, jede Entstellung verantwortlich sind, die ihrem Kinde durch die Menschenpocken widerfährt.

bloß durchs Berühren, sondern auch durch die nahe Atmosphäre des Kranken mittheilen. Man vermeide daher die Annäherung solcher Kranken, wenn man kann. Ist das aber nicht möglich, so beobachte man folgendes. Man verschlucke den Speichel nicht, so lange man bei dem Kranken ist, man stelle sich nicht so, daß man den Athem desselben auffängt, man berühre ihn nicht, man gehe nicht in Pelzen oder dicken wollnen Kleidern zu ihm (weil darin das Ansteckungsgift am meisten haftet), man wechsele die Kleidung, wasche, spüle sich den Mund aus, sobald man von dem Kranken kommt; auch ist es sehr zuträglich, so lange man da ist, immer einen Schwamm mit Weinessig vor Mund und Nase zu halten, oder Tabak zu rauchen.

Dieses Gift wird aber meistentheils erst durch Unwissenheit und Vorurtheil der Menschen erzeugt, und man kann aus jedem einfachen Fieber ein Faulfieber machen, wovon ich hier zur Warnung noch etwas sagen muß. Am gewöhnlichsten und gewissesten geschieht dies, wenn man recht viele Kranke zusammenlegt (daher in Lazarethen, Gefängnissen und Schiffen werden die unbedeutendsten Fieber leicht Faulfieber), wenn man die Luft im Krankenzimmer nicht erneuert, wenn man den Kranken recht in Federbetten einscharrt, und das Zimmer recht heizt, wenn man ihm gleich vom Anfange an Kraftbrühen, Wein, Branntewein, Fleisch zu genießen gibt, wenn man den Kranken nicht umkleidet und reinlich hält, und wenn man die innern Reinigungsmittel oder die baldige Hülfe eines vernünftigen Arztes versäumt. Durch alles dies kann ein jedes Fieber zu einem Faulfieber gemacht werden, oder, welches eben das ist, das Fäulnißgift in einer Krankenstube erzeugt werden, womit alsdann ganze Städte vergiftet werden können.

5. Das Wuthgift.

Dies erzeugt sich bei Menschen und Thieren, welche die Wuth oder Wasserscheu haben. Es ist vorzüglich dem Speichel beigemischt, und kann nie durch die Luft, nicht einmal durch bloße Berührung mitgetheilt werden, sondern es gehört immer dazu, daß es entweder in eine Wunde (z. E. beim Biß), oder auf Theile mit sehr zarter Oberhaut (z. E. Lippen, Genitalien) gebracht werde. Man kann es daher durch Vermeidung dieser Applikation sehr gut vermeiden. Vorzüglich sind drei Regeln dabei zu empfehlen. Man halte keine unnützen Hunde, denn, je mehr deren existiren, desto häufiger kann dieses Gift erzeugt werden. Man gebe ihnen immer genug zu trinken, lasse sie den Geschlechtstrieb befriedigen, und nicht zu schnell aus Hitze in Kälte, oder umgekehrt, übergehen. Man beobachte und separire jeden Hund wohl, der mit einemmale anfängt nicht zu saufen, ein ganz ungewöhnliches Betragen anzunehmen, seinen Herrn nicht zu kennen, heiser zu bellen, und man gehe jedem, der verdächtig aussieht, aus dem Wege *).

*) Die auffallendsten Kennzeichen eines tollen Hundes sind: Er läßt Ohren und Schwanz hängen, hat trie-

Die Wirkung dieses furchtbaren Gifts ist, daß man nach längerer oder kürzerer Zeit auch die Wuth und Wasserscheu bekommt, und daran unter den schrecklichsten Convulsionen stirbt. Es ist daher ein großes Glück, daß man durch häufige Erfahrungen die Entdeckung gemacht hat, daß dieses Gift, wenn es auch schon durch einen Biß mitgetheilt ist, dennoch lange in der Stelle der Mittheilung liegen bleiben kann, ehe es eingesaugt und so dem ganzen Körper mitgetheilt wird. Man kann sich also selbst nach der Vergiftung davon befreien, und die Wasserscheu zuverlässig verhüten, wenn man nur folgende Mittel braucht: die Wunde muß gleich mit Salzwasser ausgewaschen, sodann geschröpft, und das Einschneiden und Aussaugen so oft wiederholt werden, bis gar kein Blut mehr herauskommt. Hierauf wird sie mit dem glühenden Eisen ausgebrennt, und dann 7 bis 8 Wochen in starker Eiterung erhalten. Innerlich wird die Belladonna, als das bewährteste Mittel, genommen, wozu aber der Rath eines Arztes nöthig ist.

6. Einige mehr zufällige Gifte.

Es gibt noch einige Ansteckungsgifte, die nicht allemal, sondern nur unter gewissen Umständen, bei manchen Krankheiten entstehen. Diese Krankheiten sind: der Scorbut, der Krebs, das Scharlachfieber, der Kopfgrind, die Ruhr, die Lungensucht, die Gicht,

fende Augen, und läuft gerade vor sich hin mit gesenktem Haupte. Man findet eine treffende Abbildung in Hahnemanns Freund der Gesundheit, 1s St.

der fieberhafte Friesel. Diese Krankheiten sind keineswegs immer ansteckend, aber sie können es werden, wenn sie einen hohen Grad von Bösartigkeit erreichen, oder ein faulichter Zustand sich damit verbindet. Und dann ist also immer Vorsicht zu empfehlen, und wenigstens der genaue Umgang mit solchen Kranken, d. h. Zusammenwohnen, Zusammenschlafen, das Tragen ihrer Kleider u. dgl., zu vermeiden.

X.

Das Alter — Frühzeitige Inoculation desselben.

Das unvermeidlichste aller Lebensverkürzungsmittel! Jener schleichende Dieb, wie es Shakespear nennt, jene unvermeidliche Folge des Lebens selbst. Denn durch den Lebensproceß selbst müssen nach und nach unsre Fasern trockner und steifer, die Säfte schärfer und weniger, die Gefäße verschrumpft, und die Organe unbrauchbarer werden, und die Erde endlich überhand nehmen, welche unser sicherstes Destructionsmittel ist.

Also ganz verhütet kann es nicht werden. Die Frage ist nur: Steht es nicht in unsrer Gewalt, es früher oder später herbei zu rufen? Und dies ist denn leider nur zu gewiß. Die neuesten Zeiten liefern uns erstaunliche Beispiele von der Möglichkeit, das Alter frühzeitig zu bewirken, und überhaupt die Perioden des Lebens weit schneller auf einander folgen zu lassen. Wir sehen jetzt (in großen Städten besonders) Menschen, welche im 8ten Jahre mannbar sind, im 16ten ungefähr den höchsten Punkt ihrer möglichen Vollkommenheit erreicht haben, im 20sten schon mit allen den Schwächlichkeiten kämpfen, die ein Beweis sind, daß es wieder abwärts geht, und im 30sten das vollkommne Bild eines abgelebten Greises darstellen, Runzeln, Trockenheit und Steifigkeit der Gelenke, Krümmung des Rückgrats, Mangel an Sehkraft und Gedächtniß, graue Haare und zitternde Stimme. Ich habe wirklich einen solchen künstlichen Alten, der noch nicht 40 Jahr alt war, secirt, und nicht nur die Haare ganz grau, sondern auch die Rippenknorpel, die sonst nur im höchsten Alter knöchern werden, ganz verknöchert gefunden.

Man kann also wirklich die Beschleunigung der Entwicklungsperioden und des Alters, die im heissen Clima natürlich geschieht, auch in unserm Clima durch die Kunst nachmachen.

Hier also ein Paar Worte von der Kunst, sich das Alter in der Jugend zu inoculiren. Es kommt alles bloß darauf an, die Lebenskräfte und Säfte recht bald zu verschwenden, und den Fasern bald möglichst den Grad von Härte, Steifigkeit und Unbiegsamkeit zu verschaffen, der das Alter karakterisirt.

Die zuverlässigsten Mittel, dies aufs vollkommenste zu erreichen, sind folgende. Es ist oft sehr gut, solche Vorschriften zu wissen, um das Gegentheil desto eher thun zu können. Und so enthalten sie zugleich das Rezept zu einer recht lange dauernden Jugend. Man braucht sich nur in allen Stücken ganz entgegengesetzt zu betragen.

1. Man suche die Mannbarkeit durch alle physische und moralische Künsteleien bald möglichst zu entwickeln, und verschwende die Zeugungskräfte so häufig, als möglich.

2. Man fange recht frühzeitig an, sich die stärksten Strapazen zuzumuthen. Forcirte Courierritte von mehreren Tagen, anhaltendes Tanzen, durchwachte Nächte und Abkürzung aller Ruhe werden dazu die besten Dienste thun. Man erreicht dadurch eine doppelte Absicht, einmal die Lebenskräfte recht schnell zu erschöpfen, und dann die Fasern recht bald hart und spröde zu machen. — Fürs weibliche Geschlecht insbesondere ist das Tanzen ein sehr gewöhnliches Mittel, sich im Gallop zu consumiren und zu veraltern. Wie oft sah ich nicht schon durch leidenschaftliches und übermäßiges Tanzen in wenig Jahren die schönste Jugendblüthe vernichtet und die Haut trocken und unrein werden! Sollten diese Betrachtungen nicht der Tanzwuth einigen Einhalt thun können? Sollten solche Güter nicht des kleinen Opfers eines augenblicklichen Vergnügens werth seyn?

3. Man trinke recht fleißig Wein und Liqueurs; eins der Hauptmittel, um den Körper auszutrocknen und kraftlos zu machen. Auch der jetzige Mißbrauch des Opiums gehört hierher.

4. Alle Arten von heftigen Leidenschaften werden eben die Wirkung thun, und die Kraft der hitzigen Getränke verstärken, vorzüglich die Spielsucht.

5. Hauptsächlich sind Kummer, Sorgen und Furcht außerordentlich geschickt, den Karakter des Alters recht bald herbei zu führen. Man hat Beispiele, daß Menschen in einer Nacht, welche sie unter dem höchsten Grad von Furcht und Seelenangst zugebracht hatten, graue Haare bekommen haben. — Nun sollte man freilich glauben, es gehören auch wirkliche Veranlassungen dazu, solche Affecten rege zu machen; aber es gibt Menschen, welche die Kunst meisterhaft verstehen, wenn ihnen das Schicksal keinen Kummer macht, sich selbst welchen zu machen, alles in einem dunkeln Licht zu sehen, jedem Menschen etwas Uebels zuzutrauen, und in jeder unbedeutenden Begebenheit reichen Stoff zu Sorgen und Aengstlichkeit zu finden.

6. Und zuletzt gehört hieher das zu weit getriebene oder wenigstens falsch verstandene System der Abhärtung durch Kälte, häufige kalte und lange fortgesetzte Bäder in Eiswasser u. s. w. Es kann nichts geschickter seyn, den Karakter des Alters zu bewirken, als eben dies.

Aber nicht genug, daß man jetzt schon in einer Zeit zum Alter gelangt, wo unsre Vorfahren noch Jünglinge waren, man ist leider noch weiter gekommen. Man hat sogar die Kunst erfunden, die Kinder schon als Greise auf die Welt kommen zu lassen. Ich habe einigemal solche Erscheinungen gesehen; runzlicht, mit den markirtesten Gesichtszügen des Alters treten sie auf den Schauplatz dieser Welt, und nach ein Paar Wochen, die sie unter Wimmern und Elend zugebracht haben, beschließen sie ihr Greisenleben; oder vielmehr sie fangen es mit dem Beschluß an. Ich ziehe den Vorhang über diese schrecklichen Produkte der ausschweifenden Lebensart der Eltern, die mir gerade so vorkommen, als die Sünden der Eltern personifizirt.

Zweiter Abschnitt.

Verlängerungsmittel des Lebens.

I.

Gute physische Herkunft.

Wenn wir auf die Grundlagen zurückblicken, auf denen langes Leben beruht, und auf die Eigenschaften, welche dazu gehören, so sehen wir leicht ein, daß es dabei vorzüglich darauf ankommen muß, aus welcher Masse wir formirt wurden, welcher Antheil von Lebenskraft uns gleich bei der Entstehung zu Theil wurde, und ob da der Grund zu einer dauerhaften oder schwächlichen Constitution, zu einem gesunden oder kranken Bau der Lebensorgane gelegt wurde. Alles dieses hängt ab von dem Gesundheitszustand unsrer Eltern, und von dem wichtigen Punkt der ersten Gründung unsrer Existenz, und in diesem Sinne von **guter Geburt** zu seyn, ist etwas, was man jedem Menschen wünschen sollte. Es gehört gewöhnlich zu den unerkannten, aber größten Wohlthaten, und ist ein Lebensverlängerungsmittel, was zwar nicht in unsrer Gewalt steht, uns zu geben, was wir aber im Stande und verpflichtet sind, Andern mitzutheilen.

Es kommt hierbei auf drei Punkte an: auf den Gesundheitszustand der Eltern, den Augenblick der Zeugung, und den Zeitraum der Schwangerschaft.

1. **Der Gesundheitszustand, der Lebensfond der Eltern.** — Wie wichtig dieser ist, sieht man schon daraus, daß es ganze Familien gegeben hat, in denen das Altwerden ein Familienprivilegium war, z. B. die Familie des oben erwähnten Parrs, in welcher nicht nur der Ausgezeichnete, sondern auch sein Vater und seine Kinder ein ungewöhnliches Alter erreichten. In dem hohen Alter der Eltern liegt ein wichtiger Grund, es auch zu erreichen. Schon dies sollte ein kräftiges Motiv seyn für Jeden, der einst Kinder zeugen will, seine Lebenskräfte möglichst zu schonen und zu conserviren. Wir sind ja der Abdruck unsrer Eltern, nicht bloß in Absicht auf die allgemeine Form und Textur, sondern auch in Rücksicht der Summe von Lebenskraft und besonderer Schwächen und Fehler einzelner Eingeweide. Selbst Anlagen zu Krankheiten, die ihren Grund in der Bildung und Constitution haben, können dadurch mitgetheilt werden, z. B. Gicht, Steinbeschwerden, Schwindsucht, Hämorrhoiden. Insbesondere hat mich häufige Erfahrung überzeugt, daß große Schwächung der Zeugungskräfte durch venerische Debauchen (vielleicht selbst ein modificirtes venerisches Gift) den Kindern eine eigenthümliche

Schwäche des Drüsen- und lymphatischen Systems mittheilt, welche dann in die sogenannten Skrofeln ausartet, und Veranlassung gibt, daß diese Krankheit oft schon in den ersten Monaten des Lebens, ja selbst bei der Geburt schon erscheint. — Auch ist ein zu junges oder zu hohes Lebensalter der Eltern der Lebenslänge und Stärke der Kinder nachtheilig. Man sollte durchaus nicht eher heirathen, als bis man selbst seine ganze physische Vollkommenheit erreicht hat, d. h. der Mann nicht vor dem 24sten, die Frau nicht vor dem 18ten Jahre (in unserm Clima). Jede frühzeitigere Ehe läßt theils einen kränklichen Ehestand von Seiten der Eltern, theils eine schwächlichere Nachkommenschaft fürchten. Ich könnte sehr viele Beispiele anführen, was für traurige Folgen das zu frühzeitige Heirathen besonders für die Gesundheit der Frau und für das ganze Glück der Ehe haben kann.

2. Der Augenblick der Zeugung. — Viel wichtiger, als man gewöhnlich glaubt, und für das ganze Leben eines Geschöpfs entscheidend. Sowohl auf das Moralische des künftigen Menschen (worüber ich auf Freund Tristrams Wanduhrgeschichte verweise), als auch auf das Physische, hat dieser Augenblick gewiß den größten Einfluß. Hier wird der erste Keim des künftigen Wesens geweckt, die erste bleibende Kraft ihm mitgetheilt. Wie sehr muß hier die Vollkommenheit oder Unvollkommenheit des Produkts durch die mehrere oder wenigere Kraft, den vollkommenen oder unvollkommenen, gesunden

oder kränklichen Zustand der wirkenden Ursachen bestimmt werden? Wäre es nicht zu wünschen, daß Eltern dieser Bemerkung einige Aufmerksamkeit widmeten, und nie vergäßen, daß dieser Augenblick von der höchsten Wichtigkeit, und der Moment einer Schöpfung sey, und daß nicht ohne Ursache die Natur die höchste Exaltation unsers ganzen Wesens damit verbunden habe? So schwer es ist, hierüber Erfahrungssätze zu sammeln, so sind mir doch einige ganz unläugbare Beispiele bekannt, wo Kinder, die in dem Zeitpunkt der Trunkenheit erzeugt wurden, Zeitlebens stupid und blödsinnig blieben. Was nun das Extrem im hohen Grad bewirken kann, das können die Mittelstufen im geringern thun, und warum sollte man nun nicht annehmen können, daß ein Wesen, in dem Zeitraum übler Laune, oder einer körperlichen Indisposition, oder sonst einer Nervenverstimmung erzeugt, Zeitlebens einige kleine Flecken davon an sich tragen kann? Daher der gewöhnlich so auffallende Vorzug der Kinder der Liebe vor den Kindern der Pflicht. Ich sollte daher glauben, es sey sehr wichtig, auch im Ehestand diesem Moment immer nur einen solchen Zeitpunkt zu widmen, wo das Gefühl gesammelter Kräfte, feuriger Liebe, und eines frohen sorgenfreien Gemüths von beiden Seiten dazu aufruft — ein neuer Grund gegen den zu häufigen, oder erzwungenen, oder mechanisch-pflichtmäßigen Genuß der ehelichen Liebe.

3. Der Zeitraum der Schwangerschaft. — Unerachtet der Vater unstreitig die erste Quelle ist,

aus welcher das künftige Wesen den ersten Lebenshauch, die erste Erweckung bekömmt, so ist doch nicht zu läugnen, daß die fernere Entwicklung, die Masse und der mehr materielle Antheil, bloß von der Mutter herrührt. Dies ist der Acker, aus welchem das Saamenkorn seine Säfte zieht, und die künftige Constitution, der eigentliche Gehalt des Geschöpfs, müssen hauptsächlich den Karakter des Wesens erhalten, von dem es so lange einen Bestandtheil ausmachte, aus dessen Fleisch und Blut es wirklich zusammengesetzt ist. Ferner nicht bloß die Constitution der Mutter, sondern auch alle andre vortheilhafte oder nachtheilige Einwirkungen während des Zeitraums der Schwangerschaft müssen von großem Einfluß auf die ganze Bildung und das Leben des neuen Geschöpfs seyn. Dies ist's nun auch, was die Erfahrung lehrt. Der Gesundheitszustand des Menschen, die mehrere oder wenigere Festigkeit der Constitution, richtet sich hauptsächlich nach dem Zustand der Mutter, weit mehr, als nach dem des Vaters. Von einem schwächlichen Vater kann immer noch ein ziemlich robustes Kind erzeugt werden, wenn nur die Mutter einen recht gesunden und kräftigen Körper hat. Der Stoff des Vaters wird in ihr gleichsam veredelt. Hingegen der stärkste Mann wird von einer kränklichen lebensarmen Frau nie kräftige und gesunde Kinder erhalten.

Was nun ferner die Beschützung des werdenden Geschöpfs vor allen Gefahren und nachtheiligen Einwirkungen betrifft, so finden wir hier abermals einen

Beweis der göttlichen Weisheit bei der hier getroffenen Einrichtung. Unerachtet der innigsten Verbindung zwischen Mutter und Frucht, unerachtet diese wirklich fast ein Jahr lang ein Theil derselben ist, und alle Nahrung und Säfte mit ihr theilt, so ist sie dennoch nicht nur vor mechanischen Verletzungen durch ihre Lage und ihr Schwimmen im Wasser gesichert, sondern auch vor moralischen und Nerveneindrücken dadurch, daß keine unmittelbare Nervenverbindung zwischen Mutter und Kind ist. Man hat sogar häufige Beispiele, daß die Mutter starb, und das Kind blieb am Leben. — Selbst eine gewisse Immunität von Krankheiten hat die weise Natur mit diesem Zustand verbunden, und es ist ein Erfahrungssatz, daß eine schwangere Frau weit weniger von ansteckenden und andern Krankheitsursachen leidet, und daß eine Frau nie größere Wahrscheinlichkeit zu leben hat, als so lange sie schwanger ist.

Das Gefühl von der Wichtigkeit dieses Zeitraums war nun auch von jeher den Menschen so eingeprägt, daß bei allen alten Völkern eine Schwangere als eine heilige und unverletzliche Person betrachtet, und jede Mißhandlung und Verletzung derselben als doppelt strafbar angesehen wurde. — Leider hat unser Zeitalter, sowohl in physischer, als politischer Hinsicht, hier einen Unterschied gemacht. Die nervenschwache, empfindliche und zärtliche Constitution der jetzigen Frauen hat diesen Aufenthalt der Frucht im Mutterleibe weit unsichrer und gefährlicher gemacht. Der Mutterleib ist nicht mehr eine solche Freistätte, eine ungestörte Werkstatt der Natur. Durch die unnatürliche Empfindlichkeit, die jetzt einem großen Theil des weiblichen Geschlechts eigen ist, sind auch diese Theile weit empfänglicher für tausend nachtheilige Einwirkungen, für eine Menge Mitleidenschaften worden, und die Frucht leidet bei allen Leidenschaften, bei jedem Schrecken, bei Krankheitsursachen und selbst bei den unbedeutendsten Veranlassungen mit. Daher ist es unmöglich, daß ein Kind in einer solchen Werkstätte, wo seine Bildung und Entwicklung jeden Augenblick gestört und unterbrochen wird, je den Grad von Vollkommenheit und Festigkeit erhalten sollte, zu dem es bestimmt war. Und eben so wenig denkt man jetzt in bürgerlicher und politischer Rücksicht an die Wichtigkeit dieses Zustandes. Wer denkt jetzt an die Heiligkeit einer Schwangern, wer nimmt Rücksicht bei ihrer Behandlung darauf, daß man das Leben, wenigstens die physische und moralische Bildung eines künftigen Menschen dadurch in Gefahr setzt? Ja leider! wie wenig Schwangere selbst haben die Achtung für diesen Zustand, die er verdient? Wie wenige vermögen, sich Vergnügen, Diätfehler zu versagen, die schaden könnten?

Ich glaube daher mit Recht auf diese Bemerkungen folgende Regeln gründen zu können:

1. Solche äußerst nervenschwache und sensible Personen sollten gar nicht heirathen; wo nicht aus Mitleiden gegen sich selbst und gegen die Leiden, denen sie dadurch entgegen gehen, doch wenigstens aus Mitleiden gegen die unglückliche Generation, der sie

das Leben geben werden. Ferner, man sollte bei der Erziehung der Töchter hauptsächlich darauf sehen, diese unglückliche Empfindlichkeit zu vermindern, da oft leider aus Rücksicht gegen den Teint, die Decenz und eine Menge andrer Etiquettenverhältnisse gerade das Gegentheil geschieht. Und endlich, es ist die Pflicht jedes Mannes, bei der Wahl seiner Gattin hauptsächlich darauf zu sehen, daß ihr Nervensystem nicht zu reizbar sey. Denn offenbar fällt der Hauptzweck des Ehestands, die Erzeugung gesunder und fester Kinder, dadurch ganz weg.

2. Die Weiber sollten mehr Respekt für diesen Zeitpunkt haben, und da eine gute physische und moralische Diät halten. Denn sie haben dadurch den Grad von Vollkommenheit und Unvollkommenheit, die guten und bösen Anlagen der Seele und des Körpers ihres Kindes in ihrer Gewalt. Besonders warne ich vor heftigem Tanzen, und andern zu starken Bewegungen, Leidenschaften, Nachtschwärmen, hitzigen Getränken und zu vielem Sitzen.

3. Aber auch andere Menschen sollten eine Schwangere immer aus diesem Gesichtspunkt betrachten, und ihr, als der Werkstätte eines sich bildenden Menschen, alle mögliche Schonung, Aufmerksamkeit und Vorsorge erzeigen. — Besonders sollte sich jeder Ehemann diese Regel empfohlen seyn lassen, und immer bedenken, daß er dadurch für das Leben und die Gesundheit seiner Generation sorgt, und dadurch erst den vollkommnen Namen, Vater, verdient.

II.

Vernünftige physische Erziehung.

Die physische Behandlung, hauptsächlich in den ersten zwei Jahren des Lebens, ist ein äußerst wesentliches Stück zur Verlängerung des Lebens. Man sollte diesen Zeitraum eigentlich noch als eine fortgesetzte Erzeugung ansehen. Nur der erste Theil der Ausbildung und Entwicklung geschieht im Mutterleibe, der zweite, nicht weniger wichtige, außer demselben in den ersten zwei Jahren des Lebens. Das Kind kommt ja als ein nur halb entwickeltes Wesen zur Welt. Nun folgen erst die wichtigsten und feinsten Ausbildungen der Nerven- und Seelenorgane, die Entwicklungen der Respirationswerkzeuge, der Muskularbewegung, der Zähne, der Knochen, der Sprachorgane und aller übrigen Theile, sowohl in Absicht der Form, als Struktur. Man kann also leicht abnehmen, von welchem erstaunlichen Einfluß auf die Vollkommenheit und Dauer des ganzen Lebens es seyn müsse, unter welchen Umständen dieser fortgesetzte Bildungs- und Entwicklungsproceß geschieht, ob hindernde, störende und schwächende, oder beschleunigende Einflüsse darauf wirken. Zuverläßig kann hier schon der Grund zu einer langsamern oder geschwindern Consumtion, zu einem mehr oder weniger Gefahren ausgesetzten Körper gelegt werden.

Es ist daher gar nicht ganz einerlei, zu welcher Jahreszeit man auf die Welt kommt, und in so fern ist der Einfluß einer guten Geburtsstunde auf das physische Wohl unläugbar. Die Kinder nämlich, die im Frühling auf die Welt kommen, haben allemal weniger Mortalität, und mehr Hoffnung, einen gesunden Körper und ein langes Leben zu erhalten, als die, welche zu Anfang des Winters, im November, December und Januar geboren werden. Denn erstere können weit früher und anhaltender frische Luft genießen, werden von den Eltern weniger durch Betten, heiße Stuben u. s. w. verzärtelt, und selbst der allgewaltige belebende Einfluß des Frühlings und Sommers wirkt auf sie, und erhöht ihre Lebenskraft. — Selbst bei Thieren bestätigt sich dies; die Frühlingsgeschöpfe sind immer lebhafter und stärker, als die Herbst- und Winterprodukte. Dies gilt indeß alles nur von unserm Clima.

Alle Regeln und Bestimmungen bei der physischen Behandlung der Kindheit lassen sich auf folgende Grundsätze reduciren:

1. Alle Organe, vorzüglich die, auf denen Gesundheit und Dauer des physischen sowohl als geistigen Lebens zunächst beruht, müssen gehörig organisirt, geübt, und zu dem möglichsten Grad von Vollkommenheit gebracht werden. Dahin rechne ich den Magen, die Lungen, die Haut, das Herz und Gefäßsystem, auch die Sinneswerkzeuge. Eine gesunde Lunge gründet man am besten durch reine freie Luft, und in der Folge durch Sprechen, Singen, Laufen; einen gesunden Magen durch gesunde, gut verdauliche, nahrhafte, aber nicht zu starke und gewürzte Kost; eine gesunde Haut durch Reinlichkeit,

Waschen, Baden, reine Luft, weder zu warme noch zu kalte Temperatur, und in der Folge Bewegung; die Kraft des Herzens und der Gefäße durch alle die obigen Mittel, besonders gesunde Nahrung, und in der Folge körperliche Bewegung.

2. Die successive Entwicklung der physischen und geistigen Kräfte muß gehörig unterstützt, und weder gehindert, noch zu sehr befördert werden. Immer muß auf gleichförmige Vertheilung der lebendigen Kräfte gesehen werden, denn Harmonie und Ebenmaaß der Bewegung ist die Grundlage der Gesundheit und des Lebens. Hierzu dient im Anfange das Baden und die freie Luft, in der Folge körperliche Bewegung.

3. Das Krankheitsgefühl, d. h. die Empfänglichkeit für Krankheitsursachen, muß abgehärtet und abgestumpft werden, also das Gefühl für Kälte, Hitze und in der Folge für kleine Unordnungen und Strapazen. Dadurch erlangt man zweierlei Vortheil, die Lebensconsumtion wird durch die gemäßigte Empfindlichkeit gemindert, und die Störung derselben durch Krankheiten wird verhütet.

4. Alle Ursachen und Keime zu Krankheiten im Körper selbst müssen entfernt und vermieden werden, z. E. Schleimanhäufungen, Verstopfungen des Gekröses, Erzeugung von Schärfen. Fehler, die durch äußerlichen Druck und Verletzungen, zu feste Binden, Unreinlichkeit u. s. w. entstehen könnten.

5. Die Lebenskraft an sich muß immer gehörig genährt und gestärkt werden (dazu das größte Mit-

tel, frische reine Luft), und besonders muß die Heilkraft der Natur gleich von Anfang an unterstützt werden, weil sie das größte Mittel ist, was in uns selbst gelegt wurde, um Krankheitsursachen unwirksam zu machen. Dies geschieht hauptsächlich dadurch, daß man den Körper nicht gleich von Anfang an zu sehr an künstliche Hülfen gewöhnt, weil man sonst die Natur so verwöhnt, daß sie sich immer auf fremde Hülfe verläßt, und am Ende ganz die Kraft verliert, sich selbst zu helfen.

6. Die ganze Operation des Lebens und der Lebensconsumtion muß von Anfang an nicht in zu große Thätigkeit gesetzt, sondern in einem Mittelton erhalten werden, wodurch fürs ganze Leben der Ton zum langsam und also lange leben angegeben werden kann.

Zur Erfüllung dieser Ideen dienen folgende einfache Mittel, welche nach meiner Einsicht das Hauptsächliche der physischen Erziehung ausmachen.

Wir müssen hierbei zwei Perioden unterscheiden.

Die erste Periode, bis zu Ende des zweiten Jahrs.

Hier sind folgendes die Hauptpunkte:

1. Die Nahrung muß gut, aber dem zarten Alter angemessen seyn; also leicht verdaulich, mehr flüssig als fest, frisch und gesund, nahrhaft, aber nicht zu stark reizend oder erhitzend.

Die Natur gibt uns hierin die beste Anleitung selbst, indem sie Milch für den anfangenden Menschen bestimmte. Milch hat alle die angegebenen

Eigenschaften im vollkommensten Grade, sie ist voller Nahrungsstoff, aber milde, ohne Reiz und Erhitzung nährend; sie hält das Mittel zwischen Thier- und Pflanzennahrung, verbindet also die Vortheile der letztern (weniger zu reizen als Fleisch) mit den Vortheilen der Fleischnahrung (durch die Bearbeitung eines lebenden thierischen Körpers uns schon verähnlicht zu seyn und leichter den Karakter unsrer Natur anzunehmen), sie ist mit einem Worte ganz auf die Beschaffenheit des kindlichen Körpers berechnet.

Der kindliche Körper lebt nämlich weit schneller, als der erwachsene Mensch, und wechselt die Bestandtheile öfter; überdies braucht er die Nahrung nicht bloß zur Erhaltung, sondern auch zum beständigen Wachsthum, welches im ganzen Leben nicht so schnell geschieht, als in den ersten Jahren, er bedarf folglich viel und concentrirte Nahrung; aber er hat schwache Verdauungskräfte, und vermag noch nicht feste oder seiner Natur noch heterogene (z. E. vegetabilische) Nahrung zu verarbeiten und in seine Natur zu verwandeln; seine Nahrung muß daher flüssig und schon animalisirt, d. h. durch ein anderes lebendes thierisches Geschöpf ihm vorgearbeitet und seiner Natur genähert seyn; er hat aber auch einen sehr hohen Grad von Reizbarkeit und Empfindlichkeit, so daß ein kleiner Reiz, den ein Erwachsener kaum empfindet, hier schon ein künstliches Fieber oder gar Krämpfe und Zuckungen hervorbringen kann; die Nahrung des Kindes muß also milde seyn, und in dem gehörigen Verhältniß zur Reizbarkeit stehen.

27 *

Ich halte es daher für eins der ersten Gesetze der Natur, und ein Hauptbegründungsmittel eines langen und gesunden Lebens: das Kind trinke das erste Jahr hindurch seiner Mutter, oder einer gesunden Amme Milch.

Man ist in neuern Zeiten in manche Abweichung von diesem wichtigen Naturgesetz gefallen, die gewiß höchst nachtheilige Einflüsse auf die Dauer und Gesundheit des Lebens haben, und die ich deshalb hier rügen muß.

Man hat Kinder durch bloße vegetabilische Schleime, Haferschleim u. dergl., nähren und aufziehen wollen. Dies mag zuweilen bei besondern Fällen, zwischen durch nützlich seyn, aber zur alleinigen Nahrung ist es gewiß schädlich; denn es nährt nicht genug, und, was das Schlimmste ist, es animalisirt nicht genug, und behält noch einen Theil des sauren vegetabilischen Karakters auch im Körper des Kindes; daher entstehen durch solche Nahrung schwächliche, magere, unaufhörlich mit Säure, Blähungen, Schleim geplagte Kinder, verstopfte Drüsen, Skrofelkrankheit.

Noch schlimmer ist die Gewohnheit, Kinder durch Mehlbrei zu nähren; denn diese Nahrung hat außer dem Nachtheile der bloß vegetabilischen Kost (der Versäurung) auch noch die Folge, die zarten Milchgefäße und Gekrösdrüsen zu verstopfen, und den gewissen Grund zu Skrofeln, Darrsucht oder Lungensucht zu legen.

Andere wählen nun, um diesen zu entgehen, auch

zum Theil aus Anglomanie, Fleischnahrung für die Kinder, geben ihnen auch wohl Wein, Bier u. dgl. Und dieses Vorurtheil verdient besonders gerügt zu werden, weil es immer mehr Anhänger gewinnt, mit der jetzt beliebten excitirenden Methode zusammentrifft, und das Nachtheilige selbst von Aerzten nicht immer gehörig eingesehen wird. Denn, sagt man, das Fleisch stärkt, und dies ist gerade, was ein Kind braucht. Aber meine Gründe dagegen sind folgende: Es muß immer ein gewisses Verhältniß seyn zwischen dem Nährenden und dem zu Nährenden, zwischen dem Reiz und der Reizfähigkeit. Je größer die Reizfähigkeit ist, desto stärker kann auch ein kleiner Reiz wirken, je schwächer jene, desto schwächer ist die Wirkung des Reizes. Nun verhält sich aber diese Reizfähigkeit im menschlichen Leben in immer abnehmender Proportion. In der ersten Periode des Lebens ist sie am stärksten, dann von Jahr zu Jahr schwächer, bis sie im Alter gar erlöscht. Man kann folglich sagen, daß Milch in Absicht ihrer reizenden und stärkenden Kraft in eben dem Verhältniß zum Kinde steht, als Fleisch zu dem Erwachsenen, und Wein zu dem alten abgelebten Menschen. Gibt man aber einem Kinde frühzeitig Fleischnahrung, so gibt man ihm einen Reiz, der dem Reiz des Weins bei Erwachsenen gleich ist, der ihm viel zu stark, und von der Natur auch gar nicht bestimmt ist. Die Folgen sind: man erregt und unterhält bei dem Kinde ein künstliches Fieber, beschleunigt Circulation des Bluts, vermehrt die Wärme, und bewirkt einen, beständig zu heftigen, entzündlichen Zufällen geneigten, Zustand. Ein solches Kind sieht zwar blühend und wohlgenährt aus, aber die geringste Veranlassung kann ein heftiges Aufwallen des Bluts erregen, und kommt's nun vollends zur Zahnarbeit oder Blattern und andern Fiebern, wo der Trieb des Bluts so schon heftig zum Kopfe steigt, so kann man fest darauf rechnen, daß Entzündungsfieber, Zuckungen, Schlagflüsse entstehen. Die meisten Menschen glauben, man könne nur an Schwäche sterben; aber man kann auch an zu viel Stärke, Vollsaftigkeit und Reizung sterben, und dazu kann ein unvernünftiger Gebrauch reizender Mittel führen. Ferner, durch solche starke Nahrung der Kinder beschleunigt man von Anfang an ihre Lebensoperation und Consumtion, man setzt alle Systeme und Organe in eine viel zu starke Thätigkeit, man gibt gleich von Anfang den Ton zu einem regern, aber auch geschwindern Leben an, und in der Meinung recht zu stärken, legt man wirklich den Grund zu einem kürzern Leben. Ueberdies muß man nicht vergessen, daß eine solche frühzeitige Fleischnahrung die Entwicklungsgeschäfte des Zahnens und in der Folge auch der Mannbarkeit viel zu sehr beschleunigt (ein Hauptverkürzungsmittel des Lebens), und selbst auf den Karakter einen übeln Einfluß hat. Alle fleischfressende Menschen und Thiere sind heftiger, grausamer, leidenschaftlicher; da hingegen die vegetabilische Kost immer mehr zur Sanftmuth und Humanität führt. Ich habe dies in der Erfahrung gar oft bestätigt gefunden. Kinder, die zu früh und zu viel Fleischkost bekamen, wurden immer kräftige, aber leidenschaftliche, heftige, brutale Menschen, und ich zweifle, daß eine solche Anlage sowohl diese Menschen als die Welt beglückt. Es gibt allerdings Fälle, wo Fleischkost auch schon frühzeitig nützlich seyn kann, nämlich bei schon schwachen, ohne Muttermilch erzognen, an Säure leidenden Subjecten; aber dann ist sie Arznei, und muß vom Arzt erst bestimmt und verordnet werden. Was ich vom Fleisch gesagt habe, gilt noch mehr vom Wein, Kaffee, Chokolade, Gewürzen u. dgl. Und es bleibt daher eine sehr wichtige Regel der physischen Kinderzucht: Das Kind soll im ersten halben Jahre gar kein Fleisch, keine Fleischbrühe, kein Bier, keinen Kaffee, keinen Wein genießen, sondern bloß Muttermilch. Erst im zweiten halben Jahre kann leichte Bouillonsuppe verstattet werden; aber wirkliches Fleisch in Substanz nur erst, wenn die Zähne durch sind, also zu Ende des zweiten Jahrs. Bier nur an solchen Orten, wo schlechtes Wasser ist; denn sonst bleibt reines Wasser immer das beste Getränk für Kinder. Wein in der Regel in diesem Alter gar nicht; nur dann, wenn Schwäche des Magens oder des ganzen Körpers seinen Gebrauch gebieten, also nur als Arzneimittel, und auf Verordnung des Arztes.

Wenn nun aber unüberwindliche Hindernisse des Selbststillens eintreten (welche in unsern Zeiten leider nicht selten sind, wie z. B. Kränklichkeit, schwindsüchtige Anlage, Nervenschwäche der Mutter, wobei das Kind mehr Verlust als Gewinn für seine Lebensdauer haben würde), und wenn auch keine gesunde Amme zu haben ist, dann tritt die traurige Nothwendigkeit ein, das Kind künstlich aufzuziehen, und obgleich diese Methode immer für die Gesundheit und Lebensdauer etwas Nachtheiliges hat, so kann man sie doch um vieles unschädlicher machen, wenn man folgendes beobachtet: Man lasse erstens doch wenigstens wo möglich das Kind die ersten 14 Tage bis 4 Wochen an seiner Mutter Brust trinken. Man glaubt nicht, wie viel Werth dies in der ersten Periode hat. Dann gebe man zum Ersatz der Muttermilch am besten Ziegen- oder Eselinnenmilch, aber immer unmittelbar nach dem Ausmelken und noch warm von Lebenswärme. Noch schöner wäre es, die Milch von dem Kinde unmittelbar aus dem Thiere saugen zu lassen. Ist auch dies nicht möglich, so gebe man eine Mischung von der Hälfte Kuhmilch und Wasser, immer lauwarm, und wenigstens einmal täglich frische Milch. Eine wichtige Bemerkung ist hierbei, daß man nicht die Milch wärmen oder warm stellen muß (denn sie nimmt sonst gleich einen säuerlichen Karakter an), sondern das Wasser, das man jedesmal beim Gebrauch erst dazu mischt. Bei dieser künstlichen Ernährung ist es nun nöthig, schon früher Suppen, von klein geriebnem Zwieback, Gries, klar gestoßnem Sago oder Saleb, mit halb Milch und Wasser gekocht, zu geben, auch leichte, nicht fette Bouillon, Eierwasser (ein Eierdotter in ein Pfund Wasser zerrührt und mit etwas Zucker vermischt). Auch sind Kartoffeln in den ersten zwei Jahren schädlich. So wenig ich sie überhaupt für ungesund halte, so sind sie doch zuverlässig für einen so zarten Magen noch zu schwer zu verdauen, denn sie enthalten einen sehr zähen Schleim.

2. Man lasse das Kind, von der dritten Woche an (im Sommer eher, im Winter später), täglich freie Luft genießen, und setze dies ununterbrochen, ohne sich durch Witterung abhalten zu lassen, fort. Kinder und Pflanzen sind sich darin vollkommen gleich. Man gebe ihnen die reichlichste Nahrung, Wärme u. s. f., aber man entziehe ihnen Luft und Licht, und sie werden welk und bleich werden, zurückbleiben, und zuletzt ganz absterben. Der Genuß reiner, freier Luft und der darin befindlichen belebenden Bestandtheile ist eine eben so nothwendige, ja noch unentbehrlichere Nahrung zu Erhaltung des Lebens, als Essen und Trinken. Ich weiß Kinder, die bloß deswegen die Schwächlichkeit und die blasse Farbe ihr ganzes Leben hindurch nicht los wurden, weil sie in den ersten Jahren als Stubenpflanzen waren erzogen worden; da hingegen dieser tägliche Genuß derselben, das tägliche Luftbad, das einzige Mittel ist, blühende Farbe, Kraft und Energie dem werdenden Wesen auf sein ganzes Leben mitzutheilen. Auch ist der Vortheil sehr wichtig, daß man dadurch einen wichtigen Theil der pathologischen Abhärtung bewirkt, und in der Folge Veränderung der Kälte und Wärme, der Witterung u. dgl. recht gut ertragen lernt.

Am nützlichsten ist's, wenn das Kind die freie Luft in einem mit Gras und Bäumen bewachsenen und von den Wohnungen etwas entfernten Orte genießt. Der Luftgenuß in den Straßen einer Stadt ist weit weniger heilsam.

3. Man wasche täglich den ganzen Körper des Kindes mit frisch geschöpftem kalten Wasser. Diese Regel ist unentbehrlich zur Reinigung und Belebung der Haut, zur Stärkung des ganzen Nervensystems und zur Gründung eines gesunden und langen Lebens. Das Waschen wird von der Geburt an täglich vorgenommen, nur in den ersten Wochen mit lauem Wasser, aber dann mit kaltem, und zwar, welches ein sehr wesentlicher Umstand ist, mit frisch aus der Quelle oder dem Brunnen geschöpftem Wasser. Denn auch das gemeine Wasser hat geistige Bestandtheile (fixe Luft), die verloren gehen, wenn es eine Zeit lang offen steht, und die ihm doch vorzüglich stärkende Kraft mittheilen. Doch muß dieses Waschen geschwind geschehen, und hintendrein der Körper gleich abgerieben werden. Denn das langsame Benetzen erkältet, aber das schnelle Abreiben erwärmt. Auch darf es nicht gleich geschehen, wenn das Kind aus dem Bett kommt, und überhaupt nicht, wenn es ausdünstet.

4. Man bade das Kind alle Wochen ein- oder zweimal in lauem Wasser (die Temperatur frisch gemolkner Milch, 24 bis 26 Grad Reaum. Therm.).

Dieses herrliche Mittel vereinigt eine solche Menge außerordentlicher Kräfte, und ist zugleich dem kindlichen Alter so angemessen, daß ich es ein wahres Arcanum zur physischen Vervollkommnung und Ausbildung des werdenden Menschen nennen möchte. Reinigung und Belebung der Haut, freie, aber doch nicht beschleunigte Entwicklung der Kräfte und Organe, gleichförmige Circulation, harmonische Zusammenwirkung des Ganzen (die Grundlage der Gesundheit), Stärkung des Nervensystems, Mäßigung der zu großen Reizfähigkeit der Faser und der zu schnellen Lebensconsumtion, Reinigkeit der Säfte, dies sind seine Wirkungen, und ich kann mit Ueberzeugung behaupten, daß ich kein Hülfsmittel der physischen Erziehung kenne, was so vollkommen alle Erfordernisse zu Gründung eines langen und gesunden Lebens in sich vereinigte, als dieses. Das Bad muß nicht ganz aus gekochtem Wasser bestehen, sondern aus frisch von der Quelle geschöpftem, zu dem man noch so viel warmes, als zur lauen Temperatur nöthig ist, hinzugießt. Im Sommer ist das Wasser am schönsten, was durch die Sonnenstrahlen erwärmt ist. Die Dauer des Bads in dieser Periode des Lebens ist eine Viertelstunde, in der Folge länger. Nie muß es in den ersten Stunden nach dem Essen geschehen *).

*) Ausführlich findet man die Anwendung dieser Mittel bei Kindern abgehandelt in meinem Guten Rath an Mütter über die wichtigsten Punkte der physischen Erziehung, Berl. bei Rottmann; und in meinen Erinnerungen an die Wiedereinführung der Bäder (in meinen gemeinnütz. Aufs. Leipz. b. Göschen), auch einzeln gedr. Weim. im Industriecomtoir.

5. Man vermeide ja ein gar zu warmes Verhalten, also warme Stube, warme Federbetten, zu warme Kleidung u. s. w. Ein zu warmes Verhalten vermehrt ausnehmend die Reizbarkeit und also die schnellere Lebensconsumtion, schwächt und erschlafft die Faser, beschleunigt die Entwicklungen, schwächt und lähmt die Haut, disponirt zu beständigen Schweißen, und macht dadurch ewigen Erkältungen ausgesetzt. Insbesondere halte ich's für sehr wichtig, die Kinder von Anfang an zu gewöhnen, auf Matratzen von Pferdehaaren, Spreu oder Moos zu schlafen; sie nehmen nie eine zu große Wärme an, haben mehr Elastizität, nöthigen auch das Kind (weil sie nicht nachgeben), gerade ausgestreckt zu liegen, wodurch sie das Verwachsen verhüten, und sichern vor dem zu frühzeitigen Erwachen des Geschlechtstriebs. Bei strenger Winterkälte kann ein leichtes Federkissen darüber gelegt werden.

6. Die Kleidung sey weit, nirgends drückend, von keinem zu warmen und die Ausdünstung zurückhaltenden Material (z. E. Pelz), sondern von einem, was man oft erneuern oder waschen kann, am besten baumwollne, im strengen Winter leichte wollne Zeuge. Man entferne alle festen Binden, steife Schnürleiber, enge Schuhe u. dgl., sie können den Grund zu Krankheiten legen, die in der Folge das Leben verkürzen. Der Kopf muß von der vierten bis achten Woche an (dies bestimmt die Jahreszeit) unbedeckt getragen werden.

7. Man beobachte die äußerste Reinlichkeit, d. h.

wechsele täglich das Hemde, wöchentlich die Kleidung, monatlich die Betten, entferne üble Ausdünstungen (vorzüglich nicht viel Menschen in der Kinderstube, kein Trocknen der Wäsche, keine alte Wäsche). Reinlichkeit ist das halbe Leben für Kinder; je reinlicher sie gehalten werden, desto besser gedeihen und blühen sie. Durch bloße Reinlichkeit, bei sehr mäßiger Nahrung, können sie in kurzer Zeit stark, frisch und munter gemacht werden, da sie hingegen ohne Reinlichkeit, bei der reichlichsten Nahrung, abmagern und verblassen. Dies ist die unerkannte Ursache, warum manches Kind verdirbt und verwelkt, man weiß nicht woher. Ungebildete Leute glauben dann oft, es müsse behext seyn, oder die Mitesser haben. Aber die Unreinlichkeit ist der feindliche Dämon, der es besitzt, und der es auch sicher am Ende verzehren wird.

Die zweite Periode, vom Ende des zweiten bis zum zwölften, vierzehnten Jahre.

Hier empfehle ich folgendes:

1. Man beobachte die Gesetze der Reinlichkeit, des kalten Waschens, des Badens, der leichten Bekleidung des Leibes in freier Luft, eben so fort, wie gesagt worden.

2. Die Diät sey nicht zu ausgesucht, gekünstelt, oder zu strenge. Man thut am besten, die Kinder in dieser Periode eine gehörige Mischung von Fleisch und Vegetabilien genießen zu lassen, und sie an alles zu gewöhnen, nur nicht zu viel und nicht zu oft. Man sey versichert, wenn man die übrigen Punkte

der physischen Erziehung, körperliche Bewegung, Reinlichkeit u. s. w. nur recht in Ausübung bringt, so braucht es gar keine delikate oder ängstliche Diät, um gesunde Kinder zu haben. Man sehe doch nur die Bauerkinder an, die bei einer eben nicht medizinischen Diät gesund und stark sind. Aber freilich darf man es nicht machen, wie man es mit so vielen Dingen gemacht hat, etwa bloß Bauerkost geben, und dabei weiche Federbetten, Stubensitzen, Müßiggang beibehalten (so wie man auch wohl das kalte Baden gebraucht hat, aber übrigens die warmen Stuben, warmen Federbetten u. s. w. sorgfältig beibehalten hat). Ich kann nicht genug wiederholen, was ich schon irgendwo einmal gesagt habe: Ein Hauptstück guter Erziehung ist, einerlei Ton zu beobachten, und keine kontrastirenden Behandlungsweisen zu vereinigen. Sehr gut ist es, wenn man ihnen viermal, zu bestimmten Zeiten, zu essen reicht, und diese Ordnung bestimmt beobachtet. Das Einzige, was Kinder nicht bekommen dürfen, sind Gewürze, Kaffee, Chokolade, Haut gout, Hefen-, Fett- und Zuckergebacknes, grobe Mehlspeisen, Käse. Zum Getränk ist nichts besser, als reines frisches Wasser. Nur an solchen Orten, wo die Natur reines Quellwasser versagt hat, lasse ich's gelten, Kinder an Bier zu gewöhnen.

3. Körperliche Muskularbewegung tritt nun als ein Hauptstück der physischen Erziehung ein. Man lasse das Kind den größten Theil des Tages in körperlichen Bewegungen, in gymnastischen Spielen

aller Art zubringen, und zwar in freier Luft, wo sie am nützlichsten sind. Dies stärkt unglaublich, gibt dem Körper eigne Thätigkeit, gleichförmige Vertheilung der Kräfte und Säfte, und verhütet am sichersten die Fehler des Wuchses und der Ausbildung.

4. Man strenge die Seelenkräfte nicht zu frühzeitig zum Lernen an. Es ist ein großes Vorurtheil, daß man damit nicht früh genug anfangen zu können glaubt. Allerdings kann man zu bald anfangen, wenn man den Zeitpunkt wählt, wo noch die Natur mit Ausbildung der körperlichen Kräfte und Organe beschäftigt ist, und alle Kraft dazu nöthig hat, und dies ist bis zum siebenten Jahre. Nöthigt man da schon Kinder zum Stubensitzen und Lernen, so entzieht man ihrem Körper den edelsten Theil der Kräfte, der nun zum Denkgeschäft consumirt wird, und es entsteht unausbleiblich Zurückbleiben im Wachsthum, unvollkommne Ausbildung der Glieder, Schwäche der Muskulartheile, schlechte Verdauung, schlechte Säfte, Skrofeln, ein Uebergewicht des Nervensystems in der ganzen Maschine, welches Zeitlebens durch Nervenübel, Hypochondrie u. dgl. lästig wird. Doch kommt hierbei auch viel auf die Verschiedenheit des Subjects und seine größere oder geringere Geisteslebhaftigkeit an; aber ich bitte sehr, gerade das Gegentheil von dem zu thun, was man gewöhnlich thut. Ist das Kind sehr frühzeitig zum Denken und Lernen aufgelegt, so sollte man, anstatt ein solches, wie gewöhnlich, desto mehr anzustrengen, es vielmehr später zum Lernen anhalten; denn

jene frühzeitige Reife ist mehrentheils schon Krankheit, wenigstens ein unnatürlicher Zustand, der mehr gehindert als befördert werden muß (es müßte denn seyn, daß man lieber ein Monstrum von Gelehrsamkeit, als einen gesunden, lange lebenden Menschen daraus erziehen wollte). Ein Kind hingegen, was mehr Körper als Geist ist, und wo letzterer zu langsam sich zu entwickeln scheint, kann schon etwas eher und stärker zum Denken aufgemuntert, und darin geübt werden.

Noch muß ich hierbei erinnern, daß gar viele Nachtheile des frühzeitigen Studirens nicht sowohl von der Geistesanstrengung, als vielmehr von dem Stubensitzen, von der eingeschlossenen, verdorbenen Schulluft herrühren, worin man die Kinder dies Geschäft treiben läßt. Wenigstens wird dadurch die Schwächung verdoppelt. Ich bin völlig überzeugt, daß es weit weniger schaden würde, wenn man die Kinder ihre Denkübungen, bei guter Jahreszeit, im Freien halten ließe, und hier hat man zugleich das Buch der Natur bei der Hand, welches gewiß, vorausgesetzt, daß der Lehrer darin zu lesen versteht, den Kindern zum ersten Unterricht weit angemeßner und unterhaltender ist, als alle gedruckte und geschriebene Bücher.

In diese Periode gehört nun auch noch ein für die physische Erziehung äußerst wichtiger Punkt: die Verhütung der Onanie, oder besser: die Verhütung des zu frühzeitigen Erwachens des Geschlechtstriebes. Und da dieses Uebel unter die gewissesten und fürchterlichsten Verkürzungs- und Verkümmerungsmittel des Lebens gehört (wie oben gezeigt worden), so ist es meine Pflicht, hier etwas ausführlicher von den Mitteln dagegen zu reden. Ich bin sehr fest überzeugt, daß dies Uebel äußerst häufig und eins der wichtigsten Anliegen der Menschheit ist, aber auch, daß, wo es einmal eingerissen und zur Gewohnheit worden, es sehr schwer zu heben ist; daß man also ja nicht träumen darf, in einzelnen Specificis und Kurarten die Hülfe dagegen zu finden, die gewöhnlich zu spät kommt, sondern daß die Hauptsache darauf ankommt, die Onanie zu verhüten, und daß diese Kunst, und folglich das ganze Geheimniß darin besteht: die zu frühzeitige Entwickelung und Reizung des Geschlechtstriebes zu verhindern. Dies ist eigentlich die Krankheit, an welcher gegenwärtig die Menschheit laborirt, und wovon die Onanie nur erst eine Folge ist. Diese Krankheit kann schon im siebenten, achten Jahre da seyn, wenn gleich die Onanie selbst noch fehlt. Aber sie zu verhüten, ist es freilich nöthig, schon von der ersten Kindheit an seine Maaßregeln dagegen zu nehmen, und nicht einzelne Punkte, sondern das Ganze der Erziehung darnach einzurichten.

Nach meiner Einsicht und Erfahrung sind folgendes (wenn sie vollkommen angewendet werden) zuverlässige Mittel gegen diese Pest der Jugend:

1. Man gebe von Anfang an keine zu reizende, starke, nahrhafte Diät. Freilich denkt Mancher nicht,

wenn er seinem Kinde recht bald Fleisch, Wein, Kaffee u. dgl. gibt, daß er es dadurch zum Kandidaten der Onanie macht. Aber so ist es. Diese zu frühzeitigen Reizungen beschleunigen (wie ich schon oben gezeigt habe) diese Entwicklungen. Insbesondre ist es schädlich, Abends Fleisch, harte Eier, Gewürze oder blähende Dinge, z. E. häufige Kartoffeln, welche gar sehr dahin wirken, genießen zu lassen, desgleichen zu nahe vor Schlafengehen zu essen.

2. Das schon erwähnte tägliche kalte Waschen, der Genuß der freien Luft, die leichte Bekleidung, besonders der Geschlechtstheile. Warme enge Hosen waren schon oft das Treibhaus dieser zu frühzeitigen Entwicklung, und sehr gut ist's daher, in den ersten Jahren einen unten offenen Rock und gar keine Hosen tragen zu lassen.

3. Man lasse nie auf Federn, sondern nur auf Matratzen schlafen, Abends, nach einer tüchtigen Bewegung, also recht müde, zu Bett gehen, und früh, so wie die Kinder munter werden, sie aufstehen. Dieser Zeitpunkt des Faullenzens früh im Bette, zwischen Schlafen und Wachen, besonders unter einer warmen Federdecke, ist eine der häufigsten Verführungen zur Onanie, und darf durchaus nicht gestattet werden.

4. Man gebe täglich hinlängliche Muskularbewegung, so daß der natürliche Kraftvorrath durch die Bewegungsmuskeln verarbeitet und abgeleitet werde. Denn wenn freilich ein solches armes Kind den ganzen Tag sitzt, und in einem körperlich passi-

ven Zustande erhalten wird; ist es da wohl ein Wunder, daß die Kräfte, die sich doch äußern wollen und müssen, jene unnatürliche Richtung nehmen? Man lasse ein Kind, einen jungen Menschen, durch Laufen, Springen u. dgl. täglich seine Kräfte bis zur Ermüdung im Freien ausarbeiten, und ich stehe dafür, daß ihm keine Onanie einfallen wird. Sie ist das Eigenthum der sitzenden Erziehung, der Pensionsanstalten und Schulklöster, wo die Bewegung zu halben Stunden zugemessen wird.

5. Man strenge die Denk- und Empfindungskraft nicht zu früh, nicht zu sehr an. Je mehr man diese Organe verfeinert und vervollkommt, desto empfänglicher und empfindlicher wird das ganze Nervensystem, und somit auch die Zeugungsorgane.

6. Insbesondere verhüte man alle Reden, Schriften und Gelegenheiten, die diese Ideen in Bewegung setzen, oder nur auf diese Theile aufmerksam machen können. Ableitung davon auf alle mögliche Weise ist nöthig, aber nicht die von Einigen empfohlne Methode, sie durch die Erklärung ihres Nutzens und Gebrauchs dem Kinde erst recht interessant und wichtig zu machen. Gewiß, je mehr man die Aufmerksamkeit dahin leitet, desto eher kann man auch einen Reiz daselbst erwecken (denn Erregung der innern Aufmerksamkeit auf einen Punkt ist innere Berührung und eben so gut Reiz, als äußere Berührung); und ich halte es daher mit den Alten, einem Kinde vor dem vierzehnten Jahre nichts vom Zeugungsgeschäft zu sagen. Wofür die Natur noch kein Organ

hat, davon soll sie auch noch keinen Begriff haben, sonst kann der Begriff das Organ hervorrufen, ehe es Zeit ist.

Auch entferne man ja Komödien, Romane, Gedichte, die dergleichen Gefühle erregen. Nichts, was die Phantasie erhitzt und dahin leitet, sollte vorkommen. So ist z. B. das Lesen mancher alten Dichter oder das Studium der Mythologie schon Manchem sehr nachtheilig gewesen. Auch in diesem Sinn wäre es weit besser, den Anfang mit dem Studium der Natur, der Kräuterkunde, Thierkunde, Oekonomie u. s. w. zu machen. Diese Gegenstände erregen keine unnatürlichen Triebe der Art, sondern erhalten den reinen Natursinn, der vielmehr das beste Gegengift derselben ist.

7. Man sey äußerst aufmerksam auf Kindermägde, Domestiken, Gesellschafter, daß diese nicht den ersten Keim zu dieser Ausschweifung legen, welches solche Personen oft in aller Unwissenheit thun. Mir sind einige Fälle bekannt, wo die Kinder bloß dadurch Onanisten wurden, weil die Kindermagd, wenn sie schrieen und nicht einschlafen wollten, kein besseres Mittel wußte, sie zu besänftigen, als ihnen durch Berührung gewisser Theile angenehme Empfindungen zu erregen. Daher auch das Zusammenschlafen mehrerer nie zu gestatten ist.

8. Wenn aber dem ungeachtet jener unglückliche Trieb erwacht, so untersuche man vor allen Dingen, ob es nicht vielmehr Krankheit als Unart ist, worauf die meisten Erzieher zu wenig sehen. Vorzüglich

können alle Krankheiten, die ungewöhnliche Reize im Unterleibe erregen, wenn sie mit etwas Empfindlichkeit der Nerven zusammentreffen, dazu Gelegenheit geben, wie ich aus Erfahrung weiß. Dahin gehören Wurmreiz, Skrofeln oder Gekrösdrüsenverhärtungen, auch Vollblütigkeit des Unterleibes, sie mag nun Folge einer zu reizenden erhitzenden Diät oder des Sitzens seyn. Man muß daher, bei jedem Verdacht der Art, immer erst die körperliche Ursache entfernen, durch stärkende Mittel die widernatürliche Empfindlichkeit der Nerven heben, und man wird ohne andre Hülfe auch den Trieb zur Onanie, oder die zu frühzeitige Reizbarkeit der Geschlechtstheile, gehoben haben.

III.

Thätige und arbeitsame Jugend — Vermeidung der Weichlichkeit.

Wir finden, daß alle die, welche ein sehr hohes Alter erreichten, solche Menschen waren, die in der Jugend Mühe, Arbeit, Strapazen ausgestanden hatten. Es waren Matrosen, Soldaten, Tagelöhner. Ich will nur an den 112jährigen Mittelstedt erinnern, der schon im 15ten Jahr Bedienter und im 18ten Jahre Soldat war, und alle preussische Kriege seit Stiftung der Monarchie mitmachte.

Eine solche Jugend wird die Grundlage zu einem langen und festen Leben auf eine doppelte Art: theils, indem sie dem Körper jenen Grad von Festigkeit und Abhärtung gibt, der zur Dauer nothwendig ist; theils, indem sie dasjenige möglich macht, was hauptsächlich zum Glück und zur Länge des Lebens gehört, das Fortschreiten zum Bessern und Angenehmern. Der, der in der Jugend alle Bequemlichkeiten und Genüsse im Ueberfluß hatte, hat auch nichts mehr zu hoffen, das große Mittel zur Erweckung und Conservation der Lebenskraft, Hoffnung und Aussicht ins Bessere, fehlt ihm. Muß er nun vollends mit zunehmenden Jahren Dürftigkeit und Beschwerden empfinden, dann wird er doppelt niedergedrückt, und nothwendig seine Lebensdauer verkürzt. Aber in dem Uebergang von Beschwerlichkeiten zum Bessern liegt ein beständiger Quell von neuer Freude, neuer Kraft und neuem Leben.

So wie der Uebergang mit zunehmenden Jahren aus einem rauhen, unfreundlichen Clima in ein milderes sehr viel zur Verlängerung des Lebens beiträgt, eben so auch der Uebergang aus einem mühevollen Leben in ein bequemeres und angenehmeres.

Ich muß hier einen Hauptfehler unsrer heutigen Erziehung rügen, der jenen Grundsätzen ganz entgegen ist: die physische und moralische Weichlichkeit. Ich verstehe darunter die Gewohnheit und das Bestreben, Kindern und jungen Leuten das Leben so leicht und bequem wie möglich zu machen, und allen Widerstand und Druck, alles Harte und Beschwerliche sorgfältig aus dem Wege zu räumen. Dies gilt sowohl vom Physischen als vom Moralischen. Im Physischen rechne ich dahin, bequeme

Meubles, Sofa's und Federbetten, ein immer gleiches warmes Stubenclima, weiche, schon vorgearbeitete Speisen u. dgl. Im Moralischen, eine zu weiche und nachgiebige Behandlung, Vermeidung aller Strenge, alles directen Widerstandes, aller Strafen, die Methode, alles spielend zu lernen — eine große Thorheit — da es ja nicht bloß darauf ankömmt, daß man lernt, sondern gewiß eben so sehr, wie man es lernt, d. h. daß man zugleich die Kunst lernt, zu lernen, sich Mühe zu geben, Schwierigkeiten zu überwinden, und sich's sauer werden zu lassen. Eine solche Erziehung erzeugt Schlaffheit und Schwäche; denn nur Widerstand bildet wahre Kraft, nur die Ueberwindung von Schwierigkeiten und Mühseligkeiten gibt Selbstthätigkeit, Energie und Karakter. Ist es denn nicht unser ganzes Leben hindurch die Mühe, die Arbeit, die Widerwärtigkeit, wodurch uns das Schicksal erzieht, und unsere edelsten Kräfte, unsern Muth, unsere Erhebung über das Irdische und Gemeine ausbildet? Es bleibt ewig wahr, was Göthe so schön sagt:

Wer nie sein Brod mit Thränen aß,
Der kennt euch nicht, Ihr himmlischen Mächte.

Nun denke man sich einen jungen Menschen, der, auf solche Art erzogen, nun in die Welt tritt, wo ihm nicht nachgegeben, sondern alles sauer gemacht wird, wo seine schönsten Wünsche vereitelt und tausend Schwierigkeiten in den Weg gestellt werden. — Was wird, was muß die Folge seyn? Muthlosigkeit, Unzufriedenheit mit sich und der ganzen Welt, tiefes Gefühl des Unglücks, ohne Kraft es abzuändern, oder — wenn noch einige Energie da ist — Verzweiflung.

Woher jetzt die vielen hypochondrischen, lebenssatten, unzufriedenen jungen Leute? — „Weil sie als Knaben keine Schläge mehr bekommen," hörte ich neulich eine verständige alte Dame sagen — und sollte sie so ganz unrecht haben? — Man braucht nur nicht eben Schläge, sondern eine gewisse Strenge der Erziehung zu verstehen. — Man blicke um sich, und befrage die Erfahrung und die Geschichte. Die größten und kraftvollsten Menschen waren die, welche eine schwere und harte Jugend hatten.

IV.

Enthaltsamkeit von dem Genuß der physischen Liebe in der Jugend und außer der Ehe.

Wer nie in schnöder Wollust Schooß
Die Fülle der Gesundheit goß,
Dem steht ein stolzes Wort wohl an,
Das Heldenwort: Ich bin ein Mann!

Denn er gedeiht, und sproßt empor
Wie auf der Wies' ein schlankes Rohr,
Und lebt und webt, der Gottheit voll,
An Kraft und Schönheit ein Apoll.

Die Götterkraft, die ihn durchfleußt,
Beflügelt seinen Feuergeist,
Und treibt aus kalter Dämmerung
Gen Himmel seinen Adlerschwung.

O schaut, wie er voll Majestät,
 Ein Gott, daher auf Erden gehe!
Er geht und steht voll Herrlichkeit,
 Und fleht um nichts; denn er gebeut.

Sein Auge funkelt dunkelhell
 Wie ein krystallner Schattenquell.
Sein Antlitz strahlt wie Morgenroth,
 Auf Nas' und Stirn herrscht Machtgebot.

Die edelsten der Jungfraun blühn,
 Die blühn und duften nur für ihn.
O Glückliche, die er erkiest!
 O Glückliche, die sein genießt!

Bürger.

Es war eine Zeit, wo der deutsche Jüngling nicht eher an den Umgang mit dem andern Geschlecht dachte, als im 24sten bis 25sten Jahre, und man wußte nichts von schädlichen Folgen dieser Enthaltsamkeit, nichts von den Verhaltungskrankheiten und so manchem andern Uebel, was man sich jetzt träumt; sondern man wuchs, ward stark, und es wurden Männer, die durch ihre Größe selbst die Römer in Verwunderung setzten.

Jetzt hört man um die Zeit auf, wo jene anfingen, man glaubt nicht bald genug sich der Keuschheitsbürde entledigen zu können, man hat die lächerlichsten Einbildungen von dem Schaden, den die Enthaltsamkeit verursachen könnte, und also fängt der Knabe an, noch lange vorher, ehe sein eigner Körper vollendet ist, die zur Belebung Andrer bestimmten Kräfte zu verschwenden. Die Folgen liegen am Tage. Diese Menschen bleiben unvollendete halbfertige Wesen, und um die Zeit, wo unsre Vorfahren erst anfingen diese Kräfte zu brauchen, sind sie gewöhnlich schon damit zu Ende, fühlen nichts als Ekel und Ueberdruß an dem Genusse, und einer der wichtigsten Reize zur Würzung des Lebens ist für sie auf immer verloren.

Es ist unglaublich, wie weit Vorurtheile in diesem Punkte gehen können, besonders wenn sie unsern Neigungen schmeicheln. Ich habe wirklich einen Menschen gekannt, der in allem Ernste glaubte, es existire kein schädlicheres Gift für den menschlichen Körper, als die Zeugungssäfte, und die Folge war, daß er nichts Angelegentlicheres zu thun hatte, als sich immer, so schnell wie möglich, davon zu entledigen. Durch diese Bemühungen brachte er's denn dahin, daß er im 20sten Jahre ein Greis war, und im 25sten alt und lebenssatt starb.

Man ist jetzt so ganz in den Geschmack der Ritterzeiten gekommen, daß sogar alle Romane diese Form annehmen müssen, wenn sie gefallen sollen, und man kann nicht aufhören, die Denk- und Handlungsweise, das Edle, Große und Entschloßne dieser deutschen Männer zu bewundern. Und das mit Recht. Es scheint, je mehr wir fühlen, wie weit wir davon abgekommen sind, desto mehr zieht uns jene Darstellung an, desto mehr erregt sie den Wunsch, ihnen wieder ähnlich zu werden. Aber wie gut wäre es, wenn wir nicht bloß an die Sache, sondern vielmehr an die Mittel dazu dächten! Das, wodurch jene den Muth, die Leibes- und Seelenkraft, den festen, treuen und entschloßnen Karakter, genug, alles das erhielten, was sie zu wahren Männern im ganzen Sinne des Worts macht, war vorzüglich ihre strenge Enthaltsamkeit und Schonung ihrer physischen Mannskraft. Die Jugend dieser Männer war großen Unternehmungen und Thaten, nicht Wollüsten und Genüssen geweiht, der physische Geschlechtstrieb wurde nicht zum thierischen Genuß erniedrigt, sondern in eine moralische Anreizung zu großen und kühnen Unternehmungen veredelt. Ein jeder trug im Herzen das Bild seiner Geliebten, sie mochte nun wirklich oder idealisch seyn, und diese romantische Liebe, diese unverbrüchliche Treue, war das Schild seiner Enthaltsamkeit und Tugend, befestigte seine Körperkraft, und gab seiner Seele Muth und ausharrende Dauer, durch die beständige Aussicht auf den ihm in der Ferne zuwinkenden Minnesold, der nur erst durch große Thaten errungen werden konnte. So romanhaft die Sache scheinen mag, so finde ich doch bei genauer Untersuchung große Weisheit in dieser Benutzung des physischen Triebs, eines der stärksten Motive der menschlichen Natur. Wie ganz anders ist es damit bei uns geworden! Dieser Trieb, der durch kluge Leitung der Keim der erhabensten Tugend, des größten Heroismus werden kann, ist zur tändelnden Empfindelei oder zum bloß thierischen Genuß herabgesunken, den man noch vor der Zeit bis zum Ekel befriedigt; der Affect der Liebe, der dort vor Ausschweifungen sicherte, ist bei uns die

29 *

Quelle der allerzügellosesten worden; die Tugend der Enthaltsamkeit, gewiß die größte Grundlage moralischer Festigkeit und Mannheit des Karakters, ist lächerlich geworden und als eine altmodische Pedanterei verschrieen, und das, was die letzte süßeste Belohnung überstandener Arbeiten, Mühseligkeiten und Gefahren seyn sollte, ist eine Blume worden, die jeder Knabe am Wege pflückt. Warum legte die Natur dieses Sehnen zur Vereinigung, diesen allmächtigen unwiderstehlichen Trieb der Liebe in unsre Brust? Wahrlich nicht, um Romane zu spielen und in dichterischen Ekstasen herumzuschwärmen, sondern um dadurch ein festes unzertrennliches Band zweier Herzen zu knüpfen, den Grund einer glücklichen Generation zu legen, und durch dies Zauberband unsre Existenz mit der ersten und heiligsten aller Pflichten zu verbinden. — Wie gut wäre es, wenn wir hierin der alten Sitte uns wieder näherten, und die Früchte nicht eher brechen wollten, als bis wir gesäet hätten!

Man hört jetzt sehr viel von Kraft und Kraftmenschen sprechen. Ich glaube nichts davon, so lange ich nicht sehe, daß sie Kraft genug haben, Leidenschaften zu bekämpfen und enthaltsam zu seyn; denn dies ist der Triumph, aber auch das einzige Zeichen der wahren Geisteskraft, und dies die Schule, in der sich der Jüngling üben und zum starken Mann bilden sollte.

Durchgehends finden wir in der alten Welt, daß alle diejenigen, von denen man etwas Außerordentliches und Ausgezeichnetes erwartete, sich der physischen Liebe enthalten mußten. So sehr war man überzeugt, daß Venus die ganze Mannskraft nehme, und daß Menschen, diesen Ausschweifungen ergeben, nie etwas Großes und Außerordentliches leisten würden.

Ich gründe hierauf eine der wichtigsten Lebensregeln: Ein Jeder, dem Dauer und Blüthe seines Lebens am Herzen liegt, vermeide den außerehelichen Umgang mit dem andern Geschlecht, und verspare diesen Genuß bis zur Ehe. Meine Gründe sind folgende:

1. Der außereheliche Umgang führt, wegen des immer wechselnden, immer neuen Reizes, weit leichter zur Unmäßigkeit im Genuß, die hingegen der eheliche verhütet.

2. Er verleitet uns zum zu frühzeitigen Genuß der physischen Liebe, also einem der größten Verkürzungsmittel des Lebens; da hingegen der eheliche Genuß nur erst dann möglich ist, wenn wir physisch und moralisch gehörig vorbereitet sind.

3. Der außereheliche Umgang setzt uns unausbleiblich der Gefahr einer venerischen Vergiftung aus; denn alle Vorsicht, alle Präservative sind, wie ich in der Folge zeige, vergebens.

4. Wir verlieren dadurch die Neigung, auch wohl die Kraft zur ordentlichen ehelichen Verbindung, und folglich zu einem sehr wesentlichen Erhaltungsmittel des Lebens.

Aber, wird Mancher fragen, wie ist es möglich,

bei einem gesunden und wohlgenährten Körper, bei unsrer Denk- und Lebensweise, Enthaltsamkeit bis zum vier oder fünf und zwanzigsten Jahre, genug, bis zur Zeit der Ehe, zu beobachten? *) — Daß es

*) Noch immer träumt sich Mancher die schlimmsten physischen Folgen, die die Enthaltsamkeit haben müßte. Aber ich kann nicht oft genug daran erinnern, daß diese Säfte nicht bloß zur Ausleerung, sondern am meisten zur Wiedereinsaugung ins Blut und zu unsrer eignen Stärkung bestimmt sind. Und hier kann ich nicht unterlassen, auf eine Einrichtung aufmerksam zu machen, die auch in diesem Stück unsre moralische Freiheit sichert, und daher ein ausschließliches Eigenthum des Menschen ist. Ich meine die von Zeit zu Zeit erfolgenden natürlichen Entledigungen derer Säfte, die theils zur Hervorbringung, theils zur Ernährung der Frucht bestimmt sind (pollutiones nocturnae beim männlichen, Menstrua beim weiblichen Geschlecht). Der Mensch sollte zwar beständig fähig zur Fortpflanzung, aber nie dazu thierisch gezwungen seyn, und dies bewirken diese nur bei Menschen existirenden natürlichen Ableitungen; sie entziehen den Menschen der Sclaverei des bloß thierischen Geschlechtstriebs, setzen ihn in Stand, denselben selbst moralischen Gesetzen und Rücksichten unterzuordnen, und retten auch in diesem Verhältniß seine moralische Freiheit. Der Mensch beiderlei Geschlechts ist dadurch vor dem physischen Schaden, den die Nichtbefriedigung des Geschlechtstriebs erregen könnte, gesichert, es existirt nun keine unwiderstehliche bloß thierische Nothwendigkeit desselben, und der Mensch erhält auch hier (wenn er sich nicht selbst schon durch zu grosse Reizung des

möglich ist, weiß ich aus Erfahrung, und könnte hier mehrere brave Männer anführen, die ihren jungfräulichen Bräuten auch ihre männliche Jungfrauschaft zur Mitgabe brachten. Aber es gehört dazu ein fester Vorsatz, fester Karakter und eine gewisse Richtung und Stimmung der Denk- und Lebensweise die freilich nicht die gewöhnliche ist. Man erlaube mir hier, zum Besten meiner jüngern Mitbrüder, einige der bewährtesten Mittel zur Enthaltsamkeit und zur Vermeidung der unehelichen Liebe aufzuführen, deren Kraft, Keuschheit durch die gefährlichsten Jugendzeiten hindurch zu erhalten, ich aus Erfahrung kenne:

1. Man lebe mäßig, und vermeide den Genuß nahrhafter, viel Blut machender oder reizender Dinge, z. E. viel Fleischkost, Eier, Chokolade, Wein, Gewürze.

2. Man mache sich täglich starke körperliche Bewegung, bis zur Ermüdung, damit die Kräfte und Säfte verarbeitet, und die Reize von den Geschlechtstheilen abgeleitet werden. Genug, in den zwei Worten: Faste und arbeite, liegt ein großer Talisman gegen die Anfechtungen dieses Dämons.

Triebs dieses Vorzugs verlustig gemacht hat) seinen freien Willen, ihn zu erfüllen oder nicht, je nachdem es höhere moralische Rücksichten erfordern. Ein neuer großer Beweis, daß schon die physische Natur des Menschen auf seine höhere moralische Vollkommenheit berechnet war, und daß dieser Zweck eine seiner unzertrennlichsten und wesentlichsten Eigenschaften ist!

3. Man beschäftige den Geist, und zwar mit mehr ernsthaften abstracten Gegenständen, die ihn von der Sinnlichkeit ableiten.

4. Man vermeide alles, was die Phantasie erhitzen, und ihr die Richtung auf Wollust geben könnte, z. E. schlüpfrige Unterhaltungen, das Lesen liebereizender und wollüstiger Gedichte und Romane (wie wir denn leider so viele haben, die bloß gemacht zu seyn scheinen, die Phantasie junger Leute zu erhitzen, und deren Verfasser bloß auf den ästhetischen, auch wohl numerären Werth zu sehen scheinen, ohne den unersetzlichen Schaden zu berechnen, den sie der Moralität und der Unschuld dadurch zufügen), auch den Umgang mit verführerischen Weibspersonen, manche Arten von Tänzen u. dgl.

5. Man denke sich immer die Gefahren und Folgen der Ausschweifung recht lebhaft. Erst die moralischen. Welcher Mensch von nur einigem Gefühl und Gewissen wird es über sich erhalten können, der Verführer der ersten Unschuld oder der ehelichen Treue zu seyn? Wird ihn nicht Zeitlebens der peinigende Vorwurf foltern, im ersten Falle die Blume im Aufblühen gebrochen, und ein noch unschuldiges Geschöpf auf ihr ganzes Leben physisch und moralisch unglücklich gemacht zu haben, dessen nun folgende Vergehungen, Liederlichkeit und Verworfenheit ganz auf ihn, als den ersten Urheber, zurückfallen; oder im zweiten Falle die eheliche und häusliche Glückseligkeit einer ganzen Familie gestört und vergiftet zu haben; ein Verbrechen, das nach seinem morali-

schen Gewicht abscheulicher ist, als Raub und Mordbrennerei? Denn was ist bürgerliches Eigenthum gegen das Herzenseigenthum der Ehe, was ist Raub der Güter gegen den Raub der Tugend, der moralischen Glückseligkeit? Es bleibt also nichts übrig, als sich mit feilen und der Wollust geweihten Dirnen abzugeben; aber welche Erniedrigung des Karakters, welcher Verlust des wahren Ehrgefühls ist damit verbunden! Auch ist's erwiesen, daß nichts so sehr den Sinn für hohe und edle Gefühle abstumpft, Kraft und Festigkeit des Geistes nimmt, und das ganze Wesen erschlafft, als diese Ausschweifungen der Wollust. — Betrachten wir nun die physischen Folgen des außerehelichen Genusses, so sind sie nicht weniger traurig, denn hier ist man niemals vor venerischer Ansteckung sicher. Kein Stand, kein Alter, keine scheinbare Gesundheit schützt uns davor. Nur gar zu leichtsinnig geht man jetzt gewöhnlich über diesen Punkt weg, seitdem die größre Allgemeinheit des Uebels und der Einfluß unwissender Aerzte diese Vergiftung so gleichgültig gemacht haben, als Husten und Schnupfen.

Aber wir wollen es einmal in seiner wahren Gestalt betrachten, was es heißt, venerisch vergiftet zu seyn, und ich glaube, jeder vernünftige und wohldenkende Mensch wird es mir zugeben, daß es unter die größten Unglücksfälle gehört, die einen Menschen betreffen können. Denn erstens sind die Wirkungen dieses Giftes in dem Körper immer sehr schwächend und angreifend, oft auch fürchterlich zerstörend, so daß tödtliche Folgen entstehen, oder auch Gaumen und Nasenbeine verloren gehen, und ein solcher Mensch auf immer seine Schmach zur Schau trägt. Ferner, die ganze Medizin hat kein völlig entscheidendes Zeichen, ob die venerische Krankheit völlig gehoben und das venerische Gift gänzlich in einem Körper gedämpft sey, oder nicht. Hierin stimmen die größten Aerzte überein. Das Gift kann sich wirklich einige Zeit so verstecken und modificiren, daß man glaubt völlig geheilt zu seyn, ohne daß es ist. Daraus entstehen nun zweierlei üble Folgen: einmal, daß man gar leicht etwas Venerisches im Körper behält, welches dann unter verschiedenen Gestalten bis ins Alter hin belästigt, und einen siechen Körper bewirkt; oder daß man, welches fast eben so schlimm ist, sich immer einbildet, noch venerisch zu seyn, jeden kleinen Zufall davon herleitet, und mit dieser fürchterlichen Ungewißheit sein Leben hinquält. Ich habe von dieser letztern Art die traurigsten Beispiele gesehen. Es braucht nur noch etwas Hypochondrie hinzuzukommen, so wird dieser Gedanke ein schrecklicher Plagegeist, der Ruhe, Zufriedenheit, gute Entschlüsse auf immer von uns wegscheucht. Ueberdies liegt selbst in der Kur dieser Krankheit etwas sehr Abschreckendes. Das einzige Gegengift des venerischen Giftes ist Quecksilber, also ein Gift von einer andern Art, und eine recht durchdringende Quecksilberkur (so wie sie bei einem hohen Grade der Krankheit nöthig ist) ist nichts anders, als eine künstliche Quecksilbervergiftung, um dadurch die venerische Vergiftung aufzuheben. Aber gar oft bleiben nun statt der venerischen Uebel die Folgen des Quecksilbergifts. Die Haare fallen aus, die Zähne verderben, die Nerven bleiben schwach, die Lunge wird angegriffen und dergl. mehr. Aber noch eine Folge, die gewiß für einen fühlenden Menschen das größte Gewicht hat, ist die, daß ein Jeder, der sich venerisch anstecken läßt, dieses Gift nicht bloß für sich aufnimmt, sondern es in sich auch wieder erzeugt, und also auch für Andre, ja für die Menschheit eine Giftquelle wird. Er gibt seinen Körper zum Behälter, zum Treibhaus dieses scheußlichen Gifts her, und wird dadurch ein Erhalter desselben für die ganze Welt; denn es ist erwiesen, daß sich dieses Gift nur im Menschen von neuem erzeugt, und daß es folglich ausgerottet seyn würde, wenn sich keine Menschen mehr dazu hergäben, um es zu reproduciren.

6. Noch ein Motiv, dessen Kraft, wie ich weiß, bei gutgearteten Menschen sehr groß ist: Man denke an seine künftige Geliebte und Gattin, und an die Pflichten, die man ihr schuldig ist. Kennt man sie schon, desto besser. Aber auch ohne sie zu kennen, kann der Gedanke an die, der wir einst unsre Hand geben wollen, von der wir Treue, Tugend und feste Anhänglichkeit erwarten, ein großer Beweggrund zur eignen Enthaltsamkeit und Reinheit seyn. Wir müssen, wenn wir einst ganz glücklich seyn wollen, für sie, sey sie auch nur noch Ideal, schon im Voraus Achtung empfinden, ihr Treue geloben und halten,

und uns ihrer würdig machen. Wie kann der eine tugendhafte und rechtschaffene Gattin verlangen, der sich vorher in allen Wollüsten herumgewälzt und dadurch entehrt hat? wie kann er einst mit reinem und wahrem Herzen lieben, wie kann er Treue geloben und halten, wenn er sich nicht vom Anfang an an diese reinen und erhabenen Empfindungen gewöhnt, sondern sie zur thierischen Wollust erniedrigt hat?

7. Noch kann ich eine Regel nicht übergehen, die von großer Wichtigkeit ist: Man vermeide die erste Ausschweifung der Art. Keine Ausschweifung zieht so gewiß die folgenden nach sich, als diese. Wer noch nie bis zu dem höchsten Grad der Vertraulichkeit mit dem andern Geschlecht kam, der hat schon darin einen großen Schild der Tugend. Schamhaftigkeit, Schüchternheit, ein gewisses inneres Gefühl von Unrechtthun, genug, alle die zarten Empfindungen, die den Begriff der Jungfräulichkeit ausmachen, werden ihn immer noch, auch bei sehr großer Verführung, zurückschrecken. Aber eine einzige Uebertretung vernichtet sie alle unwiederbringlich. Dazu kommt noch, daß der erste Genuß oft erst das Bedürfniß dazu erregt, und den ersten Keim jenes noch schlafenden Triebs erweckt, so wie jeder Sinn erst durch Kultur zum vollkommnen Sinn wird. Es ist in diesem Betracht nicht bloß die physische, sondern auch die moralische Jungfrauschaft etwas sehr Reelles, und ein heiliges Gut, das beide Geschlechter sorgfältig bewahren sollten. Aber eben so gewiß ist es, daß ein einziger Fall hinreicht, um uns dieselbe

nicht bloß physisch, sondern auch moralisch zu rauben, und wer einmal gefallen ist, der wird zuverläßig öfter fallen.

Genug, um auf unsern Hauptsatz zurück zu kommen:

> Multa tulit, fecitque puer, sudavit et alsit
> Abstinuit venere et vino.

In diesen Worten liegt wirklich das Wesentliche der Kunst, sich in der Jugend Kraft und Lebensdauer zu verschaffen. Arbeit, Anstrengung und Vermeidung der physischen Liebe und des Weins sind die Hauptstücke.

Ich brauche nur an das Vorhergesagte zu erinnern. — Glücklich also der, der die Kunst besitzt, diese Kräfte zu schonen. Er besitzt darin nicht nur das Geheimniß, seinem eignen Leben mehr Länge und Energie zu geben, sondern auch, wenn nun der Zeitpunkt kommt, Leben andern Geschöpfen mitzutheilen, das Glück ehelicher Liebe ganz zu genießen, und seine gesparte Kraft und Gesundheit in glücklichen Kindern verdoppelt zu sehen; da hingegen der Entnervte, außer der Verkürzung seines eignen Lebens, auch noch die bittre Kränkung erlebt, in seinen elenden Kindern seine eigne Schmach immer wieder dargestellt zu finden. — Solch ein überschwenglicher Lohn wartet dessen, der Kraft genug hat, ein Paar Jahre enthaltsam zu seyn. Ich kenne wenig Tugenden, die schon hier auf Erden so reichlich und ausgezeichnet belohnt würden.

Ueberdies hat sie noch den Vorzug, daß sie, indem sie zu einem glücklichen Ehestand geschickt macht, zu einem neuen Erhaltungsmittel des Lebens verhilft.

V.

Glücklicher Ehestand.

Es ist eins der schädlichsten und falschesten Vorurtheile, daß die Ehe eine bloß politische und conventionelle Erfindung sey. Sie ist vielmehr eine der wesentlichsten Bestimmungen des Menschen, sowohl fürs Einzelne, als fürs Ganze, und ein unentbehrlicher Theil der Erziehung des Menschengeschlechts. Ich verstehe unter Ehe eine feste heilige Verbindung zweier Personen von verschiedenem Geschlecht zur gegenseitigen Unterstützung, zur Kindererzeugung und Erziehung. Und in dieser innigen, auf so wichtige Zwecke gegründeten Verbindung, liegt nach meiner Meinung der Hauptgrund häuslicher und öffentlicher Glückseligkeit. Denn einmal ist sie unentbehrlich zur moralischen Vervollkommnung des Menschen. Durch diese innige Verkettung seines Wesens mit einem andern, seines Interesses mit einem andern, wird der Egoismus, der gefährlichste Feind aller Tugend, am besten überwunden, der Mensch immer mehr zur Humanität und zum Mitgefühl für Andere geführt, und seiner wahren moralischen Veredlung genähert. Sein Weib, seine Kinder knüpfen ihn an die übrige Menschheit und an das Wohl des Ganzen mit unauflöslichen Banden, sein Herz wird durch die süßen

Gefühle ehelicher und kindlicher Zärtlichkeit immer genährt und erwärmt, und vor jener alles tödtenden Kälte geschützt, die sich so leicht eines isolirt lebenden Menschen bemächtigt, und eben diese süßen Vatersorgen legen ihm Pflichten auf, die seinen Verstand an Ordnung, Arbeit und vernünftige Lebensweise gewöhnen. Der Geschlechtstrieb wird dadurch veredelt und aus einem thierischen Instinkt in eins der edelsten moralischen Motive umgeschaffen, die heftigen Leidenschaften, bösen Launen, üblen Gewohnheiten werden dadurch am besten getilgt. Hieraus entspringt nun aber ein äußerst beglückender Einfluß aufs Ganze und auf das öffentliche Wohl, so daß ich mit völliger Ueberzeugung behaupte: Glückliche Ehen sind die wichtigsten Grundfesten des Staats und der öffentlichen Ruhe und Glückseligkeit. Ein Unverehelichter bleibt immer mehr Egoist, unabhängig, unstät, von selbstsüchtigen Launen und Leidenschaften beherrscht, weniger für Menschheit, für Vaterland und Staat als für sich selbst interessirt; das falsche Gefühl der Freiheit hat sich seiner bemächtigt, denn eben dies hielt ihn vom Heirathen ab, und wird durch den ehelosen Stand noch genährt. Was kann wohl mehr zu Neuerungen, Revolutionen disponiren, als die Zunahme der ehelosen Staatsbürger? — Wie ganz anders ist dies mit dem Verheiratheten! Die in der Ehe nothwendige Abhängigkeit von der andern Hälfte gewöhnt unaufhörlich auch an die Abhängigkeit vom Gesetz, die Sorgen für Frau und Kind binden an Arbeitsamkeit und Ordnung im Leben; durch seine Kinder ist der Mann an den Staat fest geknüpft, das Wohl, das Interesse des Staats wird dadurch sein eignes, oder, wie es Baco ausdrückt, wer verheirathet ist und Kinder hat, der hat dem Staate Geißeln gegeben, er ist obligat, nur er ist wahrer Staatsbürger, wahrer Patriot. — Aber, was noch mehr ist, nicht bloß das Glück der gegenwärtigen, sondern auch der zukünftigen Generation wird dadurch gegründet; denn nur die eheliche Verbindung erzieht dem Staate gute, sittliche, an Ordnung und Bürgerpflicht von Jugend an gewöhnte Bürger. Man glaube doch ja nicht, daß der Staat diese Bildung, diese Erziehung ersetzen kann, die die weise Natur mit dem Vater- und Mutterherzen verknüpft hat! Ach! der Staat ist eine schlechte Mutter! Ich habe schon oben gezeigt, was die unselige Operation, das Propagationsgeschäft sporadisch (nach Art der Thiere) zu treiben, und dann die Kinder auf öffentliche Kosten in Findelhäusern zu erziehen, für traurige Folgen aufs Physische hat, und eben so ist es mit dem Sittlichen. Es ist eine ausgemachte Wahrheit, je mehr ein Staat uneheliche Kinder hat, desto mehr hat er Keime der Corruption, desto mehr Saat zu künftigen Unruhen und Revolutionen. Und doch kann es Regenten geben, die, durch falsche Finanzvorspiegelungen verführt, glauben können, die eheliche Verbindung könne dem Staate schädlich werden, der ehelose Stand mache treue Diener, gute Bürger und dergl. mehr. O ihr Großen dieser Welt, wollt ihr die Ruhe eurer Staaten sichern, wollt ihr wahres Glück im Einzelnen und im Ganzen verbreiten, so befördert, ehrt und unterstützt die Ehen; betrachtet jede Ehe als eine Pflanzschule guter Staatsbürger, jede gute häuslich glückliche Familie als ein Unterpfand der öffentlichen Ruhe und eurer Thronen! — Aber um das große Werk ganz zu vollenden, sorgt auch für gute Erziehungsanstalten. Denn durch Erziehung allein wird der Mensch, was er ist, gut oder böse. Gesetze und Strafen können wohl die Ausbrüche des Bösen abhalten (und doch nur unvollkommen), aber sie bilden den Menschen nie. Nur das, was in der Zeit der Kindheit und Jugend uns mitgetheilt wird, geht in unsre Natur und Wesen über, wird mit unsrer Constitution so verwachsen und verwebt, daß wir es Zeitlebens, es sey nun gut oder böse, nicht ganz wieder los werden können. Alles, was wir uns nach der Zeit eigen machen, ist nur etwas Angenommenes und Fremdes, was immer mehr oberflächlich bleibt, aber nie so unser Eigenthum wird *).

*) Man weiß, wie sich Vorurtheile, Laster, Aberglauben, z. E. Furcht vor Gespenstern, Gewittern u. s. w. in der Kindheit so tief einwurzeln können, daß sie in der Folge durch nichts wieder auszurotten sind. Desto mehr sollten wir uns bemühen, diese Periode zu nützen, um die Keime der Tugend, des Guten und Edlen zu gründen; sie werden in der Folge eben so unauslöschlich seyn, und der Mensch wird dann eine gute, eine tugendhafte Natur bekommen, welches in der That mehr sagen will,

Zu

Ich kann hier nicht unterlassen, das, was der große Plato über Erziehung so schön sagt, mitzutheilen, und es allen Obrigkeiten dringend ans Herz

---

als alle Kultur und Vernunftgründe. Dies gilt besonders vom Glauben an Gott und Unsterblichkeit. Wer diesen nicht schon in der Kindheit bekommt, der wird ihn schwerlich je lebendig und fest erhalten, wie dies jetzt so viele traurige Beispiele zeigen. Man sagt zwar jetzt, Kinder sollen nichts lernen, was sie nicht begreifen; und ich gebe das gern in allem Uebrigen zu, nur diese beiden Punkte bitte ich auszunehmen. Denn die kritische Philosophie gibt selbst zu, daß beide nicht bewiesen, nicht erkannt werden können, sondern geglaubt werden müssen; und doch sind sie so unentbehrlich zum gut und glücklich leben. Warum wollen wir mit diesem Glauben bis in die Zeiten warten, wo das Glauben so schwer, ja unmöglich wird? Die Periode der Kindheit ist die Periode des Glaubens. Hier laßt uns diese hohen, diese tröstlichen Wahrheiten dem zarten Gemüthe einprägen; sie werden ihm unzertrennliche Gefährten durchs Leben bleiben, keine Zweifel, kein Spott, keine Vernunftgründe werden sie ihm rauben können, selbst gegen seine Ueberzeugung werden sie ihm eigen bleiben, denn sie sind ein Theil seiner Natur worden. Und welche Stütze der Tugend, welche Erhebung des Geistes über das Gemeine und Drückende dieses Lebens, welche Stärke und Resignation zugleich gibt dieser einfache Glaube! Wie sehr werden's euch, ihr Eltern, eure Kinder durchs ganze Leben verdanken, wenn ihr ihnen diese hohen Gaben, gewiß die beste Mitgift, die es gibt, recht bald mittheilt!

zu legen: „Derjenige, welchem die Oberaufsicht auf die Erziehung der Jugend anvertraut wird, und diejenigen, welche ihn erwählen, sollen denken, daß unter allen Stellen in dem Staate diese ohne alle Vergleichung die vornehmste sey. — Obwohl der Mensch von Natur zahm ist, so wird er doch nur durch die Erziehung das beste aller Thiere, dasjenige, welches der Gottheit am nächsten kommt. Wächst er aber ohne Erziehung auf, oder bekommt er nur eine schlimme, so wird er das wildeste aller Thiere, welche die Erde hervorbringt. Deswegen muß der Gesetzgeber aus dem Unterrichte der Jugend seine erste, seine angelegenste Sorge machen. Und wenn er diese Pflicht würdig erfüllen will, so muß er sein Augenmerk auf denjenigen seiner Bürger richten, welcher in allen Arten von Tugenden sich am meisten hervorgethan hat, und ihn an die Spitze des Erziehungsgeschäfts stellen."

Man verzeihe diese Digression meinem Herzen, das keine Gelegenheit vorbei lassen kann, das Göttliche und Wohlthätige der Ehe zu zeigen, einer Einrichtung, die offenbar in der sittlichen und physischen Natur des Menschen gegründet ist, und die noch von so Vielen jetzt verkannt und falsch beurtheilt wird. Ich kehre jetzt zu meinem Hauptzweck zurück, den wohlthätigen Einfluß des Ehestands auf das physische Wohl des Menschen zu zeigen. Mit Recht verdient er unter den Verlängerungsmitteln des Lebens einen Platz. — Meine Gründe sind folgende:

1. Der Ehestand ist das einzige Mittel, um dem

Geschlechtstrieb Ordnung und Bestimmung zu geben. Er schützt eben so sehr vor schwächender Verschwendung, als vor unnatürlicher und kältender Zurückhaltung. So sehr ich der Enthaltsamkeit in der Jugend das Wort geredet habe, und überzeugt bin, daß sie unentbehrlich zum glücklichen und langen Leben ist, so bin ich doch eben so sehr überzeugt, daß männliche Jahre kommen, wo es eben so nachtheilig wäre, jenen natürlichen Trieb gewaltsam zu unterdrücken, als ihn da zu befriedigen, wo es noch nicht Zeit ist. — Es bleibt doch zum Theil, wenigstens in Absicht auf die gröbern Theile, eine Excretion, und, was das Wichtigste ist, durch völlig unterlassenen Gebrauch dieser Organe veranlassen wir natürlich, daß immer weniger Generationssäfte da abgesondert und präparirt, folglich auch immer weniger ins Blut eingesaugt werden, und wir erleiden am Ende dadurch selbst einen Verlust. Und schon das allgemeine Gesetz der Harmonie erfordert es. Keine Kraft in uns darf ganz unentwickelt bleiben; jede muß angemessen geübt werden. — Coitus modicus excitat, nimius debilitat.

2. Er mäßigt und regulirt den Genuß. Eben das, was den Wollüstling vom Ehestand abschreckt, das Einerlei ist sehr heilsam und nothwendig; denn es verhütet die durch ewige Abwechselung der Gegenstände immer erneuerte und desto schwächendere Reizung. Es verhält sich wie die einfache Nahrung zur componirten und schwelgerischen; nur jene gibt Mäßigkeit und langes Leben.

3. Die Erfahrung lehrt uns: Alle, die ein ausgezeichnet hohes Alter erreichten, waren verheirathet.

4. Der Ehestand gewährt die reinste, gleichförmigste, am wenigsten aufreibende Freude, die häusliche. Sie ist zuverlässig diejenige, die der physischen und moralischen Gesundheit am angemessensten ist, und das Gemüth am gewissesten in jenem glücklichen Mittelton erhalten kann, der zur Verlängerung des Lebens der vortheilhafteste ist. Er temperirt sowohl die überspannten und schwärmerischen Hoffnungen und Plane, als die eben so übertriebenen Besorgnisse. Alles wird durch die Mittheilung eines zweiten Wesens, durch die innige Verbindung unsrer Existenz mit einer andern gemildert und gemäßigt. Dazu nun die zarte Wartung und Pflege, die kein andres Verhältniß in der Welt für die Dauer so versichern kann, als das eheliche Band, der Himmel auf Erden, der in dem Besitz gesunder und wohlerzogner Kinder liegt, die wirkliche Verjüngung, die ihr Umgang uns gewährt, wovon der achtzigjährige Cornaro uns ein so rührendes Bild gemacht hat, und man wird nicht mehr daran zweifeln.

Wir gehen fast durch eben die Veränderungen aus der Welt, als wir hineinkommen; die beiden Extremen des Lebens berühren sich wieder. Als Kinder fangen wir an, als Kinder hören wir auf. Wir kehren zuletzt in den nämlichen schwachen und hülflosen Zustand zurück, wie im Anfange. Man muß uns heben, tragen, Nahrung verschaffen und reichen. Wir bedürfen nun selbst wieder Eltern, und — welche weise Einrichtung! — wir finden sie wieder in unsern Kindern, die sich nun freuen, einen Theil der Wohlthaten erwiedern zu können, die wir ihnen erzeigten. — Die Kinder treten nun gleichsam in die Stelle der Eltern, so wie unsre Schwäche uns in den Stand der Kinder versetzt. — Der Hagestolz hingegen macht sich dieser weisen Einrichtung selbst verlustig. Wie ein ausgestorbener Stamm steht er einsam und verlassen da, und sucht vergebens durch gedungene Hülfe sich die Stütze und Sorgfalt zu verschaffen, die nur das Werk des Naturtriebs und Naturbands seyn kann.

Wirke so viel du willst, du wirst doch ewig allein stehen,
Bis an das All die Natur dich, die Gewaltige, knüpft.

Schiller.

VI.

Der Schlaf.

Ich habe gezeigt, daß der Schlaf eine der weisesten Veranstaltungen der Natur ist, den beständigen reissenden Strom der Lebensconsumtion zu bestimmten Zeiten aufzuhalten, und zu mäßigen. Er gibt gleichsam die Stationen für unsre physische und moralische Existenz, und wir erhalten dadurch die Glückseligkeit, alle Tage von neuem geboren zu werden, und jeden Morgen durch einen Zustand von Nichtseyn in ein neues erfrischtes Leben überzugehen. Ohne diesen beständigen Wechsel, ohne diese beständige Erneuerung, wie ekel und unschmackhaft würde uns nicht bald das Leben, und wie abgetragen unser geistiges und physisches Gefühl seyn! Mit Recht sagt der gröſste Philosoph unsrer Zeiten: Nehmt dem Menschen Hoffnung und Schlaf, und er ist das unglücklichste Geschöpf auf Erden.

Wie unweise handelt also derjenige, der dadurch, daß er sich den Schlaf übermäßig abbricht, seine Existenz zu verlängern glaubt! Er wird seinen Zweck weder in= noch extensiv erreichen. Zwar mehr Stunden wird er mit offnen Augen zubringen, aber nie wird er das Leben im eigentlichen Sinn des Worts, nie jene Frischheit und Energie des Geistes genießen, die die unausbleibliche Folge jedes gesunden und hinreichenden Schlafs ist, und die allem, was wir treiben und thun, ein ähnliches Gepräge aufdrückt.

Aber nicht bloß fürs intensive Leben, sondern auch fürs extensive, für die Dauer und Erhaltung desselben ist gehöriger Schlaf ein hauptsächliches Mittel. Nichts beschleunigt unsre Consumtion so sehr, nichts reibt so vor der Zeit auf und macht alt, als Mangel desselben. Die physischen Wirkungen des Schlafs sind: Retardation aller Lebensbewegungen, Sammlung der Kraft, und Wiederersetzung des den Tag über verloren Gegangnen (hier geschieht hauptsächlich die Restauration und Ernährung), und Absonderung des Unnützen und Schädlichen. Es ist gleichsam die tägliche Krisis, wo alle Absonderungen am ruhigsten und vollkommensten geschehen.

Fortgesetztes Wachen verbindet also alle lebenszerstörenden Eigenschaften, unaufhörliche Verschwendung der Lebenskraft, Abreibung der Organe, Beschleunigung der Consumtion und Verhinderung der Restauration.

Aber man glaube nicht, daß deswegen ein zu lange fortgesetzter Schlaf das beste Erhaltungsmittel des Lebens sey. Zu langes Schlafen häuft zu viel überflüssige und schädliche Säfte an, macht die Organe zu schlaff und unbrauchbar, den ganzen Körper feist und schwerfällig, und kann auf diese Art ebenfalls das Leben verkürzen.

Genug, Niemand sollte unter 6 und Niemand über 8 Stunden schlafen. Dies kann als eine allgemeine Regel gelten.

Um ferner gesund und ruhig zu schlafen, und die ganze Absicht des Schlafs zu erreichen, empfehle ich folgende Punkte:

1. Der Ort des Schlafs muß still und dunkel seyn. Je weniger äußere sinnliche Reize auf uns wirken, desto vollkommner kann die Seele ruhen. — Man sieht hieraus, wie zweckwidrig die Gewohnheit ist, ein Nachtlicht zu brennen.

2. Man muß immer bedenken, daß das Schlafzimmer der Ort ist, in dem man den größten Theil seines Lebens zubringt; wenigstens bleibt man an keinem Ort in einer Situation so lange. Aeußerst wichtig ist es daher, an diesem Orte eine gesunde und reine Luft zu erhalten. Das Schlafzimmer muß also geräumig und hoch, am Tage nicht bewohnt,

auch nicht des Nachts geheizt seyn, keine ausdünstenden Stoffe, Blumen und dergleichen enthalten, und die Fenster müssen beständig offen erhalten werden, außer des Nachts.

3. Man esse Abends nur wenig, und nur kalte Speisen, und immer einige Stunden vor Schlafen. Ein Hauptmittel um ruhig zu schlafen und froh zu erwachen.

4. Man liege ohne allen Zwang und Druck fast ganz horizontal im Bett, nur den Kopf ausgenommen, der etwas erhöht seyn muß. Nichts ist schädlicher, als halb sitzend im Bett zu liegen; der Körper macht da immer einen Winkel, die Circulation im Unterleibe wird erschwert, auch das Rückgrat immer fort gedrückt; daher ein Hauptzweck des Schlafs, freier und ungehinderter Blutumlauf, dadurch verfehlt, ja in der Kindheit und Jugend Verwachsung und Buckel oft durch diese Gewohnheit erzeugt wird.

5. Alle Sorgen und Tageslasten müssen mit den Kleidern abgelegt werden; keine darf mit zu Bette gehen. Man kann hierin durch Gewohnheit erstaunlich viel über sich erhalten. Ich kenne keine üblere Gewohnheit, als die, im Bett zu studiren und mit dem Buche einzuschlafen. Man setzt dadurch die Seele in Thätigkeit, gerade in dem Zeitpunkt, wo alles darauf ankommt, sie völlig ruhen zu lassen, und es ist natürlich, daß nun diese aufgeweckten Ideen die ganze Nacht hindurch im Kopfe herumspuken, und immer fortbearbeitet werden. Es ist nicht genug, physisch zu schlafen, auch der geistige

Mensch muß schlafen. Ein solcher Schlaf ist eben so unzureichend, als der entgegengesetzte Fall, wenn bloß unser Geistiges, aber nicht unser Körperliches schläft; z. E. das Schlafen in einem erschütternden Wagen, auf Reisen.

6. Hierbei muß ich noch eines besondern Umstandes erwähnen. Es glaubt nämlich Mancher, es sey völlig einerlei, wann man diese 7 Stunden schliefe, ob des Tags oder des Nachts. Man überläßt sich also Abends so lange wie möglich seiner Lust zum Studiren oder zum Vergnügen, und glaubt es völlig beizubringen, wenn man die Stunden in den Vormittag hinein schläft, die man der Mitternacht nahm. Aber ich muß Jeden, dem seine Gesundheit lieb ist, bitten, sich vor diesem verführerischen Irrthum zu hüten. Es ist zuverlässig nicht einerlei, 7 Stunden am Tage oder 7 Stunden des Nachts zu schlafen, und 2 Stunden Abends vor Mitternacht durchschlafen sind für den Körper mehr werth, als 4 Stunden am Tage. Meine Gründe sind folgende:

Die 24stündige Periode, welche durch die regelmäßige Umdrehung unsers Erdkörpers auch allen seinen Bewohnern mitgetheilt wird, zeichnet sich besonders in der physischen Oeconomie des Menschen aus. In allen Krankheiten äußert sich diese regelmäßige Periode, und alle andre so wunderbar pünktlichen Termine in unsrer physischen Geschichte werden im Grunde durch diese einzelne 24stündige Periode bestimmt. Sie ist gleichsam die Einheit der Natur-Chronologie. — Nun bemerken wir, je mehr sich diese Periode mit dem Schluß des Tages ihrem Ende nähert, desto mehr beschleunigt sich der Pulsschlag, und es entsteht ein wirklich fieberhafter Zustand, das sogenannte Abendfieber, welches jeder Mensch hat. Höchst wahrscheinlich trägt der Zutritt des neuen Chylus ins Blut etwas dazu bei. Doch ist's nicht die einzige Ursache, denn wir finden's auch bei Kranken, die nichts genießen. Mehr noch hat sicher die Abwesenheit der Sonne und die damit verbundene Revolution in der Atmosphäre Antheil. Eben dieses kleine Fieber ist die Ursache, warum nervenschwache Menschen sich Abends geschickter zur Arbeit fühlen, als am Tage. Sie müssen erst einen künstlichen Reiz haben, um thätig zu werden; das Abendfieber ersetzt hier die Stelle des Weins. Aber man sieht leicht, daß dies schon ein unnatürlicher Zustand ist. Die Folge desselben ist, wie bei jedem einfachen Fieber, Müdigkeit, Schlaf und Krisis durch die Ausdünstung, welche im Schlaf geschieht. Man kann daher mit Recht sagen: Jeder Mensch hat alle Nacht seine kritische Ausdünstung, bei manchen mehr, bei manchen weniger merklich, wodurch das, was den Tag über Unnützes oder Schädliches eingeschluckt oder in uns erzeugt wurde, abgeschieden und entfernt wird. Diese tägliche Krisis ist jedem Menschen nöthig und zu seiner Erhaltung äußerst unentbehrlich; der rechte Zeitpunkt derselben ist der, wo das Fieber seinen höchsten Grad erreicht hat, das ist, der Zeitpunkt, wo die Sonne gerade im Zenith unter uns steht, also die Mitternacht. Was thut nun der, der dieser Stimme der Natur, die in diesem Zeitpunkt zur Ruhe ruft, nicht gehorcht, der vielmehr dieses Fieber, welches das Mittel zur Absonderung und Reinigung unsrer Säfte werden sollte, zu vermehrter Thätigkeit und Anstrengung benutzt? Er stört die ganze wichtige Krise, versäumt den kritischen Zeitpunkt, und gesetzt, er legt sich nun auch gegen Morgen nieder, so kann er doch nun schlechterdings nicht die ganze wohlthätige Wirkung des Schlafs in dieser Absicht erhalten, denn der kritische Zeitpunkt ist vorbei. Er wird nie eine vollkommne Krise, sondern immer nur unvollkommne haben, und Aerzte wissen, was dieses sagen will. Sein Körper wird also nie vollkommen gereinigt. — Wie deutlich zeigen uns dies die Kränklichkeiten, die rheumatischen Beschwerden, die geschwollnen Füße, die unausbleiblich Folgen solcher Lucubrationen sind!

Ferner, die Augen werden bei dieser Gewohnheit weit stärker angegriffen, denn man arbeitet da den ganzen Sommer bei Lichte, welches der, der den Morgen benutzt, gar nicht nöthig hat.

Und endlich verlieren die, welche die Nacht zur Arbeit und den Morgen zum Schlaf anwenden, gerade die schönste und schicklichste Zeit zur Arbeit. — Nach jedem Schlafe sind wir, im eigentlichsten Verstande des Worts, verjüngt, wir sind früh allemal größer, als Abends, wir haben früh weit mehr Weichheit, Biegsamkeit, natürliche Reizbarkeit, Kräfte und Säfte, genug, mehr den Karakter der Jugend, so wie hingegen Abends mehr Trockenheit, Sprödigkeit, Erschöpfung, also der Karakter des Alters herrscht. Man kann daher jeden Tag als einen kleinen Abriß des menschlichen Lebens ansehen, der Morgen die Jugend, der Mittag das männliche Alter, der Abend das Alter. Wer wollte nun nicht lieber die Jugend des Tages zu seiner Arbeit benutzen, anstatt erst Abends, im Zeitpunkt des Alters und der Erschöpfung, seine Arbeiten anzufangen? — Früh sieht die ganze Natur am reizendsten und frischesten aus, auch der menschliche Geist ist früh in seiner größten Reinheit, Energie und Frischheit; noch ist er nicht, wie des Abends, durch die mancherlei Eindrücke des Tages, durch Geschäfte und Verdrießlichkeiten getrübt und sich unähnlich gemacht, noch ist er es mehr selbst, originell, und in seiner ursprünglichen Kraft. Dies ist der Zeitpunkt neuer Geistesschöpfungen, reiner Begriffe, Anschauungen und großer Gedanken. Nie genießt der Mensch das Gefühl seines eignen Daseyns so rein und vollkommen, als an einem schönen Morgen; wer diesen Zeitpunkt versäumt, der versäumt die Jugend seines Lebens!

Alle, die ein hohes Alter erreichten, liebten das Frühaufstehen, und J. Wesley, der Stifter einer eignen methodistischen Secte, ein origineller und merkwürdiger Mann, war so sehr von der Nothwendigkeit dieser Gewohnheit überzeugt, daß er's zu einem Religionspunkt machte, früh aufzustehen, und er wurde dabei 88 Jahr alt. Sein Motto, was ich hier als eine ächte Lebensmaxime empfehlen will, war: Early to bed, and early arise, Makes the man healthy, wealthy and wise. (Früh zu Bett und früh wieder auf, macht den Menschen gesund, weise und reich.)

Aber schon oft hörte ich bei diesem Rathe den Einwurf, man könne nicht einschlafen, wenn man sich auch zur rechten Zeit zu Bett legte, und dann sey es doch besser außer Bett, als mit langer Weile und Verdruß im Bett zu wachen. — Diesen Personen gebe ich die Versicherung, daß dies bloß Verwöhnung ist, und empfehle folgendes gewisse Mittel dagegen: Man lasse sich alle Morgen zu einer bestimmten Stunde und zwar früh wecken, selbst, wo es nöthig ist, mit einem selbstaufgelegten Zwang; dies braucht man nur 6 bis 8 Tage pünktlich zu befolgen, und man wird zuverläßig Abends bald und sanft einschlafen. Nicht im baldigen Niederlegen, sondern im Frühaufstehen liegt das wahre Mittel gegen das zu lange Aufbleiben des Nachts. Aber von dieser bestimmten Stunde des Aufstehens muß man keinen Tag abgehen, auch wenn man noch so spät zu Bett gegangen ist.

VII.

Körperliche Bewegung.

Wenn ich das Physische des Menschen betrachte, sagt der große König Friedrich, so kommt es mir vor, als hätte uns die Natur mehr zu Postillions, als zu sitzenden Gelehrten geschaffen. Und gewiß, unerachtet der Ausdruck etwas stark ist, so hat er doch viel Wahres. Der Mensch ist und bleibt ein Mittelgeschöpf, das immer zwischen Thier und Engel schwankt, und so sehr er seiner höhern Bestimmung untreu werden würi [illegible]nn er bloß Thier bliebe, eben so sehr versündigt er sich an seiner jetzigen, wenn er bloß Geist seyn, bloß denken und empfinden will. Er muß durchaus die thierischen und geistigen Kräfte in gleichem Grade üben, wenn er seine Bestimmung vollkommen erreichen will, und besonders ist dies in Absicht der Dauer seines Lebens von der äußersten Wichtigkeit. Harmonie der Bewegungen ist die Hauptgrundlage, worauf Gesundheit, gleichförmige Restauration und Dauer des Körpers beruht, und diese kann schlechterdings nicht stattfinden, wenn wir bloß denken und sitzen. Der Trieb zur körperlichen Bewegung ist dem Menschen eben so natürlich, wie der Trieb zum Essen und Trinken. Man sehe ein Kind an: Stille sitzen ist ihm die größte Pein. Und gewiß, die Gabe, Tage lang zu sitzen und nicht mehr den geringsten Trieb zur Bewegung zu fühlen, ist schon ein wahrhaft unnatürlicher und kranker Zustand. Die Erfahrung lehrt, daß diejenigen Menschen am ältesten wurden, welche anhaltende und starke Bewegung und zwar in freier Luft hatten.

Ich halte es daher für eine unumgänglich nöthige Bedingung zum langen Leben, sich täglich wenigstens eine Stunde Bewegung im Freien zu machen. Die gesundeste Zeit ist vor dem Essen, oder 3 bis 4 Stunden nachher. Bewegung mit vollem Ma=

gen ist schädlich, ja sie kann, wenn sie sehr stark und der Magen sehr angefüllt ist, gefährlich werden.

Eben in dieser Absicht sind mitunter angestellte kleine Reisen und Excursionen, Reiten, mäßiges Tanzen und andre gymnastische Uebungen so sehr nützlich *), und es wäre sehr zu wünschen, daß wir hierin den Alten mehr nachahmten, welche diese so wichtigen Hülfen der Gesundheit kunstmäßig behandelten, und sich durch keine äußern Verhältnisse abhalten ließen, sie zu benutzen. Am nützlichsten sind sie, wenn nicht bloß der Leib, sondern auch die Seele zugleich mit bewegt und erweckt wird. Daher muß auch eine Promenade, welche ihrer Absicht ganz entsprechen soll, nicht allein, wo möglich, in einer unterhaltenden schönen Gegend und nach einem gewissen Ziel angestellt werden.

Aber die Bewegungen dürfen auch nicht zu heftig seyn, wenn sie der Gesundheit und Lebenslänge wohlthätig seyn sollen. Es fragt sich also: wie bestimmt man die Dauer und Stärke einer heilsamen körperlichen Bewegung? — Die allgemeinste und sicherste Regel ist die: Die Bewegung werde nie bis zum heftigen Schweiß oder gänzlicher Ermüdung fortgesetzt.

*) Es ist hierüber ein classisches und unsrer Nation Ehre machendes Buch nachzulesen: Gutsmuths Gymnastik, auch dessen herausgekommene Spiele zur Uebung und Erholung des Körpers und Geistes für die Jugend.

VIII.

Genuß der freien Luft — mäßige Temperatur der Wärme.

Man muß sich durchaus den Genuß einer reinen freien Luft als eine eben so nothwendige Nahrung unsers Wesens denken, wie Essen und Trinken. Reine Luft ist eben so gewiß das größte Erhaltungs- und Stärkungsmittel unsers Lebens, als eingeschloßne verdorbene Luft das feinste und tödtlichste Gift ist.

Hieraus fließen folgende praktische Lebensregeln:

1. Man lasse keinen Tag hingehen, ohne außerhalb der Stadt freie reine Luft genossen zu haben. Man sehe das Spazierengehen ja nicht bloß als Bewegung an, sondern vorzüglich als den Genuß der reinsten Lebensnahrung, welcher besonders Menschen, die in Zimmern zu wohnen pflegen, ganz unentbehrlich ist. Außer diesem Nutzen wird man noch den haben, daß man sich durch diesen täglichen Luftgenuß beständig in Bekanntschaft und Familiarität mit der freien Luft erhält. Und dadurch sichert man sich vor einem der größten Uebel der jetzigen Menschheit, der zu großen Empfindlichkeit gegen alle Eindrücke und Veränderungen der Witterung. Sie ist eine der ergiebigsten Quellen von Krankheiten, besonders der Rheumatismen und Katarrhe, und dafür ist kein anderes Mittel, als sich durch täglichen Umgang mit der freien Luft vertraut zu erhalten. Das beste Mittel gegen Erkältung ist, sich täglich zu erkälten.

Und endlich wird man durch diese Gewohnheit unendlichen Vortheil für die Augen erhalten; denn es ist gewiß, daß eine Hauptursache unsrer Augenschwäche und Kurzsichtigkeit die vier Wände sind, in denen wir von Kindheit auf wohnen und leben, und wodurch endlich das Auge ganz die Kraft verliert, den Focus entfernter Gegenstände gehörig zu formiren. Der beste Beweis ist, daß diese Augenschwäche nur in Städten, und nicht auf dem Lande gefunden wird.

2. Man suche immer wo möglich hoch zu wohnen. Wer seine Gesundheit lieb hat, sollte, in Städten wenigstens, nicht im Erdgestock wohnen. Man öffne fleißig die Fenster. Windöfen oder Kamine sind die besten Reinigungsmittel der Stubenatmosphäre. Man schlafe nicht da, wo man den ganzen Tag wohnt, und die Fenster der Schlafkammer müssen den ganzen Tag offen stehen.

Noch muß ich eine für die Lebensverlängerung wichtige Erinnerung beifügen, die Luft, in der man lebt, immer in einer nur mäßigen Temperatur der Wärme zu erhalten. Es ist weit besser, in einer zu kühlen, als zu heißen Luft zu leben; denn Hitze beschleunigt den Lebensstrom außerordentlich, wie dies schon das kürzere Leben der Bewohner heißer Gegenden beweist, und viele Menschen erkünsteln sich ein solches Clima durch ihre heißen Stuben. Die Temperatur der Luft im Zimmer sollte nie über 15 Grad Reaum. steigen.

Es ist äußerst schädlich, ja unter gewissen Umständen tödtlich, schnell aus der Hitze in die Kälte über zu gehen, oder umgekehrt. Lungenentzündungen, Schlagflüsse, Blutstürze, Rheumatismen können die Folgen seyn.

IX.

Das Land- und Gartenleben.

Glücklich ist der, dem das Loos fiel, der mütterlichen Erde nahe und treu zu bleiben, und in dem unmittelbaren Umgang mit der Natur seine Freude, seine Arbeit und seine Bestimmung zu finden! Er ist an der wahren Quelle der ewigen Jugend, Gesundheit und Glückseligkeit; Leib und Seele bleiben in der schönsten Harmonie und in dem besten Wohlseyn; Einfachheit, Frohsinn, Unschuld, Zufriedenheit begleiten ihn durchs Leben, und er erreicht das höchste Ziel des Lebens, dessen es in dieser Organisation fähig ist. Ich kann mich nicht enthalten, das, was Herder so schön davon sagt, hier einzuschalten:

Mir gefällt des Freundes Entschluß, der, dem Kerker der Mauern
Entronnen, sich sein Tuskulum erwählt.
Warum thürmten Unsinnige wir die gehauenen Felsen?
Zu fürchten etwa ihren schnellen Sturz?
Oder uns zu verbaun des Himmels glänzenden Anblick?
Zu rauben uns einander selbst die Luft?
Anders lebte voreinst in freier und fröhlicher Unschuld,
Von solcher Thorheit fern, die junge Welt
Auf dem Lande. Da blühen unschuldige Freuden. Sie füllen
Mit immer neuer Wohllust unsre Brust.

Da schaut man den Himmel. Da raubt kein Nachbar den Tag uns.
Apoll aus frischen klaren Quellen beut
Trank des Genius uns. O kennten die Menschen ihr Glück nur!
Gewiß in finstre Städte barg es nicht
Unsre Mutter Natur, nicht hinter Schlösser und Riegel;
Für alle blüht's auf offner freier Flur.
Wer's nicht suchte, fand's. Wer reich ist ohne Procente,
Genießt. Sein Schatz ist, was die Erde beut,
Hier der rinnende Bach, sein Silber. Es steiget in Aehren
Sein Gold empor, und lacht an Bäumen ihm.
Dunkel im Laube verhüllt singt seine Kapelle. Da klaget,
Frohlockt und streitet seiner Sänger Chor.
Anders klagt in der Stadt der gefangene traurige Vogel;
Ein Sclave, der ihm seine Körnchen streut,
Glaubt, er singe dem Herrn. Mit jedem Tone verwünscht er
Den Wüterich, der ihm seine Freiheit stahl. —
Auf dem Lande beglückt die Natur: ihr Affe, die Kunst, darf
Nur furchtsam dort und züchtig sich ihr nahn.
Schau hier diesen Palast, die grüne Laube. Gewölbet
Von wenig dichten Zweigen birgt sie dich,
Wie den Persermonarch sein Haus von Zedern, und schenkt dir,
Was jenen flieht, gesunden süßen Schlaf.
Große Städte sind große Lasten. Der eignen Freuden
Beraubet, hascht nach fremden Freuden man.
Alles in ihnen ist gemalt, Gesichter und Wände,
Gebehrden, Worte, selbst das arme Herz.
Alles in ihnen ist von kostbarem Holz und von Marmor,
Von Holz und Marmor selbst auch Herr und Frau.

O Landesarmuth, o wie bist du reich!
Wenn man hungert, so ißt man dort, was jegliche Jahrzeit
An mannigfaltiger Erquickung dir
Froh gewährt. Der Pflug wird Tafel, das grünende Blatt wird
Ein reiner Teller für die schöne Frucht,
Reinliches Holz dein Krug, dein Wein die erfrischende Quelle,
Die frei von Giften dir Gesundheit strömt,
Und mit sanftem Geräusch zum Schlaf dich ladet, indessen
Hoch über dir die Lerch' in Wolken singt,
Steigend auf und hernieder, und schießt dir nah' an den Füßen
In ihr geliebtes kleines Furchennest.

In der That, wenn man das Ideal eines zur Gesundheit und Longävität führenden Lebens nach theoretischen Grundsätzen entwerfen wollte, man würde auf das Nämliche zurückkommen, was uns das Bild des Landlebens darstellt. Nirgends vereinigen sich alle Erfordernisse so vollkommen als hier, nirgends wirkt alles um und in dem Menschen so auf den Zweck, Erhaltung der Gesundheit und des Lebens, hin, als hier. Der Genuß einer reinen gesunden Luft, einfacher und frugaler Kost, tägliche starke Bewegung im Freien, eine bestimmte Ordnung in allen Lebensgeschäften, der schöne Blick in die reine Natur, und die Stimmung von innrer Ruhe, Heiterkeit und Frohsinn, die sich dadurch über unsern Geist verbreitet, — welche Quellen von Lebensrestauration! Dazu kommt noch, daß das Landleben ganz vorzüglich dem Gemüthe denjenigen Ton zu geben vermag, welcher dem Leidenschaftlichen, Ueberspannten und Excentrischen entgegen ist, um so mehr, da es uns auch dem Gewühl, den Reibungen und Verderbnissen der Städte entzieht, die jenen Leidenschaften Nahrung geben können. Es erhält folglich von innen und außen Gemüthsruhe und Gleichmuth, der so sehr lebenserhaltend ist; es gibt zwar Freuden, Hoffnungen, Genüsse in Menge, aber alle ohne Heftigkeit, ohne Leidenschaft, gemildert durch den sanften Ton der Natur. — Kein Wunder folglich, daß uns die Erfahrung die Beispiele des höchsten Alters nur in dieser Lebensweise finden läßt.

Es ist traurig, daß diese Lebensart, die ursprünglichste und natürlichste des Menschen, jetzt von so Vielen gering geschätzt wird, so daß selbst der glückliche Landmann es kaum erwarten kann, bis sein Sohn ein studirter Taugenichts ist, und das Mißverhältniß zwischen Städter und Landmann immer größer zu werden scheint. Gewiß, es stünde besser um die Glückseligkeit der einzelnen Individuen und des Ganzen, wenn sich ein großer Theil der jetzt gangbaren Federmesser und Papierscheeren in Sicheln und Pflugschaare, und der jetzt mit schreibender Handarbeit beschäftigten Finger in pflügende und ackernde Hände verwandelte. Es ist ja das Erste bei so Vielen auch nur Handarbeit, aber die letztere ist nützlicher. Und wenn ich nicht sehr irre, so werden wir endlich, auch durch politische Verhältnisse genöthigt, wieder dahin zurückkommen. Der Mensch wird sich der Mutter Natur und Erde wieder mehr nähern müssen, von der er sich in allem Sinn zu sehr entfernt hat.

Freilich können wir nicht alle Landleute von Profession seyn. Aber, wie schön wäre es, wenn auch Gelehrte, Geschäftsmänner, Kopfarbeiter ihre Existenz in beiderlei Arten von Beschäftigung theilten, wenn sie den Alten darin nachahmten, die, troß ihrer philosophischen oder Staatsgeschäfte, es nicht unter ihrer Würde hielten, zwischen durch sich ganz dem Landleben zu widmen, und im eigentlichsten Verstande zu rusticiren. Gewiß, alle die so traurigen Folgen des sitzenden Lebens und der Kopfanstrengung würden wegfallen, wenn ein solcher Mann täglich einige Stunden, oder alle Jahre einige Monate den Spaten und die Hacke zur Hand nähme, und sein Feld oder seinen Garten bearbeitete; denn freilich nicht die gewöhnliche Art auf dem Lande zu leben — die meistentheils nichts weiter heißt, als Bücher und Sorgen mit hinaus zu nehmen, und, anstatt im Zimmer, nun im Freien zu lesen, zu denken und zu schreiben — kann jenen Zweck erfüllen. Solche Rusticationen würden das Gleichgewicht zwischen Geist und Körper wieder herstellen, was der Schreibtisch so oft aufhebt, sie würden durch Verbindung der drei großen Panazeen, körperlicher Bewegung, freier Luft und Gemüthsaufheiterung, alle Jahre eine Verjüngung und Restauration bewirken, die der Lebensdauer und dem Lebensglück von unglaublichem Nutzen seyn würde. Ja, ich glaube nicht zu viel zu sagen, wenn ich von dieser Gewohnheit außer dem physischen Nutzen auch manchen geistigen und moralischen verspreche. Der Hirngespinnste und Hypothesen der Studirstuben würden zuverläßig weniger werden, man würde nicht mehr so häufig die ganze Welt bloß in seiner Person oder in seinen vier Wänden zu haben glauben und sie auf diesem Fuße behandeln, und der ganze Geist würde mehr Wahrheit, Gesundheit, Wärme und Natursinn bekommen; Eigenschaften, die die griechischen und römischen Philosophen so sehr auszeichnen, und die sie, nach meiner Meinung, größtentheils dieser Gewohnheit und dem fortdauernden Umgang mit der Natur zu danken haben. Aber deswegen sollte man die größte Sorge tragen, den Sinn für die Natur in sich nicht vergehen zu lassen. Er verliert sich so leicht durch anhaltendes Leben in abstracto, durch angreifende Geschäfte, durch den Dunst der Studirstuben, und hat man ihn einmal verloren, so hat die schönste Natur keine Wirkung auf uns, man kann in der lieblichsten Gegend, unter dem schönsten Himmel — lebendig todt bleiben. Dieß verhütet man am besten, wenn man sich nicht zu sehr und nie zu lange von der Natur entfernt, sich, so oft es seyn kann, der künstlichen und abstracten Welt entzieht, und alle Sinne den wohlthätigen Einflüssen der Natur öffnet, wenn man von Jugend auf Freude und Geschmack an dem Studium der Naturwissenschaft zu erlangen sucht (schon bei der Erziehung sollte darauf Rücksicht genommen werden), und seine Phantasie durch die schönen Nachahmungen der Malerei und durch die herzerhebenden Darstellungen der Dichter der Natur, eines Zachariä, Thompson, Geßner, Voß, Matthisson u. s. w., dafür erwärmt.

X.

Reisen.

Ich kann unmöglich unterlassen, diesem herrlichen Genuß des Lebens eine eigne Stelle zu widmen, und ihn auch zur Verlängerung desselben zu empfehlen. Die fortgesetzte Bewegung, die Veränderung der Gegenstände, die damit verbundene Aufheiterung des Gemüths, der Genuß einer freien, immer veränderten Luft wirken zauberisch auf den Menschen, und vermögen unglaublich viel zu Erneuerung und Verjüngung des Lebens. Es ist wahr, die Lebensconsumtion kann dabei etwas vermehrt werden, aber dies wird reichlich durch die vermehrte Restauration ersetzt, die theils in Absicht des Körperlichen durch die ermunterte und gestärkte Verdauung, theils geistig durch den Wechsel angenehmer Eindrücke und die Vergessenheit seiner selbst bewirkt wird. Denen vorzüglich, welche ihr Beruf zum Sitzen nöthigt, die anhaltend mit abstracten Gegenständen oder drückenden Berufsarbeiten beschäftigt sind, deren Gemüth in Gefühllosigkeit, Trübsinn oder hypochondrische Verstimmung versunken ist, oder denen, was wohl das Schlimmste von allen ist, keine häusliche Glückseligkeit zu Theil wurde, — diesen empfehle ich dieses große Hülfsmittel.

Aber gar Viele benutzen es nicht so, daß es diese heilsamen Wirkungen hat, und es wird hier nicht undienlich seyn, einige der wichtigsten Regeln mitzutheilen, wie man reisen muß, um es für Gesundheit und Leben heilsam zu machen.

1. Am gesundesten und zweckmäßigsten sind die Reisen zu Fuß, und noch besser zu Pferde. Nur wenn man schwächlich ist, oder zu starke Touren macht, ist das Fahren rathsam.

2. Beim Fahren ist es sehr heilsam, im Wagen immer die Lage zu verändern, bald zu sitzen, bald zu liegen u. s. f. Dadurch verhütet man am besten die Nachtheile des anhaltenden Fahrens, die am meisten daher entstehen, wenn die Erschütterung immer einerlei Richtung nimmt. Bei langem, anhaltenden Fahren ist die liegende Stellung die zuträglichste.

3. Die Natur verträgt keine schnellen Sprünge. Es ist deshalb Niemand, der anhaltendes sitzendes Leben gewohnt war, anzurathen, sich davon schnell auf eine rasche, stark erschütternde Reise zu begeben. Es würde ungefähr dasselbe seyn, als wenn Jemand, der Wasser zu trinken gewohnt ist, plötzlich anfangen wollte, Wein zu trinken. — Man mache daher den Uebergang langsam, und fange mit mäßigen Bewegungen an.

4. Ueberhaupt dürfen Reisen, die Verlängerung des Lebens und der Gesundheit zum Zweck haben, nie Strapaze werden, welches aber nur nach der Verschiedenheit der Naturen und Constitutionen bestimmt werden kann. Drei bis vier Meilen des

Tags, und alle drei bis vier Tage einen oder einige Rasttage, möchten etwa der allgemeinste Maaßstab seyn. Vorzüglich vermeide man das Reisen bei Nacht, das durch Störung der nöthigen Erholung, durch Unterdrückung der Ausdünstung und durch ungesunde Luft immer sehr nachtheilig ist. Man kann sich am Tage doppelt so viel zumuthen, wenn man nur die Nachtruhe respektirt.

5. Man glaube ja nicht, daß man auf Reisen desto unmäßiger seyn könne. Zwar in der Wahl der Speisen und Getränke braucht man nicht ängstlich zu seyn, und es ist am besten, in jedem Lande die da gewöhnliche Diät zu führen. Aber nie überlade man sich. Denn während der Bewegung ist die Kraft des Körpers zu sehr getheilt, als daß man dem Magen zu viel bieten dürfte, und die Bewegung selbst wird dadurch mühsamer. Insbesondere darf man in hitzigen Speisen und Getränken (was doch auf Reisen so gewöhnlich ist) nicht zu viel thun. Denn das Reisen an sich wirkt schon als Reiz, und wir brauchen daher eigentlich weniger reizende Speisen und Getränke, als im ruhigen Zustande. Sonst entstehen gar leicht Ueberreizungen, Erhitzungen, Blutkongestionen u. dgl. Am besten ist es, auf Reisen lieber oft aber wenig auf einmal zu genießen, mehr zu trinken, als zu essen, und Nahrungsmittel zu wählen, die leicht verdaulich, und dennoch stark nährend, nicht erhitzend, und nicht leicht zu verfälschen sind. Daher es auf dem Lande und in schlechten Wirthshäusern am sichersten ist, Milch, Eier,

gut ausgebacknes Brod, frisch gekochtes oder gebratenes Fleisch und Obst zu genießen. Am meisten warne ich vor den Weinen, die man in solchen Häusern bekommt. Besser ist Wasser, zu dessen Verbesserung man Citrone, oder Citronenzucker (Pastilles au Citron), oder einen guten Liqueur, oder das Limonadenpulver (welches aus Cremor Tartari oder dem wesentlichen Weinsteinsalz, und Zucker an Citrone abgerieben, besteht) bei sich führen kann, wovon man etwas zum Wasser mischt. Ist es faulichtriechend, so dient das Kohlenpulver *).

6. Man vermeide die übermäßige Anstrengung und Verschwendung der Kräfte. Es ist zwar im Allgemeinen eben so schwer, das rechte Maaß der Be-

*) Dies ist eine der größten und wohlthätigsten Erfindungen der neuern Zeiten, die wir Hrn. Lowiz in Petersburg verdanken. Alles noch so faul riechende und schmekkende Wasser kann man auf folgende Weise in wenig Minuten völlig von seinem faulichten Geruch und Geschmack befreien, und zu gutem Trinkwasser machen: Man nimmt Kohlen, die eben geglühet haben, pülvert sie fein, und mischt unter ein Quart Wasser etwa einen Eßlöffel dieses Pulvers, rührt es um, und läßt es einige Minuten stehen. Hierauf läßt man es durch Fließpapier langsam in ein anderes Glas laufen, in welchem es sich ohne Farbe, Geruch und Geschmack, also völlig rein und zum Trinken tauglich, sammeln wird. Man kann auch die Kohlen, gleich nach dem Glühen gepülvert und in wohl verstopfte Gläser gefüllt, mit auf die Reise nehmen, und lange conserviren.

wegung anzugeben, als das rechte Maaß im Essen und Trinken. Aber die Natur hat uns da einen sehr guten Wegweiser gegeben, das Gefühl der Ermüdung, welches hier eben so bedeutend ist, als das Gefühl der Sättigung beim Essen und Trinken. Müdigkeit ist nichts anders, als der Zuruf der Natur, daß unser Vorrath von Kräften erschöpft ist, und, wer müde ist, der soll ruhen. Aber freilich kann auch hier die Natur verwöhnt werden, und wir fühlen endlich eben so wenig das Müdeseyn, als der beständige Schlemmer das Sattseyn, besonders wenn man durch reizende und erhitzende Speisen und Getränke die Nerven spannt. Doch gibt es dann andre Anzeigen, die uns sagen, daß wir das Maaß überschritten haben, und auf diese bitte ich genau zu merken. Wenn man anfängt mißmuthig und verdrossen zu werden, wenn man schläfrig ist und oft gähnt, und dennoch der Schlaf, auch bei einiger Ruhe, nicht kommen will, wenn der Appetit sich verliert, wenn bei der geringsten Bewegung ein Klopfen der Adern, Erhitzung, auch wohl Zittern entsteht, wenn der Mund trocken oder gar bitter wird, dann ist es hohe Zeit, Ruhe und Erholung zu suchen, wenn man eine Krankheit vermeiden will, die dann schon im Entstehen ist.

7. Auf Reisen kann die unmerkliche Ausdünstung leicht gestört werden, und Erkältung ist eine Hauptquelle der Krankheiten, die da vorkommen. Es ist daher rathsam, allen schnellen Uebergang aus Hitze in Kälte, und umgekehrt, zu meiden, und wer eine

solche empfindliche Haut hat, thut am besten, auf Reisen ein Hemde von dünnem Flanell zu tragen.

8. Reinlichkeit ist auf Reisen doppelt nöthig, und daher das öftere Waschen des ganzen Körpers mit frischem Wasser sehr zu empfehlen, welches auch zur Verminderung der Müdigkeit viel beiträgt.

9. Im Winter oder im feuchten kalten Clima wird man sich immer eher starke Bewegung zumuthen können, als im Sommer oder in heißen Ländern, wo uns schon der Schweiß die Hälfte der Kraft entzieht. So auch früh Morgens mehr, als des Nachmittags.

10. Personen, die sehr vollblütig oder zu Bluthusten und andern Blutflüssen geneigt sind, müssen erst ihren Arzt befragen, ehe sie sich auf eine Reise begeben.

XI.

Reinlichkeit und Hautkultur — Untersuchung, ob wollene oder linnene Hautbekleidung besser sey.

Beides halte ich für Hauptmittel zur Verlängerung des Lebens.

Die Reinlichkeit entfernt alles, was unsere Natur als unnütz oder verdorben von sich abgesondert hat, so wie alles der Art, was von aussen unserer Oberfläche mitgetheilt werden könnte.

Die Hautkultur ist ein wesentlicher Theil davon, und besteht in einer solchen Behandlung der Haut von Jugend auf, wodurch dieselbe lebendig, thätig und gangbar erhalten wird.

Wir müssen nämlich unsre Haut nicht bloß als einen gleichgültigen Mantel gegen Regen und Sonnenschein betrachten; sondern als eins der wichtigsten Organe unsers Körpers, ohne dessen unaufhörliche Thätigkeit und Gangbarkeit weder Gesundheit noch langes Leben bestehen kann, und dessen Vernachlässigung in neuern Zeiten eine unerkannte Quelle unzähliger Kränklichkeiten und Lebensabkürzungen worden ist. Könnte ich doch Nachfolgendes recht eindrücklich sagen, um mehr Achtung für dieses Organ und dessen bessere Behandlung zu erregen!

Die Haut ist das größte Reinigungsmittel unsers Körpers. Unaufhörlich, jeden Augenblick, verdünstet dadurch, durch Millionen kleiner Gefäße, auf eine unbemerkbare Weise, eine Menge verdorbener, abgenutzter und verbrauchter Theile. Diese Absonderung ist mit unserm Leben und Blutumlauf unzertrennlich verbunden, und durch sie wird unserm Körper bei weitem der größte Theil alles Verdorbenen entzogen. Ist sie also schlaff, verstopft oder unthätig, so wird Verdorbenheit und Schärfe unsrer Säfte unausbleibliche Folge seyn. Insbesondere entstehen die übelsten Hautkrankheiten daher.

Die Haut ist ferner der Sitz des allgemeinsten Sinns, des Gefühls, desjenigen Sinns, der uns vorzüglich mit der umgebenden Natur, insbesondere der Atmosphäre, in Verbindung setzt, von dessen Zustand also größtentheils das Gefühl unsrer eigenen

Existenz und unsers physischen Verhältnisses zu dem, was um uns ist, bestimmt wird. Die größere oder geringere Empfänglichkeit für Krankheit hängt daher gar sehr von der Haut ab, und, wessen Haut zu geschwächt oder erschlafft ist, der hat gewöhnlich eine zu feine und unnatürliche Empfindlichkeit derselben, wodurch es denn kommt, daß er jede kleine Veränderung der Witterung, jedes Zuglüftchen auf eine höchst unangenehme Weise in seinem Innern bemerkt, und zuletzt ein wahres Barometer wird. Man nennt dies die rheumatische Constitution, die hauptsächlich in der mangelnden Hautstärke ihren Grund hat. Auch entstehet daher die Neigung zum Schwitzen, die ebenfalls ein ganz unnatürlicher Zustand ist, und uns beständigen Erkältungen und Kränklichkeiten aussetzt.

Ueberdies ist sie ein Hauptmittel, um das Gleichgewicht in den Kräften und Bewegungen unsers Körpers in Ordnung zu halten. Je thätiger und offner die Haut ist, desto sicherer ist der Mensch vor Anhäufungen und Krankheiten in den Lungen, Darmkanal und ganzen Unterleib, desto weniger Neigung zu den gastrischen (gallichten und schleimichten) Fiebern, zur Hypochondrie, Gicht, Lungensucht, Katarrhen und Hämorrhoiden. Eine Hauptursache, daß diese Krankheiten jetzt bei uns so eingerissen sind, liegt darin, daß wir unsre Haut nicht mehr durch Bäder und andre Mittel reinigen und stärken.

Die Haut ist ferner eins der wichtigsten Restaurationsmittel unsers Körpers, wodurch uns aus der Luft eine Menge feiner und geistiger Bestandtheile zugeführt werden sollen. Ohne gesunde Haut ist daher keine völlige Restauration, ein Hauptprinzip des langen Lebens, möglich. Unreinlichkeit setzt den Menschen physisch und moralisch herunter.

Auch ist nicht zu vergessen, daß die Haut das **Hauptorgan der Krisen**, d. h. der Naturhülfen in Krankheiten, ist, und daß ein Mensch mit einer offnen und gehörig belebten Haut weit sichrer seyn kann, bei vorkommenden Krankheiten leichter und vollkommner geheilt zu werden, ja sich oft, ohne Arznei, selbst durchzuhelfen.

Daß ein solches Organ ein Grundpfeiler der Gesundheit und des Lebens sey, wird nun wohl Niemand läugnen, und es ist daher in der That unbegreiflich, wie man in den neuern Zeiten, und gerade bei den vernünftigern und aufgeklärtern Völkern, dasselbe und seine gehörige Kultur so ganz hat vernachlässigen können. Ja, anstatt das Mindeste dafür zu thun, finden wir vielmehr, daß man von Kindheit auf alles gleichsam darauf anlegt, die Haut zu verstopfen, zu erschlaffen und zu lähmen. Bei weitem die mehrsten Menschen empfangen außer dem Bade der heiligen Taufe in ihrem ganzen Leben die Wohlthat des Badens nicht wieder; die Haut wird durch den täglichen Schweiß und Schmutz immer mehr verstopft, durch warme Bekleidungen, Pelzwerk, Federbetten u. s. w. erschlafft und geschwächt, durch eingeschloßne Luft und sitzendes Leben gelähmt, und ich glaube ohne alle Uebertreibung behaupten zu können, daß bei den meisten Menschen unsrer Gegenden die Haut zur Hälfte verstopft und unthätig sey.

Man erlaube mir, hier auf eine Inconsequenz aufmerksam zu machen, die nur das vor sich hat, daß sie nicht die einzige der Art im menschlichen Leben ist. Bei Pferden und andern Thieren ist der gemeinste Mann überzeugt, daß gehörige Hautkultur ganz unentbehrlich zu ihrem Wohlseyn und Leben sey. Der Knecht versäumt Schlaf und alles, um sein Pferd gehörig striegeln, schwemmen und reinigen zu können. Wird das Thier mager und schwach, so ist es der erste Gedanke, ob man vielleicht in der Hautbesorgung etwas versäumt und vernachlässigt habe. Bei seinem Kinde aber und bei sich selbst fällt ihm dieser einfache Gedanke nie ein. Wird dies schwach und elend, zehrt es sich ab, bekommt es die sogenannten Mitesser (alles Folge der Unreinlichkeit), so denkt er eher an Beherung und andern Unsinn, als an die wahre Ursache, unterlaßne Hautreinigung. So vernünftig, so aufgeklärt sind wir bei Thieren; warum nun nicht auch bei Menschen?

Die Regeln, die ich zur Erhaltung der Reinlichkeit und eines gesunden und lebendigen Zustandes der Haut zu geben habe, sind sehr leicht und einfach, und können, insbesondere wenn sie von Jugend auf befolgt werden, als große Verlängerungsmittel des Lebens betrachtet werden:

1. Man entferne sorgfältig alles, was unser Körper als schädlich und verdorben von sich abgesondert hat. Dies geschieht, wenn man öfters (wer es ha-

ben kann, täglich) die Wäsche wechselt, die Betten, wenigstens die Ueberzüge, oft umändert, und sich daher lieber der Matratzen bedient, die weniger Unreinlichkeit annehmen, und die Luft des Wohnzimmers, hauptsächlich des Schlafzimmers, immer erneuert.

2. Man wasche sich täglich mit frischem Wasser den ganzen Körper, und reibe zugleich die Haut stark, wodurch sie außerordentlich viel Leben und Gangbarkeit erhält.

3. Man bade Jahr aus Jahr ein alle Wochen wenigstens einmal in lauem Wasser, wozu sehr nützlich noch eine Abkochung von 5 bis 6 Loth Seife gemischt werden kann. Wollte Gott, daß die Badehäuser an allen Orten wieder in Gang gesetzt würden, damit auch der unbegüterte Theil des Volks diese Wohlthat genießen könnte, so wie er sie in den vorigen Jahrhunderten überall genoß, und dadurch gesund und stark wurde! *)

*) Wir haben noch überall Badehäuser und Bader, aber bloß als Monumente jener löblichen Gewohnheit. Ihre Benutzung ist durch eine unbegreifliche Indolenz der Menschen ganz abgekommen. Ehemals gingen alle Sonnabende Baderprozessionen mit klingenden Becken durch die Straßen, um ans Baden zu erinnern, und der im Schmutz arbeitende Handwerker wusch nun im Bade jene Unreinigkeiten von sich, die er jetzt gewöhnlich Zeitlebens mit sich trägt. Es sollte jeder Ort ein Badehaus oder Floß im Flusse für den Sommer, und ein anderes für den Winter haben. Nur beobachte man bei jedem Bade die Regel, nie bei vollem Magen, also nüchtern,

Ich kann hier nicht umhin, des Seebads zu erwähnen, das durch seine reizende und eindringende Kraft unter den Mitteln zur Hautkultur oben an steht, und gewiß eins der ersten Bedürfnisse der jetzigen Generation erfüllt, die Haut zu öffnen, und das ganze Organ und dadurch das ganze Nervensystem neu zu beleben. Es hat dieses Bad zwei große Vorzüge, einmal daß es, ungeachtet seiner großen Heilkräfte in Krankheiten, dennoch als das naturgemäßeste Hülfsmittel, auch bloß zur Erhaltung und Befestigung der Gesundheit, von Gesunden benutzt werden kann, was bei einer Menge anderer Bäder nicht der Fall ist, die einem Gesunden schaden. Es ist damit wie mit der Leibesbewegung, sie kann unheilbare Krankheiten kuriren, und dennoch kann sie

---

oder 4 Stunden nach dem Essen, auch nie mit erhitztem Körper, ins Bad zu gehen, im kühlen Flußwasser nie über eine Viertelstunde, im lauen Wasser nie über drei Viertelstunden zu bleiben, die Erkältung beim Herausgehen zu verhüten (welches am besten dadurch geschieht, wenn man gleich beim Heraussteigen einen flanellnen Schlafrock überzieht), und nach dem Bade bei trockner warmer Witterung eine mäßige Bewegung zu machen, bei kühler und feuchter Witterung aber eine Stunde lang im warmen Zimmer zu bleiben. Mehr davon findet man in meinen gemeinnützigen Aufsätzen, Leipzig, bei Göschen, unter dem Kapitel: Erinnerung an die Bäder; auch besonders abgedruckt mit einem Kupfer, eine häusliche Badeeinrichtung vorstellend, Weimar, im Verlage des Industrie-Comtoirs.

auch der Gesundeste zur Erhaltung seiner Gesundheit brauchen. Der andere Vorzug aber ist die stärkende Seeluft, und selbst der ganz unbeschreiblich große und herrliche Anblick der See, der damit verbunden ist, und der auf einen nicht daran Gewöhnten eine Wirkung thut, welche eine gänzliche Umstimmung und wohlthätige Exaltation des Nervensystems und Gemüths hervorbringen kann. Ich bin überzeugt, daß die physischen Wirkungen des Mittels durch diesen Seeleneindruck außerordentlich unterstützt werden müssen, und daß z. B. eine hypochondrische oder an Nerven leidende Person schon das Wohnen an der See und die damit verbundnen herrlichen Schauspiele des Auf- und Untergehens der Sonne, des Sturms u. s. w. halb kuriren können. Ich würde in gleicher Absicht einem Kontinentsbewohner die Reise ins Seebad, und einem Küstenbewohner die Reise in die Alpen rathen; denn beides sind, dünkt mich, die größten Standpunkte der Natur. Dank daher dem erhabenen und Menschen beglückenden Fürsten, der in Doberan bei Rostock Deutschland das erste Seebad schenkte, und dem würdigen Arzt Vogel, der dasselbe so trefflich und zweckmäßig einrichtete, und durch seine Gegenwart die Heilsamkeit desselben erhöht.

4. Man trage Kleidungen, die die Haut nicht schwächen, und die ausdünstenden Materien leicht durchgehen lassen. Ich kenne nichts Verderblicheres in diesem Sinne, als das Tragen der Pelze. Es schwächt durch die übergroße Wärme ausnehmend

die Haut, befördert nicht Ausdünstung, sondern Schweiß, und läßt doch die verdunstenden Theile, wegen des Leders, nicht hindurch gehen. Die Folge ist, daß sich ein beständiges Dunstbad zwischen der Haut und dem Pelze erzeugt, und daß ein großer Theil der unreinen Materien uns wieder zurückgegeben und wieder eingesogen wird. Weit besser ist das englische Pelzzeug, welches die Vortheile des Pelzes und doch nicht (weil es kein Leder hat) die Nachtheile der Unreinlichkeit und der eingeschloßnen Hitze hat. Aber alle diese zu warmen wollnen Bedeckungen auf bloßer Haut sind nur bei sehr großer Kälte, oder bei schon schwächlichen und zu Rheumatismen geneigten Naturen zu empfehlen. In der Kindheit und Jugend und bei übrigens gesundem Körper ist es am besten, unmittelbar auf der Haut eine Bekleidung von Leinwand oder Baumwolle zu tragen, und darüber im Sommer ein eben solches, im Winter ein wollnes Ueberkleid.

5. Man mache sich fleißig körperliche Bewegung, denn dies ist das größte Beförderungsmittel der unmerklichen Ausdünstung.

6. Man vermeide solche Speisen, die die Ausdünstung hemmen. Dahin gehören: alles Fett, Schweinefleisch, Gänsefleisch, grobe unausgebackene Mehlspeisen, Käse.

Es ist in neuern Zeiten von vielen Aerzten der Vorschlag gethan worden, die Haut ganz mit wollenen, statt linnenen, Kleidungen zu bedecken. Da der Gegenstand allgemein und wichtig ist, so will ich zuerst die Wirkung der Wolle auf den lebenden Körper überhaupt bestimmen, und dann die nöthigen Resultate für den Gebrauch derselben ziehen. Die Wirkungen der Wolle als Hautkleidung sind folgende:

1. Sie reizt die Haut stärker als Linnen, folglich erhält sie sie mehr in Thätigkeit und befördert die Ausdünstung. Durch eben diese reizende Wirkung zieht sie auch mehr Krankheitsstoff in die Haut. Durch ihren Reiz erhöhet sie auch die Empfindlichkeit der Haut.

2. Wolle ist ein weit schlechterer Wärmeleiter als Linnen, folglich vermindert sie die Entziehung der thierischen Wärme besser, erhält also einen höhern Grad von Wärme in der Haut und im ganzen Körper.

3. Wolle, wenn sie nämlich in poröses Zeug verarbeitet ist, hat theils wegen der großen Wärme, theils wegen der porösen Eigenschaft, den großen Vorzug vor dem Linnen, daß sie die ausgedünstete Materie in Dunstgestalt fortschafft, oder, welches eben das ist, verhindert, daß diese Dünste nicht auf der Haut in Wasser verwandelt werden, d. h. nicht naß machen; Leinwand hingegen gibt wegen der geringern Wärme und größern Dichtigkeit Gelegenheit, daß der Hautdunst Wasser wird, deswegen bleibt man in wollener Bekleidung, auch bei starker Ausdünstung, trocken, in leinener hingegen wird man naß.

4. Die Ausdünstung unsers Körpers ist das große Mittel, was die Natur in ihn selbst gelegt hat, sich abzukühlen. Dadurch erhält ein lebender

Körper die wundervolle Eigenschaft, nicht wie ein todter den Grad von Hitze annehmen zu müssen, den das ihn umgebende Medium hat, sondern den Grad seiner Temperatur sich selbst geben und modificiren zu können. Je freier wir also ausdünsten, desto gleichförmiger wird unser Wärmegrad seyn, desto leichter werden wir jedes von innen oder aussen uns gegebene Uebermaaß an Wärme verflüchtigen können. Daher kommt, daß Wolle, ungeachtet sie die Haut mehr wärmt, dennoch durch die freiere allgemeine Ausdünstung die Ueberfüllung der ganzen Blutmasse mit Wärmestoff (die innere Erhitzung) besser vermindert, als Linnen. Und hieraus läßt sich's erklären, warum man, wenn man erst durch Gewohnheit den reizenden Eindruck auf die Hautnerven überwunden hat, in wollener Bekleidung im Sommer weniger heiß ist, als in leinener (daß man weniger schwitzt, folgt aus dem vorigen Satze); ferner, daß in den heissesten Climaten baumwollene und wollene Kleider besser behagen und die gewöhnlichen sind.

5. Wolle ist ein electrischer Körper, Linnen nicht, d. h. Wolle kann Electricität erwecken, aber nicht ableiten. Wird nun die Haut damit bekleidet, so folgt, daß der so bekleidete Körper electrischer werden müsse; denn es wird ihm weniger von seiner animalischen Electricität entzogen, und überdies noch immer neue in der Oberfläche entwickelt.

6. Wolle nimmt weit leichter ansteckende Krankheitsstoffe an, und hält sie fester als Linnen.

Nun sind wir im Stande zu bestimmen, ob wollene Bekleidung gesund oder ungesund sey, und in welchen Fällen sie nütze, und in welchen sie schade.

Im Ganzen genommen glaube ich, daß es nicht gut wäre, wenn die wollene Hautbekleidung allgemein eingeführt würde. Wenigstens würde ich sie nie einem Kinde oder jungen Menschen angewöhnen. Denn in dieser Lebensperiode braucht man weniger künstliche Erwärmung und Beförderung der Ausdünstung, und überdies macht man die Haut doch allemal dadurch empfindlicher, oder verwöhnt sie, so daß man bei Unterlassung dieser Bekleidung sich weit leichter erkältet. Auch erfordert eine solche Bekleidung weit mehr Reinlichkeit und Wechsel, würde folglich, wenn sie auch unter den ärmern Classen eingeführt würde, noch mehr Unreinlichkeit unter ihnen verbreiten, als schon da ist, welches hauptsächlich zwei große Nachtheile hervorbringen würde, einmal eine größere Häufigkeit von Hautkrankheiten und Ausschlägen, und dann einen längern Aufenthalt ansteckender Krankheitsstoffe in der Kleidung.

Aber nun gibt es einzelne Fälle, wo sie gewiß sehr heilsam und sehr zu empfehlen ist. Heilsam ist sie überhaupt allen, die über die erste Hälfte des Lebens hinaus sind, nach dem 40sten Jahre, wo die Ausdünstung und die thierische Wärme und Reizbarkeit abzunehmen anfangen.

Heilsam ist sie allen, die von Natur nicht viel Ueberfluß von thierischer Wärme und Reizbarkeit, ein blasses Ansehen, schwammichten Körper, schlaffe

Fasern, schleimichte Säfte haben, den sogenannten kalten Naturen.

Heilsam ist sie allen, die ein sitzendes Stubenleben führen, um so mehr, wenn sie dabei viel meditiren. Denn bei solcher Lebensart leidet die Ausdünstung allemal, und es braucht einen Hautreiz, der die gehörige Tendenz der Säfte in die Peripherie erhält.

Heilsam ist sie allen, die zu Katarrhen, Schleimanhäufungen, Flüssen und Gichtbeschwerden geneigt sind. Sie können zuweilen bloß durch solche Bekleidung von Grund aus gehoben werden.

Eben so nützlich ist sie bei Anlagen zu Diarrhöen und selbst bei grassirenden Ruhren, die durch nichts so sicher verhütet werden können.

Heilsam ist sie bei aller Neigung zu Congestionen, d. h. zu unnatürlicher Anhäufung des Bluts oder andrer Säfte in einzelnen Theilen, z. E. im Kopfe (woraus Schwindel, Kopfweh, Ohrenbrausen, Schlagfluß u. dgl. entstehen), oder in der Brust (wovon Brustschmerzen, Engbrüstigkeit, Husten u. dgl. die Folgen sind). Diese Uebel hebt sie trefflich, theils durch den Gegenreiz in der Haut, theils durch die allgemeinere freiere Ausdünstung, und so kann sie selbst ein schönes Mittel gegen anfangende Lungensucht, Hämorrhoiden, Bluthusten und alle andere Blutflüsse werden.

Heilsam ist sie allen Nervenschwachen, Hypochondristen und hysterischen Personen, bei denen die freie Ausdünstung gewöhnlich das Barometer ihres ganzen Wohlseyns ist.

Heilsam ist sie nach allen schweren Krankheiten, um die Rezidiven zu verhüten.

Heilsam ist sie allen, die eine zu große Empfindlichkeit gegen die Atmosphäre haben. Es gibt gewiß keinen größern Panzer gegen Hitze, Kälte, Nässe, Wind, electrische oder andere atmosphärische Einflüsse, als wollene Bekleidung.

Heilsam ist sie in solchen Clima's, wo öftere und plötzliche Abwechselnngen der Luft gewöhnlich sind, und so auch allen Lebensarten, die mit solchen plötzlichen Abwechselungen verbunden sind, vorzüglich auf Reisen.

Aber sie kann auch schaden. Allen denen, die schon von Natur zu sehr starken Schweißen geneigt, und noch in solchen Jahren sind, daß sie dieses Uebel los zu werden hoffen können; — Allen, die von Natur einen großen Ueberfluß an thierischer Electricität, Lebenskraft, Wärme haben; — Allen, die Hautausschläge haben, oder sehr dazu geneigt sind; — Allen, die nicht im Stande sind, diese Bekleidung oft zu wechseln, oder wenigstens alle 8 bis 14 Tage frisch gewaschen anziehen — Allen diesen widerrathe ich sie. Höchst schädlich ist es, wenn junge Leute Beinkleider von solchen wollenen Zeugen tragen.

Aber auch da, wo sie heilsam ist, empfehle ich doch immer nur ein solches wollenes Zeug, das nicht zu rauh, nicht zu dick, und porös gewebt ist.

Will man nicht den ganzen Körper so bekleiden, so ist es wenigstens zur Erreichung obiger Absichten zuträglich, Strümpfe von diesem Material (im

Sommer dünne, im Winter dicke) zu tragen, und diese Benutzung desselben wäre allgemein zu wünschen. Bei Empfindlichern können sie von Flockseide oder Seidenhasenhaaren mit feiner Wolle gemischt bereitet werden.

Will man ein Material zur allgemeinen Hautbekleidung haben, was nicht die Unannehmlichkeiten der Wolle und doch viele ihrer Vorzüge hat, so kann die Baumwolle dazu dienen. Sie reizt und wärmt nicht so sehr als Wolle, und conservirt doch besser Hautausdünstung und Wärme als Linnen. Ich glaube daher für Personen, die sich noch gesund befinden und keinen besondern Grund zum Tragen der Wolle haben, oder gar zu reizbar in der Haut sind, wären Hemden von Baumwolle und Linnen gemischt die besten.

XII.

Gute Diät und Mäßigkeit im Essen und Trinken — Erhaltung der Zähne — Medizinisches Tischbuch.

Der Begriff der guten Diät ist etwas relativ; wir sehen, daß gerade die Menschen die ältesten wurden, die gewiß keine ausgesuchte ängstliche Diät hielten, aber die sparsam lebten, und es ist eben ein Vorzug der menschlichen Natur, daß sie alle, auch die heterogensten, Nahrungsmittel verarbeiten und sich verähnlichen kann, und nicht, wie die thierische, auf eine gewisse Classe eingeschränkt ist. Es ist ausgemacht, daß ein Mensch, der natürlich mehr im Freien und in Bewegung lebt, sehr wenige Diätregeln braucht. Unsre künstliche Diät wird erst durch unser künstliches Leben nothwendig.

So viel ist gewiß, daß es nicht sowohl auf die Qualität, aber gar sehr auf die Quantität der Nahrungsmittel ankömmt, wenn wir auf Verlängerung des Lebens sehen, und Cornaro's Beispiel gibt uns davon einen erstaunlichen Beweis, wie weit ein sonst schwächlicher Mensch dadurch seine Existenz verlängern kann.

Man kann mit Wahrheit behaupten, daß der größte Theil der Menschen viel mehr ißt, als er nöthig hat *), und schon in der Kindheit wird uns durch das gewaltsame Hinunterstopfen und Ueberfüttern der natürliche Sinn genommen, zu wissen, wenn wir satt sind.

Ich werde also hier nur solche Regeln in Absicht aufs Essen und Trinken geben, die allgemein gültig sind, und von denen ich überzeugt bin, daß sie wesentlichen Einfluß auf Verlängerung des Lebens haben.

1. Nicht das, was wir essen, sondern das, was

*) Das oben erzählte Beispiel von Cornaro gibt den besten Beweis davon, mit wie wenig Nahrung der Mensch leben und gesund seyn kann. Das neueste Beispiel gab der tapfere Vertheidiger von Gibraltar, Elliot, welcher acht Tage der Belagerung hindurch von nichts als 4 Loth Reis täglich lebte. In südlichen Gegenden, im Orient, findet man diese Beispiele häufiger, als in den nördlichen.

wir verdauen, kommt uns zu gute und gereicht uns zur Nahrung. — Folglich, wer alt werden will, der esse langsam, denn schon im Munde müssen die Speisen den ersten Grad von Verarbeitung und Verähnlichung erleiden. Dies geschieht durch das gehörige Zerkauen und die Vermischung mit Speichel, welches beides ich als ein Hauptstück des ganzen Restaurationsgeschäfts betrachte, und daher einen großen Werth zur Verlängerung des Lebens darauf lege, um so mehr, da nach meinen Untersuchungen alle sehr alt Gewordene die Gewohnheit an sich hatten, langsam zu essen.

2. Es kommt hierbei also sehr viel auf gute Zähne an, daher ich die Erhaltung der Zähne mit Recht unter die lebensverlängernden Mittel zähle. Hier einige Regeln, die gewiß, wenn sie von Anfang an gebraucht werden, die Zähne bis ins hohe Alter fest und unverdorben erhalten können:

Man verbinde immer einen gehörigen Genuß der Vegetabilien oder des Brodes mit dem Fleische, denn das Fleisch bleibt weit leichter zwischen den Zähnen hängen, fault, und greift die Zähne an. Man wird daher durchgängig finden, daß die Classen von Menschen, die wenig oder gar kein Fleisch genießen, Bauern, Landbewohner, immer die besten Zähne haben, ungeachtet sie sie fast nie putzen. Aber es kann kein beßres Zahnpulver geben, als das Kauen eines Stücks schwarzen trocknen Brodes. Es ist daher für die Zähne eine sehr heilsame Gewohnheit, nach jeder Mahlzeit ein Brodrindchen langsam zu verkauen.

Man vermeide jeden plötzlichen Uebergang der Zähne aus einer heißen in eine kalte Temperatur, und umgekehrt. Denn der Ueberzug jedes Zahns ist glas= oder emailartig, und kann bei jedem solchen schnellen Wechsel leicht einen Sprung bekommen, in den sich die verdorbenen Theile hineinsetzen, und so den ersten Grund zur Verderbniß des Innern legen. Es ist daher am besten, nie zu heiße oder zu kalte Dinge in den Mund zu nehmen, am allerwenigsten während des Genusses von etwas Heißem, z. E. der warmen Suppe, kalt zu trinken.

Man kaue keinen Zucker, und vermeide auch Zuckergebacknes, was mit viel zähen leimichten Theilen vermischt ist.

Sobald man den ersten angefreßnen Zahn bemerkt, so lasse man ihn gleich heraus nehmen, denn sonst steckt dieser die übrigen an.

Man spüle alle Morgen, insbesondere aber nach jeder Mahlzeit, die Zähne mit Wasser aus, denn dadurch werden die Ueberreste der Speisen weggenommen, die so gewöhnlich zwischen den Zähnen sitzen bleiben und den Grund zu ihrem Verderben legen. Sehr nützlich ist das Reiben, nicht sowohl der Zähne, als vielmehr des Zahnfleisches, wozu man sich einer etwas rauhen Zahnbürste bedienen kann; denn das Zahnfleisch wird dadurch fester, härter, wächst und umschließt die Zähne besser, welches ungemein zu Erhaltung derselben dient.

Man wird bei gehöriger Beobachtung dieser Regeln selten ein Zahnpulver nöthig haben. Sollten aber die Zähne (wie dies in der Natur manches Menschen liegt) geneigt seyn, immer mehr Schmutz (den sogenannten Weinstein) anzusetzen, so empfehle ich folgendes ganz unschuldiges Mittel: 1 Loth roth Sandelholz, ein halbes Loth China, werden äußerst fein gepülvert und durch ein Haarsieb gestäubt, sodann 6 Tropfen Nelken- und eben so viel Bergamottöl zugemischt, und damit die Zähne, besonders das Zahnfleisch, des Morgens abgerieben. Ist das Zahnfleisch schwammicht, blutend, scorbutisch, so setzt man noch ein halbes Quent Alaun hinzu. Auch zu Kohle gebrannte und gepülverte Brodrinde ist ein gutes und unschädliches Zahnpulver.

3. Man hüte sich ja, bei Tisch nicht zu studiren, zu lesen oder den Kopf anzustrengen. Dieser Zeitpunkt muß schlechterdings dem Magen heilig seyn. Es ist die Zeit seines Regiments, und die Seele darf nur so fern mit ins Spiel kommen, als nöthig ist, ihn zu unterstützen. So ist z. B. das Lachen eins der größten Verdauungsmittel, das ich kenne, und die Gewohnheit unsrer Vorfahren, dasselbe durch Leberreime und Lustigmacher bei Tische zu erregen, war auf sehr richtige medizinische Grundsätze gebaut. — Genug, man suche frohe und muntere Gesellschaft bei Tisch zu haben. Was in Freuden und Scherz genossen wird, das gibt gewiß auch gutes und leichtes Blut.

4. Man mache sich nie unmittelbar nach der Mahlzeit sehr starke Bewegung, denn dieses stört die Verdauung und Assimilation der Nahrungsmittel ganz

erstaunlich. Am besten Stehen oder langsames Herumgehen, oder Sitzen mit angenehmer Unterhaltung. Die beste Zeit der Bewegung ist vor Tisch, oder drei Stunden nach dem Essen.

5. Man esse nie so viel, daß man den Magen fühlt. Am besten man höre auf, ehe man noch übersättigt ist. Und immer muß die Quantität der Nahrung mit der körperlichen Arbeit im Verhältniß stehen; je weniger Arbeit, desto weniger Nahrung.

6. Man gewöhne sich an bestimmte Zeiten des Essens. Nichts ist nachtheiliger, als das beständige und unordentliche Essen den ganzen Tag über, und außer der Mahlzeit. Zur guten Verdauung gehört, daß der Magen ausdauet, das heißt, daß er von Zeit zu Zeit leer wird, damit sich nun seine Kräfte sowohl, als die zur Verdauung nöthigen Magensäfte sammeln und den gehörigen Grad von Schärfe erlangen können. Nach solchen Pausen geht der Magen mit erneuerten Kräften an sein Werk, welchen Vortheil die verlieren, die unaufhörlich kauen. Daher auch Magenschwäche, ewige Verdauungsfehler, schlechte Säfte, ja bei Kindern die Darrsucht die Folgen seyn können. Am schicklichsten scheint mir's, eine Pause von 5 bis 6 Stunden zwischen jeder Mahlzeit zu lassen.

7. Man halte sich bei der Wahl der Speisen immer mehr an die Vegetabilien. Fleischspeisen haben immer mehr Neigung zur Fäulniß, die Vegetabilien hingegen zur Säure und zur Verbesserung der Fäulniß, die unser beständiger nächster Feind ist. Ferner

34

animalische Speisen haben immer mehr Reizendes und Erhitzendes; hingegen Vegetabilien geben ein kühles, mildes Blut, vermindern die innern Bewegungen, die Leibes- und Seelenreizbarkeit, und retardiren also wirklich die Lebensconsumtion. Und endlich geben animalische Speisen viel mehr Blut und Nahrung, und erfordern also, wenn sie gut bekommen sollen, weit mehr Arbeit und körperliche Bewegung; außerdem wird man vollblütig. Sie sind also in dieser Rücksicht für Gelehrte und Leute, die viel sitzen, sehr vorsichtig zu gebrauchen; denn solche Menschen brauchen keine so starke Restauration, wenig Ersatz von gröberer Substanz, sondern nur von den feinern Nahrungssäften, die zu den Geistesbeschäftigungen dienen. Am meisten vermeide man Fleisch im Sommer und wenn Faulfieber herrschen. — Auch finden wir, daß nicht die Fleischesser, sondern die, die von Vegetabilien (Gemüse, Obst, Körner und Milch) leben, das höchste Alter erreichten. — Baco erzählt von einem 120jährigen Manne, der zeitlebens nichts anders als Milch genossen hatte. Die Bramanen essen, vermöge ihrer Religion, nie etwas anders als Vegetabilien, und erreichen meist ein hundertjähriges Alter. J. Wesley fing in der Mitte seines Lebens an, gar kein Fleisch, sondern bloß Vegetabilien zu genießen, und ward 88 Jahre alt. Wollten doch diejenigen, die bloß im Fleischgenuß Gesundheit und Stärke zu finden vermeinen, daran denken, daß die Bewohner der Schweizeralpen fast nichts als Brod, Milch und Käse genießen, und was sind es für rüstige und kraftvolle Menschen!

Nur bei Hypochondristen, und Leuten, die einen schwächlichen Körper, besonders schwache Verdauung und beständige Neigung zu Blähungen haben, leidet diese Regel eine Ausnahme; denn da muß die Nahrung mehr aus Fleisch, vorzüglich gebratenem, bestehen.

8. Man esse Abends nie viel, wenig oder gar kein Fleisch, am besten kalt, und einige Stunden vor Schlafengehen. Für Kinder, junge und vollblütige Leute habe ich nichts zuträglicher zum Abendessen gefunden, als Obst mit etwas gut ausgebacknem Brod. Im Winter besonders Aepfel, die einen vorzüglich ruhigen und leichten Schlaf geben, und bei sitzender Lebensart zugleich den Vorzug haben, den Leib gehörig zu öffnen.

9. Man versäume nicht das nöthige Trinken. Es geschieht häufig, daß man durch Unachtsamkeit auf die Erinnerungen der Natur zuletzt das Trinken ganz verlernt, und nun gar nicht mehr von der Natur erinnert wird, welches eine Hauptursache der Trockenheit, Verstopfung des Unterleibes und einer Menge von Krankheiten ist, die man so häufig bei Gelehrten und sitzenden Frauenzimmern findet. Aber man merke: Nicht unter dem Essen ist die beste Zeit zum Trinken, denn dadurch wird der Magensaft zu sehr verdünnt und die Kraft des Magens geschwächt, sondern nach Tische, etwa eine Stunde nachher.

Das beste Getränk ist Wasser, dieses gewöhnlich

so verachtete, ja von Manchen für schädlich gehaltene Getränk. — Ich trage kein Bedenken, es für ein großes Mittel zur Verlängerung des Lebens zu erklären. Man höre, was der verehrungswürdige Greis, der General-Chirurgus Theden sagt*), der sein mehr als 80jähriges Leben hauptsächlich dem täglichen Genuß von 7 bis 8 Quart (14 bis 16 Pf.) frischem Wasser zuschreibt, den er seit mehr als 40 Jahren machte. Er war zwischen dem 30sten und 40sten Jahre der ärgste Hypochondrist, bisweilen bis zur tiefsten Melancholie, litt an Herzklopfen, Unverdaulichkeiten, und glaubte, nicht noch ein halbes Jahr leben zu können. Aber von der Zeit an, daß er diese Wasserdiät anfing, verloren sich alle die Zufälle, und er war in der spätern Hälfte seines Lebens weit gesunder, als in der frühern, und völlig frei von Hypochondrie. — Aber die Hauptsache ist, es muß frisch (d. h. aus Quellen, nicht aus offnen Brunnen, frisch geschöpft und gehörig verstopft) seyn; denn jedes Brunnenwasser hat so gut, wie die mineralischen, seinen Brunnengeist (fixe Luft, kohlensaures Gas), wodurch es eben verdaulich und stärkend wird. — Reines und frisches Wasser hat folgende wesentliche Vorzüge, die uns gewiß Respekt dafür einflößen können:

Das Element des Wassers ist das größte, ja einzige Verdünnungsmittel in der Natur. — Es ist durch seine Kälte und fixe Luft ein vortreffliches

*) S. Thedens neue Bemerkungen.

Stärkungs- und Belebungsmittel für den Magen und die Nerven. — Es ist ein herrliches galle- und fäulnißtilgendes Mittel, wegen der vielen fixen Luft und der salzichten Bestandtheile, die es enthält. — Es befördert die Verdauung und alle Absonderungen des Körpers. Ohne Wasser existirt keine Excretion. — Da nach den neuern Erfahrungen Sauerstoff ein Bestandtheil des Wassers ist, so trinken wir wirklich neuen Lebensstoff, indem wir Wasser trinken. — Wer seine Kinder an das Wassertrinken gewöhnt, der verschafft ihnen einen guten Magen für ihr ganzes Leben.

Auch kann ich hier unmöglich unterlassen, wieder einmal etwas zum Besten der Suppen (der flüssigen Nahrung) zu sagen, nachdem es seit einiger Zeit Mode worden ist, ihnen nichts als Böses nachzureden.

Ein mäßiger Genuß von Suppen schadet zuverläßig nicht; es ist sonderbar, sich davon so große Erschlaffung des Magens zu träumen. Wird denn nicht alles Getränk, wenn wir's auch kalt zu uns nehmen, in wenig Minuten warme Suppe im Magen, und befindet sich denn der Magen nicht den ganzen Tag in der natürlichen Temperatur einer warmen Suppe? Nur hüte man sich, sie heiß oder in zu großer Menge auf einmal, oder zu wässericht zu genießen. Aber sie hat auch große Vortheile: Sie ersetzt das Getränk, besonders bei Gelehrten, Frauenzimmern und allen denen, welche außer Tisch wenig oder gar nicht trinken, und die, wenn sie nun auch das Suppenessen unterlassen, viel zu wenig Feuchtigkeit ins Blut bekommen; wobei noch das zu bemerken ist, daß das Flüssige, in Suppengestalt genossen, sich weit besser und schneller unsern Säften beimischt, als wenn es kalt und roh getrunken wird. Eben deswegen ist nun auch Suppe ein grosses Verhütungsmittel der Trockenheit und Rigidität des Körpers, und daher für trockne Naturen und im Alter die beste Art der Nahrung. Je älter der Mensch wird, desto mehr muß er von Suppe leben. Ja selbst die Dienste eines Arzneimittels vertritt sie. Nach Erkältungen, bei nervichtem oder Magenkopfweh, bei Koliken und manchen Arten von Magenkrämpfen ist warme Suppe das beste Mittel. Auch wird es zum Beweise des Nutzens und wenigstens der Unschädlichkeit der Suppe dienen, wenn ich sage, daß unsre Vorfahren, die gewiß stärker waren, als wir, und die Bauern, die es noch sind, viel Suppe genießen, und daß alle alte Leute, die ich kennen gelernt habe, große Freunde der Suppe waren.

Das **Bier** ist als Ersatz des Wassers zu benutzen in Gegenden, die kein gutes Wasser haben, oder für Menschen, die einen zu schwachen Magen, Neigung zur Hartleibigkeit, oder einen erschöpften nahrungslosen Körper haben. Doch muß es gut bereitet und gut gewartet seyn, d. h. einen gehörigen Antheil Malz und Hopfen haben — das erste gibt ihnen die nährenden, das zweite die magenstärkenden und verdauungsbefördernden Theile, — gehörig ausgähren, und auf Flaschen abgefüllt werden, damit es auch Geist behalte. Die Kennzeichen eines guten Bieres sind: Es ist hell, nicht trübe oder dicke, und hat oben auf keinen dicken, gelben, sondern einen leichten, weissen und dünnen Schaum.

Der Wein erfreut des Menschen Herz, aber er ist kein Nahrungsmittel, und keineswegs eine Nothwendigkeit zum langen Leben; denn diejenigen sind am ältesten geworden, die ihn nicht tranken. Ja er kann, als ein reizendes, die Lebensconsumtion beschleunigendes Mittel, das Leben sehr verkürzen, wenn er zu häufig und in zu großer Menge getrunken wird. Wenn er daher nicht schaden und ein Freund des Lebens werden soll, so muß man ihn nicht täglich, und nie im Uebermaaß trinken, je jünger man ist, desto weniger, je älter, desto mehr. Am besten, wenn man den Wein als Würze des Lebens betrachtet und benutzt, und ihn nur auf die Tage der Freude und Erholung, auf die Belebung eines freundschaftlichen Cirkels verspart.

Ich muß hier noch einiger sonderbaren Genüsse erwähnen, die nur den neuern Zeiten eigen sind, der Genuß des Rauchs und der Schnupfpulver.

Der Rauchgenuß ist einer der unbegreiflichsten. Etwas Unkörperliches, Schmutziges, Beissendes, Uebelriechendes, kann ein solcher Lebensgenuß, ja ein solches Lebensbedürfniß werden, daß es Menschen gibt, die nicht eher munter, vergnügt und lebensfroh werden, ja, die nicht eher denken und arbeiten können, als bis sie Rauch durch Mund und Nase ziehen. Ja, man erzählt von einem schwedischen Hauptmanne im siebenjährigen Kriege, der, in Ermangelung des Tabaks, Stroh in die Pfeife stopfte, und versicherte, dies sey alles einerlei, wenn er nur Rauch unter der Nase sehe, so wäre er zufrieden. — Ich will hier nichts von diesen Vorzügen weiter sagen, denn die würden sie doch nicht begreifen, die keine Tabaksraucher sind. Und unentbehrlich zum Wohlseyn und zur Glückseligkeit sind sie nicht, denn wir sehen die, die nicht rauchen, eben so heiter, eben so glücklich, eben so gesund, ja noch gesunder. Aber ich muß etwas von den Nachtheilen sagen, die diese Gewohnheit hat, besonders um der jungen Leute willen, die dieses Buch lesen, und die noch die freie Wahl haben, sie anzunehmen oder nicht. Das Tabakrauchen verdirbt die Zähne, trocknet den Körper aus, macht mager und blaß, schwächt Augen und Gedächtniß, zieht das Blut nach Kopf und Lunge, disponirt daher zu Kopfbeschwerden und Brustkrankheiten, und kann denen, die hectische Anlage haben, Bluthusten und Lungensucht zuziehen. Ueberdies gibt es ein Bedürfniß mehr, und je mehr ein Mensch Bedürfnisse hat, desto mehr wird seine Freiheit und Glückseligkeit eingeschränkt. Ich warne daher Jedermann dafür, und werde mich sehr freuen, wenn ich hierdurch etwas zur Verminderung dieser üblen Sitte (die, wie ich mit Freuden bemerke, schon sehr abnimmt) beitragen kann.

Das Schnupfen ist nicht viel besser, und in Absicht der Unreinlichkeit noch schlimmer. Ueberdies reizt es die Nerven und schwächt sie am Ende, und erzeugt Kopf- und Augenkrankheiten.

Zu allem dem kommt nun noch etwas, was die

Nachtheile des Rauchens und Schnupfens ausnehmend vermehrt, die mancherlei Zusätze und Beizen, wodurch die Tabaksfabrikanten die Käufer mehr zu reizen suchen, und die zum Theil wahre Vergiftungen des Publikums sind. Es ist mir unbegreiflich, daß die Gesundheitspolizeien, die alle Consumtibilien so genau beobachten, diese jetzt so wichtige Classe derselben nicht genauer untersuchen; denn es ist doch wohl am Ende einerlei, ob ein Mensch durch Verschlucken oder durch Rauchen und Schnupfen vergiftet wird. — Nur ein Factum zum Beispiel, was ich ganz genau weiß. In einer Tabaksfabrik war es herkömmlich, den spanischen Tabak immer mit rother Mennige zu vermischen, um ihm schönere Farbe und Gewicht zu geben. — Hier schnupften also die Käufer täglich eine Portion Bleikalk, das fürchterlichste schleichende Gift. Muß man sich dann noch wundern, wenn manche Arten Schnupftabak unheilbare Blindheiten und Nervenkrankheiten nach sich ziehen (wie mir Fälle vorgekommen sind), und ist es nicht Zeit, diese der öffentlichen Gesundheit so gefährlichen Betrügereien der Dunkelheit zu entziehen, und keinem Rauch- oder Schnupftabak den Verkauf zu erlauben, bis er chemisch untersucht und unschädlich befunden worden ist?

Ich benutze diese Gelegenheit, um meinen Lesern ein kleines medizinisches Tischbuch mitzutheilen, worin sich jeder über die Haupteigenschaften der verschiedenen Speisen und ihren nützlichen oder schädlichen Einfluß auf die Gesundheit belehren kann.

Es ist wahr, der Mensch ist bestimmt und organisirt, alles zu genießen und in sich aufzunehmen. Jedes Thier hat seinen bestimmten Cirkel der Nahrung, der Mensch nicht; er beherrscht auch hierin die ganze Natur, und es ist ein wichtiger Theil seiner Vollkommenheit; er sollte die ganze Erde bewohnen; und dazu war es nothwendig.

Aber dieses Vorrecht genießt er nur im völlig gesunden Zustande und bei einer naturgemäßen Lebensart. Der nicht ganz Gesunde, der nicht der Natur gemäß Lebende verliert es, empfindet gar sehr die leichtere oder schwerere Verdaulichkeit, die stärkere oder schwächere Reizkraft und andere Eigenschaften der verschiedenen Nahrungsmittel. Und wie wenig gibt es denn Menschen in Städten und in den höhern Ständen, in den Classen des denkenden oder sitzenden Lebens, von denen man sagen kann, sie sind völlig gesund, und leben den Gesetzen der Natur getreu! — Der Vornehme und Reiche, der bloß lebt um zu genießen, der Kopfarbeiter, der im Denken die besten Kräfte des Körpers und der Verdauung verschwendet, und die ersten Gesetze des naturgemäßen Lebens, körperliche Bewegung und Luftgenuß vernachläßigt, der ewig sitzende Handwerker — und das sind ja die Hauptclassen der Stadtbewohner — können keinen Anspruch mehr auf jenes Vorrecht machen, und für sie wird ein solcher Unterricht allerdings sehr nöthig.

Ich werde zuerst die verschiedenen Arten der Nahrungsmittel, und dann ihre Zubereitungen durchgehen.

I. Fleischnahrung.

Ihre allgemeinen Eigenschaften sind folgende:

1. Sie ist am meisten nährend, daher ist sie für Vollblütige und Fette nachtheilig, hingegen für Magere und Schwache heilsam.

2. Sie ist reizend und erhitzend, d. h. sie enthält am meisten Wärmestoff, und andere reizende Bestandtheile, vermehrt folglich den Blutumlauf, die Thätigkeit aller Organe, die Wärme; daher ist sie überhaupt Menschen von sanguinischer, cholerischer Natur, leidenschaftlichem Temperament, heißem Blut, Neigung zu Entzündungen und activen Blutflüssen, so auch im Allgemeinen bei Fiebern nicht gesund; hingegen schlaffen, kalten, reizlosen, phlegmatischen Naturen zuträglich. Weißes Fleisch erhitzt weniger als rothes.

3. Sie hat und gibt mehr Neigung zur Fäulniß als die Pflanzenkost. Wenn man bloß Fleisch genießt, so kann man nach einigen Tagen alle Zufälle eines Faulfiebers haben. Daher muß immer der Genuß des Fleisches mit der Pflanzenkost vermischt und temperirt werden; daher ist es kein Vorurtheil, sondern eine sehr heilsame und nothwendige Sitte, Brod dazu zu essen, eben so der Mitgenuß von Zugemüse, Obst und Wein. — Deswegen muß man besonders bei scorbutischen Anlagen des Körpers, während der Hitze des Sommers, bei herr-

35 *

schenden Faulfiebern, das Uebermaaß im Fleischgenuß vermeiden. Selbst bei der Pest hat man bemerkt, daß die Fleischesser immer gefährlicher krank sind, als die von Vegetabilien, insonderheit von Früchten Lebenden.

4. Sie ist leichtverdaulicher, wenigstens leichter in Blut zu verwandeln, als die Pflanzenkost, daher für Schwache, Alte, und besonders an schwachem Magen Leidende zuträglicher.

5. Sie erzeugt mehr und schärfere Galle als Pflanzenkost, daher ist sie gallichten und zu Gallenkrankheiten geneigten Menschen weniger zuträglich. Im Ganzen kann man sagen, Leuten von bräunlichem Teint und schwarzen Haaren bekommt Pflanzenkost, von blondem Teint hingegen bekommt Fleischkost besser.

6. Sie erzeugt wenig oder gar keine Luft, d. h. sie bläbet nicht, und ist daher allen, die daran leiden, zu empfehlen.

7. Sie widersteht der Säure im Magen und Darmkanal, und ist daher für die, die daran leiden, die beste Nahrung.

Einige besondere Bemerkungen und Bestimmungen sind noch folgende. Fettes Fleisch macht eine Ausnahme in Absicht der Verdaulichkeit. Es gehört ein sehr starker Magen dazu, um Fett zu verdauen; ein schwacher bekommt davon Unverdaulichkeit und Verschleimung; daher thut ein solcher am besten, es ganz zu meiden, und immer ist es dabei nöthig, Salz oder Gewürze oder Wein dabei zu genießen und es recht langsam zu kauen. — Fleisch von pflanzenfressenden Thieren gibt gesundere Säfte als das von fleischfressenden. Auch genießen wir nur zwei fleischfressende Thiere, Schweine und Enten. — Fleisch von kleinen Thieren ist leichtverdaulicher als das von größern. — Fleisch von jungen Thieren ist leichtverdaulicher, aber weniger nährend und reizend als das von ältern; doch gar zu junges Fleisch kann dadurch unverdaulich werden, daß es gar zu fade und reizlos ist, z. E. ungeborne Thiere, neugeborne Kälber, Spanferkel. — Fleisch von Thieren, die vor ihrem Tode Freiheit genossen haben, ist gesunder als das von eingesperrten. — Fleisch, was noch voll von Blut ist, ist unverdaulicher, erhitzender und mehr zur Fäulniß geneigt als blutleeres. Deswegen ist das Fleisch der Thiere, welche durch Blutverlust getödtet sind, gesunder, als das durch Erstickung oder Erschlagung getödteter, und das Mosaische Gesetz des Schächens, besonders fürs heiße Clima, sehr weise. — Wildes Fleisch ist nahrhafter und reizender, aber zäher und schwerverdaulicher als zahmes; daher ist es erschöpften und phlegmatischen Menschen heilsam, vollblütigen und cholerischen aber nicht; daher thut man wohl, es etwas liegen zu lassen, damit es mürber werde, nur nicht zu lange, daß es nicht schon der Fäulniß zu nahe sey. Junges Wildpret ist unstreitig die gesundeste Fleischspeise. — Vor dem Tode gehetzte Thiere gehen schnell in Fäulniß über, und sollten gar nicht gegessen werden.

Nun die besonderen Arten des Fleisches.

Warmblütige Thiere.

Rindfleisch ist das nahrhafteste, kräftigste und reizendste von allen, doch, wenn es nicht jung und mürbe ist, etwas schwer verdaulich; es verlangt daher Bewegung und guten Magen, und ist Leuten, die viel sitzen, und vieles und dickes Blut haben, nicht zuträglich.

Kalbfleisch ist weniger reizend, weniger nahrhaft und erhitzend, auch leicht verdaulich, ausgenommen für solche Magen, die erschlafft und überreizt starke Reize nöthig haben, und zur Verschleimung geneigt sind. Es ist daher für sanguinische, cholerische, viel sitzende, vollblütige Menschen, für Kinder und junge Leute, bei fieberhafter Anlage, zum Anfange der Wiederherstellung nach hitzigen Krankheiten gesunder als Rindfleisch.

Hammelfleisch ist schwerer zu verdauen, als beide vorhergehende.

Schweinefleisch ist das schwerverdaulichste von allen, und erzeugt leicht schleimichte und unreine Säfte, wovon der Grund in seiner reizenden und fetten Beschaffenheit und in der trägen und unreinlichen Natur des ganzen Thieres zu suchen ist. — Es ist daher denen besonders nachtheilig, die viel sitzen, die an Schleim, Schärfen, Ausschlägen und Geschwüren leiden, denn es hindert die freie Ausdünstung. Menschen, die starke Bewegung haben, ist es nützlich, denn die bedürfen nachhaltender Nahrungsmittel.

Wildes Schweinefleisch, wenn es jung ist, ist gesunder.

Hasen- und Rehfleisch, wenn es jung ist, ist leichtverdaulich, nahrhaft und reizend; nur darf es nicht zu sehr mit Speck durchzogen werden, welches ihm die Verdaulichkeit nimmt.

Das Fleisch der Vögel ist im Ganzen verdaulich und gesund, wenn es nicht zäh oder alt ist. Die, welche viel fliegen und in der Luft leben, sind gesunder, als die, welche gehen oder viel im Wasser und Sumpf leben; die, welche Fleisch fressen, sind ungesunder als die, welche von Pflanzen leben.

Junge Hühner sind die leichtverdaulichste, am wenigsten erhitzende Fleischnahrung; daher für Kinder und junge Leute, und zur ersten Nahrung nach Fiebern am zuträglichsten.

Gänsefleisch ist schwerverdaulich und ungesund, und steht in seinem diätetischen Werth gleich nach dem Schweinefleisch.

Einige Produkte des Thierreichs.

Eier, unstreitig die concentrirteste Nahrung, die in der Natur existirt. Sie werden ganz in Blut verwandelt, und ein Ei gibt sicher eben so viel Nahrungssaft, als 1/5 Pfund gewöhnliches, mageres, ausgekochtes Fleisch. Aber dazu gehört eine Bedingung: sie müssen entweder frisch oder nur weichgesotten seyn. Sind sie hart, so ist es ganz das Gegentheil; sie werden schwerverdaulich und verstopfend, und weil das hartgesottene Eiweiß nicht aufgelöset werden kann, viel weniger nahrhaft. Noch schwerer zu verdauen werden sie, wenn sie in brauner Butter hartgesotten sind. — Sehr vorsichtig sey man mit faulen Eiern; ein faules Ei kann die schlimmsten Indigestionen, ja Faulfieber erregen.

Milch, ein treffliches Nahrungsmittel, sehr nahrhaft, daher Schwachen und Abgezehrten heilsam, leichtverdaulich, und in Absicht seiner Natur und Reizkraft die Mitte zwischen Fleisch und Pflanzenkost haltend, milde und kühl, daher für Kinder und junge Leute so gesund; nur hat sie die Neigung zum Sauerwerden, und bekommt daher den Hypochondristen und zur Magensäure Geneigten nicht, auch nicht, wenn sie in zusammengesetzten Formen oder mit vielerlei andern Dingen zugleich genossen wird. Die Regel beim Genuß der Milch ist: So einfach, wie möglich, und viel Bewegung im Freien dabei.

Käse, ein schwerverdauliches, verdorbenes, halb faules Nahrungsmittel, oder vielmehr kein Nahrungs-, sondern ein Reizmittel, und so sollte es auch benutzt werden, als Würze und Zusatz zu andern Nahrungsmitteln. — Wer Käse oft in Menge genießt, der erzeugt sich Unverdaulichkeit, Verschleimung, Verstopfung, verdorbene scharfe Säfte, Haut- und Nierenkrankheiten, — er müßte denn als Hirte auf den Alpen leben, wo die Lebensart und reine Luft alles gut macht. — Am schädlichsten ist er, wenn er alt ist; es können davon alle Zufälle einer Vergiftung entstehen.

Butter ist die mildeste und leichtverdaulichste unter allen Fettarten, und kann ein gutes Nahrungsmittel abgeben. Dazu gehört aber, daß sie frisch sey, und nicht in zu großem Uebermaaß genossen werde. — Alte und braungeröstete Butter thut gerade das Gegentheil, ist schwerverdaulich, scharf und reizend.

Kaltblütige Thiere.

Fische und Schaalthiere.

Sie sind im Allgemeinen weniger reizend, und mehr zum Uebergang in Schleim und Corruption geneigt, und die Fische wenigstens nicht so nahrhaft als die warmblütigen Thiere. Sie erzeugen daher leichter Unverdaulichkeit, Verschleimungen, Würmer und kalte Fieber, und geben nie eine recht kräftige und stärkende Nahrung. Am meisten müssen sich also solche vor ihrem Genuß hüten, die zu Schleim und Unverdaulichkeiten und zu Wechselfiebern geneigt sind, oder kaltes reizloses Blut haben. — Auch gründet sich darauf die Regel, sich nie bloß in Fisch satt zu essen, sie so frisch als möglich zu genießen (denn sie gehen äußerst schnell in Fäulniß über), und immer Salz, Gewürze, oder Wein damit zu verbinden. — Ein sehr richtiger Maaßstab zur Beurtheilung ihrer Verdaulichkeit und Gesundheit ist ihre mehrere oder wenigere Zerreiblichkeit (Friabilität) und der Ort ihres Aufenthalts. Je leichter ein Fisch sich zerreiben oder bröckeln läßt, desto leichtverdaulicher, je mehr er aber fett oder talgartig ist, desto schwerverdaulicher ist er; daher entsteht folgende diätetische Rangordnung: Am gesundesten sind Forellen, Schmerlinge, Sander, junge Hechte, dann Ba=

sen, Maränen, Bleyen, dann Karpfen, Karauschen, Lachs, am schwerverdaulichsten Aal. — Fische, die in reinen, schnellen, über Sand und Kiesel fließenden Bächen leben, sind die gesundesten; die im stehenden Wasser lebenden, ungesund. Seefische sind reizender und nahrhafter als Fische aus süßem Wasser.

Schaalthiere sind viel reizender und nahrhafter als Fische. Ihre Verdaulichkeit richtet sich nach ihrer größern oder geringern Härte und Zähigkeit. Austern, wenn sie frisch sind, sind am leichtverdaulichsten, Muscheln und Krebse schwerverdaulich.

II. Pflanzenkost.

Sie hat im Allgemeinen folgende Eigenschaften:

1. Sie nährt weniger stark als die Fleischnahrung; daher ist sie starken vollblütigen Menschen angemessen.

2. Sie reizt weniger, und gibt ein kühleres, weniger reizendes Blut; daher ist sie den heißen Climaten, dem Sommer, und den cholerischen, sanguinischen, leidenschaftlichen, zu Erhitzungen und Entzündungen geneigten Menschen angemessen, aber phlegmatischen, kaltblütigen, schlaffen, an schwacher Verdauung leidenden Naturen nicht.

3. Sie ist weniger zur Fäulniß geneigt als die Fleischkost; daher bei scorbutischer Anlage zuträglicher als jene.

4. Sie erzeugt mehr Blähungen und Säure als jene; daher sie für Hypochondristen und zur Säure Geneigte weniger tauglich ist.

Sie läßt sich in diätetischer Hinsicht am besten in drei Classen theilen: mehlichte, saftige, gewürzhafte.

Mehlichte Vegetabilien.

Dahin gehören die Körner und Saamen, Reis, Weizen, Roggen, Spelz, Gerste, Hafer, die Hülsenfrüchte, Erbsen, Linsen, Bohnen, und einige Wurzeln, Kartoffeln, Saleb.

Sie sind im Ganzen die nahrhaftesten, am meisten die Körner, aber im rohen Zustand schwerverdaulich und blähend. Daher kommt alles auf ihre Form und Zubereitung an, wovon ich hier etwas sagen muß.

Das eigentlich Nährende, sowohl von Pflanzen als Thieren, ist die Gallerte. Je mehr ein Körper davon enthält, desto nahrhafter ist er. — In dem rohen Mehl ist aber dieser nahrhafte Theil so genau mit schleimichten und gröbern Theilen verbunden, daß die Verdauungswerkzeuge nur mit Mühe und unvollkommen ihn abscheiden können, und zugleich viel Luft entwickelt wird. — Um dies zu verbessern, dient die Gährung (durch Zusätze von Sauerteig, Hefen, Zucker, Branntewein rc.) und das Backen. Durch diese Operation wird der Nahrungsstoff mehr entwickelt, von den schleimichten und gröbern Theilen getrennt, die darin enthaltene Luft wird verjagt, und die ganze Nahrung wird dadurch verdaulicher und weniger blähend.

Rohe Mehlspeisen (Mehlbrei, Klöße, Nudeln, Maccaroni) sind demnach zwar sehr nahrhaft, aber schwerverdaulich und blähend, und erzeugen leicht Verschleimung, Säure, Verstopfuugen. — Daher verlangen sie durchaus starke Verdauungskräfte und starke Bewegung, und passen nicht für Kinder, sitzende Gelehrte und Hypochondristen.

Brod ist mit Recht das allgemeinste Nahrungsmittel, denn es ist nahrhaft und leichtverdaulich. Man unterscheidet das schwarze (Roggenbrod) und weiße (Weizenbrod). Das erstere ist kräftiger, aber schwerer zu verdauen, und mehr zur Säure geneigt; daher fordert es stärkere Bewegung und bessere Verdauungskraft. — Je frischer das Gebackene, desto schwerverdaulicher und blähender ist es; noch warm vom Backen genossen, kann es sehr nachtheilige, ja gefährliche Folgen haben: Magendrücken, Magenkrämpfe, Auftreibung, Verstopfung, Fieber. — Je mehr das Gebackene teigartig und zähe ist, desto schwerverdaulicher ist es.

Die Gewohnheit, zu andern, besonders zu den Fleischspeisen Brod zu essen, ist gut und löblich; denn dadurch wird einmal das erste Gesetz einer gesunden Diät, immer animalische und vegetabilische Nahrung zu verbinden, erfüllt, ferner Sättigung ohne zu starke Nahrung bewirkt, und endlich für die Reinigung der Zähne gesorgt.

Kuchen heißt jedes Gebackene, was mit Fett oder Hefen vermischt ist, und ist immer schwerverdaulich. Am gesundesten sind die, welche trocken und leicht zerreiblich sind.

Kartoffeln sind zwar nahrhaft, geben aber nie ein so kräftiges elastisches Fleisch, als die Körner;

daher sie nie einziges und allgemeines Nahrungsmittel werden sollten, und es gewiß für die intensive Kraft der Menschen und Thiere sehr nachtheilig wäre, wenn sie Brod und Körner verdrängten. Ferner enthalten sie viel viscide schleimichte Theile, und sind daher schwerverdaulich, blähen, verlangen viel Bewegung, und passen nicht für Kinder und viel sitzende Menschen. — Die mehlichten zerreiblichen sind gesunder als die seifichten; die mit Brühe als Zukost gekochten verdaulicher, als die mit Fett bereiteten.

Kastanien sind schwerverdaulich und verstopfend.

Hülsenfrüchte nähren stark, sind aber schwerverdaulich und sehr blähend, und daher nur bei starker Bewegung heilsam. Menschen, die an Verstopfung, Blähungen, Hypochondrie leiden, müssen sie meiden. Durchgeschlagen sind sie verdaulicher und weniger blähend, als mit den Hülsen genossen.

Saftige Vegetabilien.

Gemüse und Obst.

Sie nähren und reizen wenig, befördern die Ausleerungen, geben ein flüssiges, wässeriges, kühles Blut, und mäßigen die Lebensthätigkeit, den Blutumlauf, die Leidenschaften. Für cholerische, schwarzgallige, dickblütige, mit Verstopfungen geplagte Menschen sind sie die beste Nahrung. — Die Kohlrüben blähen am meisten; Endivien, Kerbel, Spinat, Sauerampfer, Karotten, Scorzenerwurzeln, Zuckerwurzeln am wenigsten. — Vom Obst sind Trauben, Zwetschgen, Aepfel die gesundesten Arten.

Scharfe und gewürzhafte Vegetabilien.

Dahin gehören alle, die entweder ein ätherisches Oel, ein Aroma, enthalten (Kümmel, Anis, Thymian, Petersilie, Majoran, Pfeffer, Ingwer, Nelken, Zimmt), oder die ein flüchtiges alcalisches Prinzip enthalten (Senf, Meerrettig, Zwiebeln, Knoblauch u. s. w.).

Sie sind kein Nahrungs-, sondern Reizmittel. Sie reizen Magen und Gedärme, und dienen also zur Beförderung der Verdauung als Zusatz bei schwerverdaulichen oder unschmackhaften Nahrungsmitteln und schwacher Verdauung; aber im Uebermaaß erzeugen sie Vollblütigkeit des Unterleibes und Hämorrhoidalbeschwerden. — Sie reizen und erhitzen den ganzen Körper, und dienen daher bei reizlosen, kalten, phlegmatischen Naturen; aber schaden vollblütigen und zu Entzündung geneigten Menschen. — Ihr leider jetzt so gewöhnlicher Mißbrauch trocknet den Körper aus, schwächt durch Ueberreizung, stumpft die Empfindlichkeit ab, und gebiert das Bedürfniß immer stärkerer Reize. — Die einheimischen sind milder und gesunder als die ausländischen. — Zwiebeln und Meerrettig haben noch außerdem blähende Eigenschaften, und können Hypochondristen zur Verzweiflung bringen.

Zubereitung der Speisen.

Der Genuß der rohen Fleisch- und Pflanzenkost (das Obst ausgenommen), paßt nur für Thiere und rohe unkultivirte Menschen, die noch den Karakter der Thiere haben. Je verfeinerter der Mensch wird, desto mehr tritt auch die Nothwendigkeit einer gewissen Vorbereitung der Speisen zur Verdauung ein. Denn alle rohen Speisen sind schwerverdaulicher, und überdies macht der Genuß des rohen Fleisches thierischer, grausamer, blutgieriger; daher auch alle ersten Gesetzgeber die Kultur der Völker damit anfingen, den Genuß des rohen blutigen Fleisches zu verbieten.

Die gewöhnlichsten Zubereitungen sind: Kochen, Braten, Backen, Einsalzen und Räuchern.

Das Kochen erweicht die Nahrungsmittel, löset die auflösbaren Bestandtheile auf, und theilet sie dem Wasser mit. Ein lange fortgesetztes Kochen des Fleisches macht daher, daß das Fleisch zuletzt nur noch ein saft- und kraftloses Skelet wird, und die eigentliche Kraft in der Brühe steckt. — Deswegen reizt es auch weniger, und schwache Magen vertragen es nicht.

Das Braten und Backen ist daher für Fleisch eine weit bessere Zubereitungsart. Hier bildet sich auf der Oberfläche eine Kruste, so daß die innern Theile nicht verfliegen können, durch die Hitze wird es mürbe und auflösbar, ohne etwas vom Nahrungssaft zu verlieren. Gut gebratenes Fleisch ist daher in der Regel nahrhafter, stärkender und verdaulicher als gekochtes. — Doch unterscheide man altes trocknes Fleisch vom jungen und weichen; erstes, z. B. trocknes Rindfleisch, ist besser gekocht; letztes, z. B. junges Kalbfleisch, besser gebraten.

Das Einsalzen und Räuchern geschieht zur

Conservation der Speisen, und macht sie trockner, schwerverdaulicher, schärfer und reizender. Solche Speisen sind daher nicht zur gewöhnlichen Nahrung, sondern zuweilen als Reizmittel des Magens zu empfehlen.

Hieher gehören auch die Zusätze zu den Nahrungsmitteln. Sie sind: Würze und Fett.

Würzen werden den Speisen zugesetzt, um Gaumen und Magen mehr zu reizen, und also mehr essen und besser verdauen zu können. Sie sind daher um so nöthiger, je mehr eine Speise fade, unschmackhaft, fett oder hart ist, und je mehr der Magen an Schwäche leidet; unnöthig bei kräftigen und reizenden Speisen und gutem Magen. — Die allgemeinste Würze ist das Kochsalz; es ist der organischen Natur zu diesem Endzweck völlig angemessen, denn selbst der Magensaft enthält Kochsalz. Nur hüte man sich vor dem Uebermaaß, denn sonst entsteht Durst und zu vieles Trinken, Schärfe der Säfte, scorbutische Disposition, und Verdauungsschwäche durch Ueberreizung. — Von den Gewürzen ist oben schon bei der Pflanzenkost das Nöthige gesagt worden.

Fett kann zwar in Nahrungssaft verwandelt werden, aber mit Mühe. Es mag daher des Geschmacks wegen und um die Trockenheit der Speisen zu mindern, beigemischt werden, aber nur mäßig. Denn das Uebermaaß kann die gesundesten Speisen schwerverdaulich machen, am meisten, wenn es gebraten ist.

Auch die Gefäße der Zubereitung und Aufbewahrung sind keineswegs gleichgültig. Sie dürfen von keinem Metall, Eisen ausgenommen, und auch nicht irden mit schlechter Glasur seyn. Die besten sind die von Fayence oder Gesundheitsgeschirre, aber mit recht fester, völlig verglaseter, oder ohne Blei bereiteter Glasur.

XIII.

Ruhe der Seele — Zufriedenheit — Lebensverlängernde Seelenstimmungen und Beschäftigungen — Wahrheit des Karakters.

Seelenruhe, Heiterkeit und Zufriedenheit sind die Grundlagen alles Glücks, aller Gesundheit und des langen Lebens! Freilich wird man sagen: dies sind keine Mittel, welche wir uns selbst geben können, sie hängen von äußern Umständen ab. — Aber mir scheint dies gar nicht so; denn sonst müßten ja die Großen und Reichen die Zufriedensten und Glücklichsten, und die Armen die Unglücklichsten seyn, wovon doch die Erfahrung das Gegentheil zeigt; es existirt zuverläßig weit mehr Zufriedenheit in der Dürftigkeit, als in der reichen und begüterten Classe.

Es gibt also Quellen der Zufriedenheit und Glückseligkeit, die in uns selbst liegen, und die wir sorgfältig aufsuchen und benutzen müssen. Man erlaube mir, einige solcher Hülfsmittel hier anzugeben, die mir eine ganz einfache Lebensphilosophie empfohlen hat, und die ich bloß als Diätregeln, als den guten

Rath eines Arztes zur Verlängerung des Lebens, anzunehmen bitte.

1. Vor allen Dingen bekämpfe man seine Leidenschaften. Ein Mensch, der durch Leidenschaften immer hin und her getrieben wird, befindet sich immer in einem Extrem, in einem exaltirten Zustand, und kann nie zu der ruhigen Stimmung gelangen, die zur Erhaltung des Lebens so nöthig ist. Er vermehrt dadurch seine innere Lebensconsumtion fürchterlich, und er wird bald aufgerieben seyn.

2. Man gewöhne sich, dies Leben nicht als Zweck, sondern als Mittel zu immer höherer Vervollkommnung, und unsere Existenz und Schicksale immer als einer höhern Macht und größern Zwecken untergeordnet, zu betrachten, und man halte diesen Gesichtspunkt — den die Alten Vertrauen auf die Vorsehung nannten — in allen Zufällen und Lagen unerschütterlich fest. Man wird dadurch immer den besten Schlüssel haben, sich aus dem Labyrinth des Lebens herauszufinden, und die größte Schutzwehr gegen alle Angriffe auf unsre Seelenruhe.

3. Man lebe, aber im rechten Sinne, immer nur für den Tag, d. h. man benutze jeden Tag so, als wenn er der einzige wäre, ohne sich um den morgenden Tag zu bekümmern. Unglückliche Menschen, die ihr immer nur an das Folgende, Mögliche denkt, und über den Planen und Projekten des Künftigen die Gegenwart verliert! Die Gegenwart ist ja die Mutter der Zukunft, und wer jeden Tag, jede Stunde ganz und vollkommen, seiner Bestimmung

gemäß, benutzt, der kann sich jeden Abend mit dem unaussprechlich beruhigenden Gefühl niederlegen, daß er nicht allein diesen Tag wirklich gelebt und seinen Standpunkt ausgefüllt, sondern auch sicher die beste Zukunft gegründet habe.

4. Man suche sich über alles so richtige Begriffe als möglich zu verschaffen, und man wird finden, daß die meisten Uebel in der Welt nur durch Mißverstand, falsches Interesse, oder Uebereilung entstehen, und daß es nicht sowohl darauf ankommt, was uns geschieht, sondern wie wir's nehmen. Wer diesen Glücksfond in sich hat, der ist von äußern Umständen unabhängig. Wie schön sagt hievon Weishaupt: „Es bleibt also immer wahr, daß die Weisheit allein die Quelle des Vergnügens, die Thorheit die Quelle des Mißvergnügens ist. Es bleibt wahr, daß außer der gänzlichen Ergebung in den Willen der Vorsicht, außer der Ueberzeugung, daß alles zu unserm Besten geordnet sey, außer der Zufriedenheit mit der Welt und der Stelle, die man darin hat, Alles Thorheit sey, welche zum Mißvergnügen führt *).“

5. Man stärke und befestige sich immer mehr im Glauben und Vertrauen auf die Menschheit, und in allen den schönen daraus sprossenden Tugenden, Wohlwollen, Menschenliebe, Freundschaft, Humanität. Man halte jeden Menschen für gut, bis man durch unwidersprechliche Beweise vom Gegentheil

*) S. Apologie des Mißvergnügens.

überzeugt ist, und auch dann müssen wir ihn nur als einen Irrenden betrachten, der mehr unser Mitleid, als unsern Haß verdient. Er würde ebenfalls gut seyn, wenn ihn nicht Mißverstand, Mangel an Erkenntniß oder falsches Interesse verführte. Wehe dem Menschen, dessen Lebensphilosophie darin besteht, Niemand zu trauen! Sein Leben ist ein ewiger Off- und Defensivkrieg, und um seine Zufriedenheit und Heiterkeit ist es geschehen. Je mehr man Allen um sich herum wohl will, je mehr man Andere glücklich macht, desto glücklicher wird man selbst.

6. Zur Zufriedenheit und Seelenruhe ist ein unentbehrliches Erforderniß: Hoffnung. Wer hoffen kann, der verlängert seine Existenz nicht bloß idealisch, sondern wirklich physisch, durch die Ruhe und Gleichmüthigkeit, welche sie gewährt. — Aber nicht bloß Hoffnung innerhalb der engen Grenzen unsrer jetzigen Existenz, sondern Hoffnung übers Grab hinaus! Nach meiner Ueberzeugung ist der Glaube an Unsterblichkeit das Einzige, was uns dies Leben werth, und die Beschwerden desselben erträglich und leicht machen kann. — Hoffnung und Glaube, ihr großen göttlichen Tugenden! Wer vermag ohne euch ein Leben zu durchwandeln, das voll von Trug und Täuschung ist, dessen Anfang sowohl als Ende dicke Finsterniß umhüllt, und wo die Gegenwart selbst nur ein Augenblick ist, der kaum der Zukunft entrann, als ihn auch schon die Vergangenheit verschlingt. Ihr seyd die einzigen Stützen des Wankenden, die größte Erquickung des müden Wande-

rers: wer euch auch nicht als höhere Tugenden verehrt, der muß euch doch als unentbehrliche Bedürfnisse dieses Erdenlebens umfassen, und aus Liebe zu sich selbst in euch stark zu werden suchen, wenn er's nicht aus Liebe zum Unsichtbaren thut. — In dieser Absicht kann man sagen, daß selbst die Religion, in so fern sie jene moralischen Tugenden an höhere göttliche Wahrheit knüpft, und dadurch Zeit und Ewigkeit vereinigt, ein Mittel zur Verlängerung des Lebens werden kann. Je mehr sie Bekämpfung der Leidenschaften, Selbstverläugnung und innere Seelenruhe geben und jene stärkenden Wahrheiten lebendig machen kann, desto mehr ist sie lebensverlängernd.

Auch Freude ist eine der größten Lebenspanaceen. Man glaube doch nicht, daß immer ganz ausgesuchte Gelegenheiten und Glücksfälle dazu nöthig wären, sie zu erwecken; durch die eben geschilderte Seelenstimmung macht man sich dafür empfänglich, und dem wird es an Gelegenheit sich zu freuen nie fehlen, der jenen Sinn hat; das Leben selbst ist ihm Freude. Doch versäume man nicht, jede Gelegenheit zur Freude aufzusuchen und zu benutzen, die rein und nicht zu heftig ist. Keine gesundere und lebensverlängernde Freude gibt es wohl, als die, die wir im häuslichen Glück, im Umgang froher und guter Menschen, und im Genuß der schönen Natur finden. Ein Tag auf dem Lande, in heiterer Luft, in einem heitern Freundescirkel zugebracht, ist zuverläßig ein positiveres Lebensverläugerungsmittel, als alle Lebensdelirire in der Welt. — Hier darf auch der körperliche Ausbruch der Freude, das Lachen, nicht unerwähnt bleiben. Es ist die gesundeste aller Leibesbewegungen (denn es erschüttert Seele und Körper zugleich), befördert Verdauung, Blutumlauf, Ausdünstung, und ermuntert die Lebenskraft in allen Organen.

Aber auch höhere Geistesbeschäftigungen und Unterhaltungen verdienen hier ihren Platz, vorausgesetzt, daß man die Vorsichtsregeln dabei beobachtet, die ich oben bei der Warnung vor ihrem Mißbrauch gegeben habe. Es sind dies höhere Genüsse und Freuden, dem Menschen allein eigen, und eine seiner würdige Quelle der Lebensrestauration. Ich rechne dahin vorzüglich angenehme und den Geist füllende Lectüre, das Studium interessanter Wissenschaften, die Betrachtung und Erforschung der Natur und ihrer Geheimnisse, die Entdeckung neuer Wahrheiten durch Ideencombination, geistreiche Gespräche u. dgl.

Endlich die Wahrheit des Karakters. — Wir wissen, wie äußerst nachtheilig für die Länge des Lebens jenes Metier ist, welches dem Menschen zum Beruf macht, täglich einige Stunden in einem sich nicht ähnlichen, angenommenen Zustand zu existiren — das Metier der Schauspieler.

Wie muß es nun wohl denen Menschen gehen, die dieses Metier beständig treiben, die beständig die oder jene angenommene Rolle auf dem großen Theater der Welt spielen, die nie das sind, was sie scheinen? Genug, die Menschen, welche nicht wahr sind, immer in der Verstellung, im Zwang, in der Lüge leben. Man findet sie vorzüglich unter den überverfeinerten und überkultivirten Menschenarten. Ich kenne keinen unnatürlichern Zustand.

Schlimm genug ist es schon, ein Kleid tragen zu müssen, was nicht für uns gemacht ist, was an allen Orten preßt und drückt, und uns jede Bewegung erschwert; aber was ist dies gegen das Tragen eines fremden Karakters, gegen einen solchen moralischen Zwang, wo Worte, Betragen, Aeußerungen und Handlungen in beständigem Widerspruch mit unserm innern Gefühl und Willen stehen, wo wir unsre stärksten natürlichsten Triebe unterdrücken und fremde heucheln, und wo wir jeden Nerven, jede Faser beständig in Spannung erhalten müssen, um die Lüge, denn das ist hier unsre ganze Existenz, vollständig zu machen. — Ein solcher unwahrer Zustand ist nichts anders, als ein beständiger krampfichter Zustand, und die Folge zeigt es. Eine anhaltende innere Unruhe, Aengstlichkeit, unordentliche Circulation und Verdauung, ewige Widersprüche auch im Physischen, so gut wie im Moralischen, sind die unausbleiblichen Wirkungen. Und am Ende kommen diese unglücklichen Menschen dahin, daß sie diesen unnatürlichen Zustand nicht einmal wieder ablegen können, sondern daß er ihnen zur andern Natur wird. Sie verlieren sich endlich selbst, und können sich nicht wieder finden. Genug, dieser unwahre Zustand unterhält zuletzt ein beständiges schleichendes

Nervenfieber — innerlicher Reiz und äußerer Krampf sind die beiden Bestandtheile desselben — und so führt er zur Destruction und zum Grabe, dem einzigen Orte, wo diese Unglücklichen hoffen können, die Maske los zu werden.

XIV.

Angenehme und mäßig genoßne Sinnes- und Gefühlsreize.

Sie wirken auf doppelte Art zur Verlängerung des Lebens; einmal, indem sie unmittelbar auf die Lebenskraft einwirken, sie erwecken, erhöhen, verstärken, und dann, indem sie die Wirksamkeit des ganzen Organismus vermehren, und so die wichtigsten Organe der Restauration, die Verdauungs-, Circulations- und Absonderungswerkzeuge in regere Thätigkeit setzen. Es ist daher eine gewisse Kultur und Verfeinerung unsrer Sinnlichkeit heilsam und nöthig, weil sie uns für diese Genüsse empfänglicher macht; nur darf sie nicht zu weit getrieben werden, weil sonst kränkliche Empfindlichkeit daraus entsteht. Auch muß bei der Sinnesreizung selbst sehr darauf gesehen werden, daß sie ein gewisses Maaß nicht übersteige, denn die nämlichen Genüsse, die, in mäßigem Grade angewendet, restauriren, können, stärker gebraucht, auch consumiren und erschöpfen.

Alle angenehme Reize, die durch Gesicht, Gehör, Geruch, Geschmack und Gefühl auf uns wirken können, gehören hieher, und also die Freuden der

Musik, Malerei und andrer bildenden Künste, auch der Dichtkunst und der Phantasie, indem sie diese Genüsse erhöhen und wieder erneuern kann. Vor allen aber scheint mir in gegenwärtiger Rücksicht die Musik den Vorzug zu verdienen, denn durch keinen Sinneseindruck kann so schnell und so unmittelbar auf Stimmung, Ermunterung und Regulirung der Lebensoperation gewirkt werden, als dadurch. Unwillkührlich nimmt unser ganzes Wesen den Ton und Takt an, den die Musik angibt; der Puls wird lebhafter oder ruhiger, die Leidenschaft geweckt oder besänftigt, je nachdem es diese Seelensprache haben will, die ohne Worte, bloß durch die Macht des Tons und der Harmonie, unmittelbar auf unser Innerstes selbst wirkt, und dadurch oft unwiderstehlicher hinreißt, als alle Beredsamkeit. Es wäre zu wünschen, daß man einen solchen zweckmäßigen, den Umständen angemessenen Gebrauch der Musik mehr studirte und in Ausübung brächte.

XV.

Verhütung und vernünftige Behandlung der Krankheiten — Erkenntniß des schwächsten Theils und der verschiedenen Krankheitsanlagen und Behandlung derselben — gehöriger Gebrauch der Medizin und des Arztes — Haus- und Reiseapotheke.

Krankheiten gehören, wie oben gezeigt worden, größtentheils zu den lebensverkürzenden Ursachen, und können selbst den Lebensfaden plötzlich abreissen. Die Medizin beschäftigt sich mit Verhütung und Heilung derselben, und in so fern ist allerdings die Medizin als ein Hülfsmittel zur Verlängerung des Lebens zu betrachten und zu benutzen.

Aber nur gar zu gewöhnlich wird hier gefehlt. Bald glaubt man, diese wohlthätige Kunst nicht genug benutzen zu können, und medizinirt zu viel; bald scheut man sie zu sehr, als etwas Unnatürliches, und medizinirt zu wenig; bald hat man irrige Begriffe von Arzt und Arznei, und benutzt beide auf die unrechte Weise. Dazu sind nun in neuern Zeiten eine Menge Populärschriften gekommen, welche einen Haufen unverdauter medizinischer Begriffe und Notizen im Publikum verbreitet, und dadurch noch mehr Mißbrauch der Medizin und großen Schaden für die allgemeine Gesundheit verursacht haben.

Wir können nicht alle Aerzte seyn. Die Arzneikunde ist eine so weitläuftige und schwere Wissenschaft, daß sie durchaus ein tiefes und anhaltendes Studium, ja eine ganz eigne Ausbildung der Sinn- und der höhern Seelenkräfte erfordert. Einzelne Kurregeln und Mittel wissen, heißt noch nicht Arzt seyn, wie sich Mancher einbildet. Diese Kurregeln und Mittel sind ja nur die Resultate der Medizin, und nur der, der die Verbindung dieser Mittel mit den Ursachen der Krankheit, die ganze Reihe von Schlüssen und Gründen übersieht, woraus endlich ganz zuletzt die Idee dieses Mittels entsteht, genug, nur der, der diese Kuren selbst erfinden kann, verdient den Namen eines Arztes. Hieraus erhellt, daß die Medizin selbst nie ein Eigenthum des größern Publikums werden kann.

Bloß der Theil der Arzneiwissenschaft, der die Kenntniß des menschlichen Körpers, in so fern sie jedem Menschen zu wissen nützlich ist, und die Art und Weise, Krankheiten zu verhüten, und Gesundheit sowohl im Einzelnen als im Ganzen zu erhalten, lehrt, kann und soll ein Theil des allgemeinen Unterrichts und der allgemeinen Aufklärung werden. Aber nie der Theil, welcher sich mit Heilung wirklich ausgebrochner Krankheiten und Anwendung der Mittel beschäftigt. Es erhellt dies schon aus dem einfachsten Begriffe von Krankheit und Hülfe. Was heißt denn, ein Arzneimittel anwenden und dadurch Krankheit heilen? Nichts anders, als durch einen ungewohnten Eindruck eine ungewöhnliche Veränderung im menschlichen Körper hervorbringen, wodurch ein anderer unnatürlicher Zustand, den wir Krankheit nennen, aufgehoben wird. Also Krankheit und Wirkung der Mittel, beides sind unnatürliche Zustände, und die Anwendung eines Arzneimittels ist nichts anders, als die Erregung einer künstlichen Krankheit, um die natürliche zu heben. Dies sieht man, wenn ein Gesunder Arznei nimmt; er wird allemal dadurch mehr oder weniger krank gemacht. Die Anwendung eines Arzneimittels ist also an und für sich allemal schädlich, und kann bloß dadurch entschuldigt und heilsam gemacht werden, wenn dadurch ein im Körper existirender krankhafter Zustand gehoben wird. Dieses Recht, sich oder Andere durch Kunst krank zu machen, darf also durchaus Niemand anders haben, als wer das Verhältniß der Krankheit zum Mittel recht genau kennt, folglich der Arzt. Außerdem wird die Folge seyn, entweder daß das Mittel ganz unnöthig war, und man folglich Jemand erst krank macht, der es noch nicht war, oder daß das Mittel nicht auf die Krankheit paßt, und folglich der arme Patient nun an zwei Krankheiten leidet, da er vorher nur eine hatte, oder daß das Mittel wohl gar den krankhaften Zustand selbst, der schon da ist, befördert und erhöhet. Es ist unendlich besser, in Krankheiten gar keine Arznei nehmen, als solche, die nicht passend ist.

Da nun also ein Laye nie die Medizin wirklich ausüben darf, so entsteht die wichtige Frage: Wie kann und muß Medizin benutzt werden, wenn wir sie als Verlängerungsmittel des Lebens brauchen wollen? Ich werde mich bemühen, hierüber einige allgemeine Regeln und Bestimmungen anzugeben.

Vorerst aber erlaube man mir, nur ein Paar Worte über einen Theil dieser Untersuchung zu sagen, der zwar mehr den Arzt interessirt, aber dennoch zu wichtig ist, um hier übergangen zu werden, nämlich: Wie verhält sich überhaupt die practische Medizin zur Verlängerung des Lebens? — Kann man sie unbedingt ein Verlängerungsmittel des Lebens nennen? Allerdings, in so fern sie Krankheiten heilt, die uns tödten könnten. Aber nicht immer in anderer Rücksicht, und ich will einige Bemerkungen zur Beherzigung meiner Herrn Amtsbrüder beifügen, die uns aufmerksam machen können, daß Herstellung der Gesundheit und Verlängerung des Lebens nicht immer eins sind, und daß es nicht bloß darauf ankömmt, eine Krankheit zu heilen, sondern auch gar sehr, wie sie geheilt wird. Einmal ist es aus dem Obigen gewiß, daß die Arzneimittel durch eine künstliche Krankheit wirken. Jede Krankheit ist mit Reizung, mit Kraftverlust, verbunden. Ist nun das Arzneimittel angreifender als die Krankheit, so hat man den Kranken zwar gesund gemacht, aber man hat ihn durch den Prozeß des Gesundmachens mehr geschwächt, und also seiner Lebenslänge mehr entzogen, als die Krankheit für sich gethan haben würde. Dies ist der Fall, wenn man bei den geringsten Vorfällen gleich die heftigsten und heroischsten Mittel anwendet. — Zweitens, man kann eine Krankheit durch verschiedene Methoden und Wege kuriren. Der Unterschied liegt entweder darin, daß man die Krise bald auf diesen, bald auf jenen Theil leitet, oder daß die Krankheit bei der einen Methode schneller, bei der andern langsamer vergeht. Diese verschiedenen Kurarten können zwar alle zur Gesundheit führen, aber in Absicht auf Dauer des Lebens von sehr verschiedenem Werthe seyn. Je mehr nämlich eine Kur der Krankheit Zeit verstattet, fortzudauern, und Kräfte oder Organe zu schwächen, oder je mehr eine Kur lebensnöthige Organe angreift, oder die Krankheit dahin leitet, folglich die Lebensrestauration in der Folge hindert (z. E. wenn das so wichtige Verdauungssystem zum Sitze der Krankheit gemacht und durch angreifende Mittel geschwächt wird), oder endlich, je mehr die Kur ohne Noth die Lebenskraft im Ganzen verschwendet, z. E. durch zu verschwenderische Aderlässe, zu anhaltende Entziehung der Nahrung rc. — desto mehr wird sie den Grund zum langen Leben schwächen, wenn sie auch gleich die gegenwärtige Krankheit hebt. — Drittens darf man ja nie vergessen, daß die Krankheit selbst nützlich und nöthig seyn konnte zur Verlängerung des Lebens. Es gibt sehr viele Krankheiten, welche nichts anders sind, als ein Bestreben der Natur, das aufgehobene Gleichgewicht wieder herzustellen, oder fehlerhafte Materien auszuleeren, oder Stockungen zu zertheilen. Wenn da nun der Arzt (nach der jetzt so gewöhnlichen Anwendung der Brownischen Lehre) die Schwäche, die nur die Folge der Krankheit ist, für ihre Ursache hält, und den Körper zur Unzeit mit reizenden, stärkenden Mitteln bestürmt, oder weiter nichts thut, als bloß die gegenwärtige Krankheitsäußerung dämpfen, ohne Rücksicht auf die entferntern Ursachen und Folgen; so thut er weiter nichts, als er nimmt die thätige Gegenwirkung der Naturkraft weg, wodurch sie die wahre Krankheit zu heben suchte; er dämpft von aussen das Feuer, läßt es aber von innen desto heftiger fortbrennen; er nährt den Keim, die materielle Ursache des Uebels, der vielleicht durch diese völlig ausgeführte Bearbeitung der Naturkräfte gehoben worden wäre, und macht ihn fester und unheilbarer. Die Beispiele sind nur gar zu häufig, daß Kranke, die sich nun von ihrem Fieber, ihrer Ruhr, ihren Hämorrhoiden u. s. w. völlig geheilt glaubten, hinterher hectisch wurden, oder in Hypochondrie, Nervenübel u. dgl. verfielen. Niemand wird läugnen, daß eine solche Kur, wenn sie auch für jetzt den Kranken gesund zu machen scheint, dennoch das Leben selbst sehr verkürzen muß.

Ich gehe nun zur Beantwortung dessen über, was bloß für den Nichtarzt gehört: **Was kann man thun, um Krankheiten zu verhüten, und wie soll man die schon ausgebrochenen behandeln, wie insbesondere Arzt und Arzneikunst benutzen, um möglichst für Erhaltung und Verlängerung des Lebens dabei zu sorgen?**

Zuerst von der **Verhütung** der Krankheiten.

Da zur Entstehung jeder Krankheit zweierlei gehört: die Ursache, die sie erregt, und dann die Fähigkeit des Körpers, durch diese Ursache affizirt zu werden, so gibt es nur zwei Wege, auf denen wir Krankheiten verhüten können: entweder jene Ursachen zu entfernen, oder dem Körper diese Empfänglichkeit zu benehmen. Hierauf beruhen die ganze medizinische Diätetik und alle Präservativmethoden. Der erstere Weg, der sonst der gewöhnliche war, ist der unsicherste; denn so lange wir uns nicht aus dem bürgerlichen Leben und seinen Verhältnissen heraussetzen können, ist es unmöglich, alle Krankheitsursachen zu vermeiden, und je mehr man sich ihnen entzieht, desto mehr wirken sie, wenn sie uns einmal treffen, auf uns; z. E. Erkältung schadet Niemanden so sehr, als dem, der sich gewöhnlich recht warm hält. Weit besser also der zweite Weg: Man suche zwar die Krankheitsursachen, die sich vermeiden lassen, zu vermeiden, aber an die andern suche man sich vielmehr zu gewöhnen, und seinen Körper dagegen unempfindlich zu machen.

Die vorzüglichsten Krankheitsursachen, die man so viel als möglich vermeiden muß, sind: Unmäßigkeit im Essen und Trinken, übermäßiger Genuß der physischen Liebe, große Erhitzung und Erkältung, oder schneller Uebergang von einem ins andre, Leidenschaften, heftige Anstrengung des Geistes, zu viel oder zu wenig Schlaf, gehemmte oder zu häufige Ausleerungen, Gifte.

Dabei aber suche man den Körper gegen diese Ursachen weniger empfindlich zu machen, oder ihn pathologisch abzuhärten, wozu ich folgendes empfehle: Zuerst den täglichen Genuß der freien Luft. Bei guten und bösen Tagen, bei Regen, Wind oder Schnee, muß diese vortreffliche Gewohnheit fortgesetzt werden, alle Tage, ohne Ausnahme, einige Stunden in der freien Luft herum zu gehen, oder zu reiten. Es trägt unglaublich viel zur Abhärtung und zum langen Leben bei, und, wenn es täglich geschieht, so schadet kein Sturm, kein Schneegestöber mehr; daher es besonders denen, die der Gicht und Rheumatismen unterworfen sind, zu empfehlen ist. — Ferner, das tägliche Waschen über den ganzen Leib mit kaltem Wasser. — Ein nicht zu warmes Verhalten. — Ein thätiger Zustand des Körpers. Man lasse nie einen zu passiven Zustand einreissen, sondern erhalte sich durch Muskelbewegung, Reiben, gymnastische Uebung immer in einer gewissen Gegenwirkung. Je mehr der Körper passiv wird, desto empfänglicher ist er für Krankheit. — Endlich eine gewisse Freiheit und Zwanglosigkeit in der Lebensart, das heißt, man binde sich nicht zu ängstlich an gewisse Gewohnheiten und Gesetze, sondern lasse einen mäßigen Spielraum. Wer sich zu ängstlich an eine gewisse Ordnung des Lebens bindet, sey sie auch noch so gut, der macht sich schon dadurch krankheitsempfänglich; denn er braucht nur einmal von dem abzuweichen, was seine andre Natur worden ist, so kann er krank werden. Auch kann selbst eine kleine Unordnung, durch die kleine Revolution, die sie im Körper erregt, viel Nutzen zur Reinigung, Eröffnung, Zertheilung haben. Und selbst schädliche Dinge verlieren ja viel von ihrer Schädlichkeit, wenn man sich daran gewöhnt. Folglich zuweilen weniger schlafen als gewöhnlich, zuweilen ein Gläschen Wein mehr trinken, etwas mehr oder unverdaulichere Dinge genießen, sich einer kleinen Erkältung oder Erhitzung, z. B. durch Tanzen, Reiten u. dgl., aussetzen, sich mitunter einmal recht tüchtig, bis zur Ermüdung, bewegen, auch wohl zuweilen einen Tag fasten, alles dies sind Dinge, die zur Abhärtung des Körpers beitragen, und der Gesundheit gleichsam mehr Weite geben, indem sie dieselbe einer zu sclavischen Abhängigkeit von der einförmigen Gewohnheit entziehen, die wir doch nicht allemal so genau zu beobachten im Stande sind.

Ein Hauptpunkt aber der Krankheitsverhütung besteht darin, daß ein Jeder die Krankheitsanlage, die ihm besonders eigen ist, wohl zu erkennen suche, um sie entweder auszulöschen, oder ihr wenigstens die Gelegenheit zu entziehen, wodurch sie in Krankheit übergehen könnte. Und hierauf gründet sich die individuelle Diätetik; jeder Mensch hat in so fern seine besondern Diätregeln zu beobachten, in so fern jeder seine besondern Anlagen zu der oder jener Krankheit hat. Diese spezielle Untersuchung und Bestimmung ist freilich mehr Sache des Arztes, und ich wollte daher den allgemeinen guten Rath geben, es solle ein Jeder sich von einem vernünftigen Arzte darüber prüfen und bestimmen lassen, welchen Krankheiten er am meisten ausgesetzt, und welche Diät ihm am passendsten sey. Hierin waren die Alten vernünftiger, als wir. Sie benutzten die Medizin und die Aerzte weit mehr zur Bestimmung ihrer diätetischen Lebensart, und selbst ihre astrologischen, chiromantischen und ähnlichen Forschungen bezogen sich im Grunde hauptsächlich darauf, den moralischen und physischen Karakter eines Menschen zu bestimmen, und ihm dem gemäß eine passende Einrichtung seiner Lebensart und Diät vorzuschreiben. Gewiß! Es thäten Viele besser, ihren Arzt dazu zu gebrauchen, als alle 8 Tage zu ihm zu laufen und sich ein Brech-

oder Purgiermittel von ihm verschreiben zu lassen. Aber freilich würde dazu ein vernünftiger, einsichtsvoller und denkender Arzt erforderlich seyn, da hingegen zum Rezeptschreiben jeder Empiriker taugt. Man hätte aber auch zugleich ein sicheres Mittel, den wahren von dem falschen Propheten zu unterscheiden.

Doch ich muß auch den Nichtarzt, so viel als es möglich ist, in Stand setzen, sein Physisches und seine Krankheitsanlagen zu beurtheilen; dazu gibt es folgende Mittel:

1. Man untersuche die erbliche Anlage. Es gibt gewisse Krankheitsanlagen, die uns durch die Zeugung mitgetheilt werden können, z. E. Gicht, Hämorrhoiden, Steinbeschwerden, Nervenschwäche, Lungensucht. Waren diese Uebel bei den Eltern eingewurzelt, und zwar schon damals, als sie uns zeugten, so ist immer auch die Anlage dazu in uns zu vermuthen. Sie kann jedoch durch eine passende Diät gehindert werden, zum Ausbruche zu kommen.

2. Die erste Erziehung kann Krankheitsanlagen erzeugt haben, hauptsächlich eine zu warme, wodurch die Anlage zum Schwitzen und eine schlaffe Haut erzeugt wird, die uns allemal zu rheumatischen Krankheiten disponirt. — Zu frühzeitiges Anhalten zum Lernen oder Onanie gibt Anlage zu Nervenschwäche und Nervenkrankheiten.

3. Gewisse Arten vom Bau und Architectur des Körpers führen gewisse Krankheitsanlagen mit sich. Wer einen langen schmächtigen Körper, einen langen

schmalen Hals, platte Brust, flügelförmig ausstehende Schultern hat, wer schnell in die Höhe geschossen ist, der muß sich am meisten vor der Lungensucht hüten, hauptsächlich so lange er noch unter 30 Jahren ist. — Wer einen kurzen untersetzten Körper und einen großen dicken Kopf mit kurzem Halse hat, so daß der Kopf recht zwischen den Schultern zu stecken scheint, der hat Anlage zum Schlagfluß, und muß alles meiden, was dazu Gelegenheit geben kann. — Ueberhaupt haben alle stark verwachsene Leute mehr oder weniger Anlage zur Lungensucht und Brustkrankheiten.

4. Man untersuche das Temperament. Ist es sanguinisch oder cholerisch, so hat man mehr Anlage zu entzündlichen, ist es phlegmatisch oder melancholisch, dann mehr zu langwierigen oder Nervenkrankheiten.

5. Auch das Clima, die Wohnung, worin man lebt, kann die Krankheitsanlage enthalten. Sind sie feucht und kühl, so kann man immer sicher seyn, daß dies Anlage zu Nerven- und Schleimfiebern, zu Wechselfiebern, zu Gicht und Rheumatismen gibt.

6. Vorzüglich aber ist die Rücksicht auf den schwächern Theil wichtig. Es hat nämlich jeder Mensch auch physisch seine schwache Seite, und alle Krankheitsursachen pflegen sich am liebsten in diesem, von Natur schwächern Theile zu fixiren. Z. B. Wer eine schwache Lunge hat, bei dem wird alles dahin wirken, und er wird bei jeder Gelegenheit Katarrhe und Brustzufälle bekommen. Ist der Magen schwach,

so werden alle Ursachen auf ihn wirken, und Magenbeschwerden, Unverdaulichkeiten, auch Unreinigkeiten erregen. Kennt man nun diesen Theil, so kann man ungemein viel zur Verhütung von Krankheiten und Lebensverlängerung beitragen, wenn man ihn theils vor Krankheitsursachen schützt, theils durch Stärkung ihm jene Empfindlichkeit raubt. Es kommt daher alles darauf an, den schwächsten Theil seines Körpers kennen zu lernen, und ich will hier einige Anzeigen geben, die auch dem Nichtarzte verständlich sind: Man beobachte, wo Gemüthserschütterungen oder heftige Affecten am meisten hinwirken, da ist auch der schwächste Theil. Erregen sie gleich Husten, Stechen der Brust, so ist's die Lunge; erregen sie gleich Druck im Magen, Uebelkeit, Erbrechen u. dgl., so ist's der Magen. Man beobachte ferner, wohin die Wirkung anderer krankmachender Eindrücke reflectirt wird, z. E. die Wirkung einer Ueberladung, einer Erkältung, einer Erhitzung, starker Bewegung u. dgl. Wird da immer die Brust angegriffen, so ist sie der schwächere Theil. Eben so wichtig ist die Beobachtung, wohin gewöhnlich der stärkste Trieb des Blutes und der Säfte geht. Welcher Theil am rötheſten und heißeſten zu seyn pflegt, wo sich am häufigsten Schweiß zeigt, auch wenn der übrige Körper nicht schwitzt, da wird sich am leichtesten die Krankheit fixiren. Auch kann man immer schließen, daß der Theil, den man übermäßig heftig gebraucht und angestrengt hat, der schwächere seyn werde; z. E. bei einem tiefdenkenden Gelehrten das

Gehirn, bei einem Sänger die Brust, bei einem Schlemmer der Magen u. s. w.

Ich bin es nun noch schuldig, auch die vorzüglichsten und gefährlichsten Krankheitsanlagen durchzugehen, um auch dem Nichtarzte ihre Kennzeichen und die Diät, welche jede erfordert, bekannt zu machen.

Die Anlage zur Schwindsucht, eine der traurigsten, wird daran erkannt, wenn man den eben beschriebenen Bau der Brust und des Körpers hat; ferner, wenn man noch nicht 30 Jahr alt ist (denn nachher entsteht sie bei weitem nicht so leicht); wenn die Eltern schwindsüchtig waren; wenn man oft plötzliche Heiserkeit, ohne katarrhalische Ursache, bekommt, so daß oft beim Sprechen die Stimme vergeht; wenn man beim Sprechen, Laufen, Berg- und Treppensteigen sehr leicht außer Athem kommt; wenn man nicht recht tief einathmen und die Luft an sich halten kann, ohne einen Schmerz in der Brust oder einen Reiz zum Husten zu verspüren; wenn man sehr rothe, gleichsam mit Farbe bemalte Wangen hat, oder oft plötzlich eine solche hohe Röthe, zuweilen nur auf einer Wange, bekommt; wenn man nach dem Essen rothe und heiße Backen und heiße Hände bekommt; wenn man oft plötzlich fliegende Stiche in der Brust empfindet; wenn man früh Morgens kleine Klümpchen, wie Hirsenkörner oder kleine Graupen, aushustet, welche wie Käse oder Talg aussehen, und beim Zerdrücken einen üblen Geruch von sich geben; wenn man bei jedem Schrecken, Zorn oder andern

Affect Schmerzen in der Brust oder Husten bekommt; wenn jede Erhitzung oder Erkältung, jeder Diätfehler dergleichen erregt; wenn man häufig Brustkatarrhe bekommt, oder dieselben, wenn sie einmal entstanden sind, gar nicht wieder aufhören wollen. Bemerkt man nun gar noch blutigen Auswurf aus der Lunge, dann ist die Gefahr der Lungensucht schon sehr nahe. — Wer diese Anzeigen verspürt, der hüte sich ja vor hitzigen Getränken, Wein, Branntewein, Liqueurs, vor Gewürzen, starken Bewegungen, z. E. heftigem Tanzen, Laufen u. dgl., Ausschweifungen in der Liebe, vor dem Sitzen mit zusammengedrückter Brust, oder dem Andrücken der Brust gegen den Tisch beim Arbeiten, auch vor zu starkem und anhaltendem Singen oder Schreien. — Dafür aber bediene er sich folgender einfachen Mittel, wodurch ich oft recht schwache Lungen gestärkt und vor der Gefahr der Lungensucht gesichert habe, besonders wenn sie von Kindheit an gebraucht werden: Täglich eine Stunde Vor- und eine Nachmittags Bewegung in freier Luft, besonders mäßig bergauf, bergab, und eben so oft und eben so lange langsames lautes Lesen *).

Eine andere Anlage ist die zu Hämorrhoiden (güldnen Ader). Man erkennt sie daran, wenn sie die Eltern hatten, wenn man zuweilen Rücken-

*) Hierüber verdient die interessante Schrift des Herrn Hofmedicus Wallhorn zu Hannover: Ueber Declamation, nachgelesen zu werden.

schmerzen tief unten im Kreuze spürt oder fliegende Stiche quer durch das Becken, oder zuweilen ein schmerzhaftes Zwängen beim Stuhlgange, wenn man immer an Hartleibigkeit leidet, wenn man ein öfteres Jucken am After, oder starken Schweiß in der Gegend, auch wohl öfteres Kopfweh und Vollblütigkeit des Kopfs empfindet. — Solche Personen haben nöthig, nicht allein alles hitzige Getränk, sondern auch warme Getränke zu meiden, besonders Kaffee, Thee und Chokolade, mehr von saftigen frischen Gemüsen und Obst, in Verbindung mäßiger Fleischnahrung zu leben, Mehlspeisen, Kuchen, Backwerk, blähende Speisen zu meiden, nie anhaltend zu sitzen, und sich täglich Bewegung zu machen, das zu lange und starke Drängen beim Stuhlgange zu unterlassen, den Unterleib nicht zu binden oder zu schnüren, sondern ihn vielmehr täglich eine Viertelstunde lang gelinde zu reiben.

Anlage zur **Hypochondrie** oder **Hysterie** und andern Nervenkrankheiten merkt man an folgendem: wenn man von nervenschwachen Eltern gezeugt wurde; wenn man frühzeitig zum Lernen und Sitzen angehalten wurde; wenn man in der Jugend Onanie getrieben hat; wenn man viel sitzend, in der Stube, einsam gelebt, und viel warme Getränke genossen, auch wohl viel schmelzende und empfindsame Bücher gelesen hat; wenn man eine sehr veränderliche Gemüthsstimmung hat, so daß man plötzlich ohne Ursache still und traurig, und eben so plötzlich ohne Ursache ausgelassen lustig werden kann; wenn man öfters mit Magen= und Verdauungsbeschwerden, auch Blähungen geplagt wird, öfters Beängstigung, Klopfen im Unterleibe, Drücken, Spannen und dergleichen ungewohnte Gefühle daselbst empfindet; wenn man früh und nüchtern sehr müde, verdrossen und unbrauchbar ist, welches sich sogleich nach dem Genusse einiger stärkenden Nahrung, oder einer Tasse Kaffee, oder etwas Geistigen verliert; wenn man große Neigung zur Einsamkeit und zum Nichtreden, oder eine Schüchternheit, ein gewisses Mißtrauen gegen Menschen verspürt; wenn Zwiebeln, Hülsenfrüchte, Hefengebacknes immer große Beschwerden und Beängstigungen erregen; wenn die Ausleerungen durch den Stuhl träge, selten, oder ungleich und trocken sind. — Ein solcher meide ganz vorzüglich das sitzende Leben, und wenn dies nicht möglich ist, so muß er wenigstens stehend an einem Pulte, oder noch besser, weil man das Stehen in die Länge nicht aushält, auf einem gepolsterten Bock reitend arbeiten, und dabei das Gesetz unverbrüchlich beobachten, sich alle Tage 1, 2 Stunden in freier Luft Bewegung zu machen. Auch das Reiten ist solchen Leuten sehr heilsam. Man muß ferner immer menschliche Gesellschaft suchen, insbesondere einen Freund, auf den man Vertrauen hat, sich zu erhalten suchen, und nie dem Hange zur Einsamkeit zu sehr nachgeben. Reisen, Veränderung der Gegenstände, und vor allem der Genuß der Landluft, sind hauptsächlich Präservative der Hypochondrie. Es war oft hinreichend, die schon im heftigsten Grade ausgebrochene Krankheit zu heben, wenn es der Kranke über sich erhalten konnte, ein halbes Jahr auf dem Lande zuzubringen, und sich mit lauter ländlicher und körperlicher Handarbeit zu beschäftigen, genug, auch wie ein Landmann zu leben; denn wenn man den Luxus der Städte mit aufs Land nimmt, dann hilft es freilich nicht viel. Ueberhaupt wäre Jedem der diese Anlage verspürt, zu rathen, lieber ein Oeconom, oder auch wohl ein Jäger oder Soldat zu werden, als ein Gelehrter. — Sehr nützlich ist bei dieser Anlage das Reiben des Unterleibs. Es kann täglich früh noch im Bette eine Viertelstunde lang mit der flachen Hand oder einem wollenen Tuche geschehen; es befördert Verdauung und Circulation im Unterleibe, zertheilt Stockungen und Blähungen, und stärkt zugleich. Man widerstehe sorgfältig dem mit dieser Anlage immer verbundenen Hange zu medieiniren, besonders immer zu purgiren, wodurch man die Verdauungsschwäche immer noch schlimmer macht. Man vertraue sich lieber einem einzelnen vernünftigen Arzte an, und lasse sich von diesem mehr diätetische Kur als Arzneimittel verschreiben. Man vermeide vorzüglich Kuchen, Käse, Mehlspeisen, Hülsenfrüchte, Fett, schweres Bier.

Sehr gewöhnlich ist die rheumatische oder katarrhalische Anlage. Ich verstehe darunter die Geneigtheit sich zu erkälten, und bei der geringsten Einwirkung einer kalten oder Zugluft, bei Veränderungen des Wetters Husten, Schnupfen, Flüsse zu bekommen. — Der Grund dieser Disposition liegt lediglich in Schwäche und dadurch zu sehr erhöhter Empfindlichkeit der Haut, und ihre Kur besteht darin, daß man täglich mit kaltem Wasser die ganze Körperfläche wäscht und reibt, täglich die Luft genießt, viel Bewegung macht, und wöchentlich ein oder zwei laue Bäder nimmt, auch sorgfältig feuchte Wohnungen und Gegenden meidet. — Ist die Anlage schon zu weit gediehen, um sie zu heben, so ist flanellene Bekleidung das sicherste Mittel, ihre Wirkungen zu verhindern.

Auch von der Anlage zum Schlagflusse muß ich etwas sagen, unerachtet dieselbe erst später einzutreten pflegt. Man bemerkt sie an einem kurzen, dicken, untersetzten Körper und kurzem Halse, so daß der Kopf recht zwischen den Schultern steckt, an einem gewöhnlich rothen und aufgetriebenen Angesichte, öfterm Ohrenklingen und Sausen, Schwindel, auch Ueblichkeiten im nüchternen Zustande. Solche Leute müssen nicht den Magen überladen (denn sie können sonst bei Tische sterben), besonders Abends nie viel essen oder trinken, sich nicht gleich nachher zu Bett legen, im Bette mit dem Kopfe nicht tief liegen, und alle heftigen Erhitzungen und Erkältungen, insbesondere der Füße, vermeiden.

Ich komme nun auf Beantwortung der Frage: Wie soll man eine schon ausgebrochene Krankheit behandeln, und wie den Arzt und die Arzneikunst benutzen? Das Wichtigste läßt sich in folgende Regeln bringen:

1. Man brauche nie Arzneimittel, ohne hinrei-

chenden Grund dazu zu haben; denn wer wollte sich ohne Noth krank machen? Daher die Gewohnheiten, zu bestimmten Zeiten zu purgiren, Ader zu lassen u. dgl., bloß um mögliche Uebel zu verhüten, äußerst nachtheilig sind. Gar oft werden die Uebel dadurch erst bewirkt, die man zu vermeiden sucht.

2. Es ist weit besser, Krankheiten verhüten, als Krankheiten heilen; denn das letztere ist immer mit mehr Kraftverlust und folglich Lebensverkürzung verbunden. Man beobachte daher vorzüglich die oben angegebenen Mittel zur Verhütung derselben.

3. Sobald man aber wirkliche Krankheit spürt, so sey man aufmerksam. Der unbedeutendste Anfang kann eine sehr wichtige Krankheit im Hinterhalt haben. Vorzüglich gilt dies von fieberhaften Krankheiten. Ihr erster Anfang zeichnet sich dadurch aus: Man fühlt ungewöhnliche Mattigkeit, die Eßlust fehlt, aber desto größer ist die Neigung zum Trinken, der Schlaf ist unterbrochen oder mit vielen Träumen untermischt, die gewöhnlichen Ausleerungen bleiben aus, oder sind widernatürlich vermehrt, man hat keine Lust zur Arbeit, auch wohl Kopfweh, und es stellt sich ein Frösteln, stärker oder schwächer, ein, worauf Hitze folgt.

4. Sobald man diese Anzeigen bemerkt, so ist nichts nöthiger, als dem Feinde, der Krankheit, die Nahrung zu entziehen, und dem wohlthätigen natürlichen Instinkt zu folgen, den jedes Thier in diesem Fall zu seinem großen Vortheil befolgt. Man esse nicht, denn die Natur zeigt uns durch ihre Ab-

neigung, daß sie jetzt nicht verdauen kann; man trinke desto mehr, aber wässerige, verdünnende Getränke. Man halte sich ruhig, und am besten liegend; denn die Mattigkeit zeigt uns zur Genüge, daß die Natur jetzt ihre Kraft zur Bearbeitung der Krankheit braucht, und man vermeide sowohl Erhitzung, als Erkältung, folglich sowohl das Ausgehen in freie Luft, als auch das Einschließen in erhitzte Zimmer. Diese einfachen Mittel, die uns die Natur selbst so deutlich vorschreibt, wenn wir nur ihre Stimme hören wollen, sind es, wodurch unzählige Krankheiten gleich in der Entstehung gehoben werden können. Der alte 90jährige Maclin, der Veteran der Londner Bühne, sagt von sich selbst, so oft er sich während des Laufs seines langen Lebens übel befunden habe, sey er zu Bette gegangen, und habe nichts als Brod und Wasser zu sich genommen, und diese Diät habe ihn gemeiniglich von jeder leichten Unpäßlichkeit befreit. Ich habe einen würdigen 80jährigen Obersten gekannt, der sein ganzes Leben hindurch bei jeder Unpäßlichkeit nichts weiter gethan hatte, als fasten, Tabak rauchen und obige Regeln beobachten, und nie Arznei nöthig hatte.

5. Hat man Gelegenheit, einen Arzt zu fragen, so consultire man ihn darüber, nicht sowohl um gleich zu medizíniren, als vielmehr um zu wissen, in welchem Zustande man sey. Fehlt aber diese Gelegenheit, so ist es weit besser, bloß auf die angegebene negative Weise die Zunahme der Krankheit zu verhindern, als etwas Positives zu thun oder zu

brauchen, was vielleicht sehr schaden kann. Man halte doch ja kein Arzneimittel für gleichgültig. Selbst Purgir= und Brechmittel können, zur Unzeit gebraucht, sehr schädlich werden. Will man ja noch das unschuldigste in solchen Fällen wissen, so sind es zwei Theelöffel Cremor Tartari in ein Glas Zuckerwasser gerührt, oder folgendes Krystallwasser, welches gewiß eins der allgemeinsten Mittel in fieberhaften Krankheiten ist: 1 Loth Cremor Tartari wird mit 6 Pfund Wasser in einem neuen Topf so lange gekocht, bis das Pulver ganz zergangen, und nun, nachdem es vom Feuer genommen, eine Citrone hineingeschnitten, sodann, nach Verschiedenheit des Geschmacks, 4 bis 6 Loth Zucker hinzugethan, und auf Bouteillen gefüllt. Dies dient zum beständigen Getränk.

6. Gegen den Arzt sey man völlig aufrichtig, erzähle ihm auch die Geschichte vergangener Zeiten, in so fern sie auf die Krankheit Bezug haben kann, und vergesse keinen gegenwärtigen Umstand, vorzüglich in schriftlichen Relationen. Besonders hüte man sich (was ein sehr gewöhnlicher Fehler ist), kein Raisonnement in die Erzählung zu mischen, oder ihr nach einer vorgefaßten Meinung die oder jene Stellung zu geben, sondern man erzähle nur das, was sinnlich bemerkt worden ist, so unbefangen wie möglich.

7. Man wähle nur einen Arzt, zu dem man Zutrauen hat; keinen, der mit Arcanen handelt; keinen, der zu geschwätzig oder neugierig ist; keinen, der über seine Collegen oder andre Aerzte loszieht,

und ihre Handlungen in ein zweideutiges Licht zu stellen sucht, denn dies zeigt immer eingeschränkte Kenntnisse, oder ein böses Gewissen, oder ein böses Herz; keinen, der bloß durch große entscheidende Mittel zu wirken liebt, oder, wie man sagt, auf Leben und Tod kurirt; keinen, der Wein und Spiel liebt; keinen, der nach zwei Augenblicken Unterhaltung ein Rezept verschreibt. Eins der gewissesten Kennzeichen des guten und zugleich gewissenhaften Arztes ist das ausführliche und lange Examiniren des Kranken.

8. Insbesondere meide man den Arzt, für den Geldgeiz oder Ehrgeiz das höchste Interesse bei der Praxis haben. Der wahre Arzt soll kein anderes Interesse haben, als Gesundheit und Leben seines Kranken. Jedes andere führt ihn vom wahren Wege ab, und kann für den Kranken die nachtheiligsten Folgen haben. Er braucht nur in irgend einen Collisionsfall zu gerathen, wobei seine Reputation oder sein Beutel in Gefahr kommt, wenn er etwas zur Erhaltung des Kranken wagt, und er wird zuverläßig lieber den Kranken sterben lassen, als seine Reputation verlieren. Eben so gewiß werden ihn die Kranken nur in dem Grade interessiren, als sie vornehm oder reich sind.

9. Der beste Arzt ist der, der zugleich Freund ist. Gegen ihn ist es am leichtesten, vertraulich und offenherzig zu seyn. Er kennt und beobachtet uns auch in gesunden Tagen, welches zur richtigen Behandlung in kranken ungemein viel beiträgt. Er

nimmt endlich innigen Antheil an unserm Zustand, und wird mit ungleich höherer Thätigkeit und Aufopferung an Verbesserung desselben arbeiten, als der, der bloß kalter Arzt ist. Man thue also alles, ein solches zartes, auf Freundschaftsgefühl beruhendes Band zwischen sich und dem Arzte zu knüpfen und zu erhalten, und störe es ja nicht durch Mißhandlung, Mißtrauen, Härte, Eigensinn, Stolz und andre Aeußerungen, die man sich so oft, aber allemal mehr zu seinem eigenen Schaden, gegen den Arzt erlaubt.

10. Sorgfältig vermeide man den Arzt, der geheime Mittel verfertigt, und damit Handel treibt. Denn er ist entweder ein Ignorant, oder ein Betrüger, oder Eigennütziger, dem sein Profit weit über Leben und Gesundheit Anderer geht. Denn ist an dem Geheimniß nichts, so ist wohl kein Betrüger so schändlich, als dieser, der die Menschen nicht bloß um Geld, sondern um Gesundheit und Geld zugleich betrügt; und ist das Geheimniß wirklich von Werth und Nutzen für die Menschheit, so ist es ein Eigenthum der Wahrheit und der Menschheit im Ganzen, und es ist eine äußerst unmoralische Handlung, es derselben zu entziehen; auch versündigt man sich zugleich an den vielen Tausenden, die das Mittel deswegen gar nicht, oder nicht vernunftmäßig brauchen können, weil es nicht bekannt, nicht allgemein zu haben, und von einem vernünftigen Arzt gar nicht anzuwenden ist.

11. Ueberhaupt sehe man nirgends so sehr auf

Moralität, als bei der Wahl des Arztes. Wo ist sie wohl nöthiger, als hier? Der Mensch, dem man blindlings sein Leben anvertraut, der schlechterdings kein Tribunal zur Beurtheilung seiner Handlungen über sich hat, als sein Gewissen, der zur vollkommnen Erfüllung seines Berufs, alles, Vergnügen, Ruhe, ja eigne Gesundheit und Leben aufopfern muß, — wenn dieser Mensch nicht bloß nach reinen moralischen Grundsätzen handelt, wenn er sich eine sogenannte Politik zum Motiv seiner Handlungen macht, — dann ist er einer der furchtbarsten und gefährlichsten Menschen, und man sollte ihn ärger fliehen, als die Krankheit. Ein Arzt ohne Moralität ist nicht bloß ein Unding, er ist ein Ungeheuer!

12. Hat man aber einen geschickten und rechtschaffenen Arzt gefunden, so traue man ihm ganz. Dies beruhigt den Kranken, und erleichtert dem Arzt sein Heilgeschäft unendlich. Manche glauben, je mehr sie Aerzte um sich versammeln, desto sicherer müsse ihnen geholfen werden. Aber dies ist ein gewaltiger Irrthum. Ich spreche hier aus Erfahrung. Ein Arzt ist besser als zwei, zwei besser als drei und so fort; in dem Verhältniß der Menge der Aerzte nimmt die Wahrscheinlichkeit der Wiederherstellung immer mehr ab, und ich glaube, es gibt einen Punkt der ärztlichen Ueberladung, wo die Kur physisch unmöglich ist. — Kommen ja Fälle vor, die aber in der That selten sind, wo ein gar zu verborgenes oder verwickeltes Uebel das Urtheil mehrerer erfordert, so rufe man mehrere zusammen, aber nur solche, von

denen man weiß, daß sie harmoniren und billige Menschen sind; aber auch dann benutze man einen solchen Convent nur zur Erkenntniß und Beurtheilung der Krankheit und Gründung des Kurplans. Die Ausführung selbst überlasse man immer nur einem, zu dem man das meiste Zutrauen hat.

13. Man beobachte die Krisen, die Hülfen und Wege, die unsre Natur am meisten liebt, und die sie etwa schon in vorhergehenden Zufällen benutzt hat; ob sie mehr durch Schwitzen, oder durch Diarrhöe, oder durch Nasenbluten, oder durch den Urin sich zu helfen pflegt. Diesen Weg muß man auch bei der gegenwärtigen Krankheit vorzüglich zu befördern suchen, und eine solche Notiz ist für den Arzt sehr wichtig.

14. Reinlichkeit ist bei allen Krankheiten eine unentbehrliche Bedingung; denn durch Unreinlichkeit kann jede Krankheit in eine faulichte und weit gefährlichere verwandelt werden; auch versündigt man sich dadurch an den Seinigen und dem Arzte, die bloß dadurch auch krank werden können. Man wechsele daher täglich, nur mit Vorsicht, die Wäsche, erneuere die Luft, schaffe alle Ausleerungen bald möglichst aus dem Krankenzimmer, und entferne zu viel Menschen, Thiere, Blumen, Ueberreste von Speisen, alte Kleider u. s. w., genug alles, was ausdünsten kann.

Haus- und Reiseapotheke.

Es gibt in jedem Hause eine Menge der besten Arzneimittel, ohne daß es Jemand weiß. Bei schnellen Fällen, auf dem Lande, auf Reisen, gerathen wir oft in die größte Verlegenheit, bloß weil keine Apotheke in der Nähe ist; wir schicken Stunden weit darnach, die Zeit der Hülfe geht unterdessen vorbei, und wir wissen nicht, daß wir dasselbe oder wenigstens ein ähnliches Mittel im Hause hatten, dessen Kenntniß einem Menschen das Leben hätte retten können. Jede Haushaltung, sey sie auch noch so klein, ist als eine Apotheke anzusehen, und alle die Dinge, die wir zum gewöhnlichen Leben und Nahrung gebrauchen, lassen sich auch nach Umständen als Arzneimittel benutzen. Ich halte es daher für Pflicht, solche Kenntnisse zu verbreiten, nicht um Pfuscher zu bilden, sondern um in leichten oder auch in gefährlichen Fällen, wo oft eine halbe Stunde Verzug über das Leben entscheiden kann, die Mittel zu finden, die uns vor den Augen liegen, die wir aber oft nicht sehen, bloß weil wir glauben, alles Heil müsse aus der Apotheke kommen, — ein Vorwurf, der selbst manche Aerzte trifft.

Hier also die Hausmittel, die wir überall, selbst in der geringsten Bauernhütte, antreffen:

Zucker.

Es ist gewiß eines der ersten Stücke in unsrer Hausapotheke, so mannigfaltig sind seine Kräfte, und so vielfach seine Anwendung in mancherlei Zufällen. Er ist ein Salz, und hat doch bei weitem nicht die schwächenden und den Magen angreifenden Wirkungen andrer Salze.

39 *

Zucker ist eines der besten kühlenden Mittel. Nach Erhitzung des Körpers ist nichts besser, als 2 Loth Zucker, in einem Glas Wasser aufgelöset, getrunken. Eben so in Fiebern und hitzigen Krankheiten, bei Katarrhen, besonders auch nach heftigen Affecten, nach Schrecken, Aerger, Zorn, wo er noch das Gute hat, die dadurch erregte Galle zu dämpfen und auszuleeren. — Auch kann er als Zusatz erhitzender Dinge ihre erhitzende Kraft vermindern, z. B. Kaffee, mit viel Zucker getrunken, ist weniger erhitzend, als ohne denselben.

Zucker löset den Schleim auf. Es ist ein Vorurtheil, daß Zucker Schleim macht; das thut er bloß bei sehr häufigem, lange fortgesetzten Gebrauche durch Schwächung, die er endlich dem Magen zuziehen kann. Aber seine nächste Wirkung ist auflösend; daher bei Verschleimungen des Magens, der Brust, Katarrhen, Röcheln, Husten mit fehlendem Auswurf ist nichts heilsamer, als die eben angegebene Zuckerauflösung zu trinken. Zucker reinigt den Magen und Darmkanal, und purgirt, wenn man ihn reichlich nimmt. Er dient daher bei allen Ueberladungen und Unreinigkeiten des Magens. Nach einer zu starken Mahlzeit habe ich sehr oft durch 2 Loth Zucker, in Wasser aufgelöset, alle Beschwerden vergehen sehen. Es wirkte wie das beste Digestiv.

Zucker befördert die Verdauung, wie jedes Salz, durch seinen Reiz. Man kann eben so gut die Speisen mit Zucker, als mit Kochsalz, salzen, und dadurch ihre Verdaulichkeit erhöhen.

Weinessig.

Ein großes, vielfach nützliches Mittel! Bei allen Vergiftungen von betäubenden Substanzen, Opium, Cicuta, Belladonna, Hyosciamus ist es das kräftigste Gegengift, viel Essig trinken, und äußerlich auf Kopf und Magengegend Essig aufschlagen zu lassen. — Bei Ohnmachten ist es besser, statt aller andern Riechsalze und Riechwasser, Essig vor die Nase zu halten, und mit Essig Schläfe, Gesicht, Hände und Füße zu waschen. — Bei allen faulichten Krankheiten, oder wo irgend üble Dünste im Zimmer entstehen, ist nichts besser, als fleißig mit Weinessig zu sprengen, aber nicht, wie man gewöhnlich thut, ihn auf glühende Kohlen oder den heißen Ofen zu spritzen, wodurch der Dunst ungesund und schädlich wird. — Bei allen Fiebern mit vieler Hitze, bei Blutstürzen, ist Wasser, mit etwas Weinessig vermischt, ein sehr gutes Getränk.

Seife, Holzasche, Lauge.

Diese Körper gehören zusammen, weil sie alle ihre Kräfte von dem Laugensalze haben. Man kann daher Seifenwasser mit Nutzen bei der Arsenikvergiftung und Sublimatvergiftung gebrauchen, doch so, daß immer in großer Menge Milch dazwischen getrunken werde. Auch ist es bei Krätze und andern hartnäckigen Ausschlägen ein sehr dienliches Mittel, die Stellen recht fleißig mit einem starken Seifenwasser lauwarm abzuwaschen.

Milch.

Ein unschätzbares Mittel! Bei jeder Vergiftung

von scharfen, besonders mineralischen, Substanzen das Hauptmittel. Da muß der Kranke immer so viel Milch trinken, daß es im eigentlichsten Verstande überläuft; auch müssen Umschläge davon auf den Unterleib gemacht werden.

Milchrahm, Butter, Oel.

Als milde Fettigkeit ist Rahm und Butter von mannigfaltigem Nutzen, nur muß sie frisch geschlagen seyn; denn sobald ein Fett alt oder ranzig wird, hört es auf ein linderndes und reizmilderndes Mittel zu seyn, sondern es wird vielmehr reizend, so daß man mit recht ranzigem oder geröstetem Fett die Haut, so gut wie mit spanischen Fliegen, entzünden, und den Magen zum Brechen reizen kann. Auch darf es zu dieser Absicht nicht gesalzen seyn. Ist es also frei von diesen Eigenschaften, so läßt sich Rahm und Butter sehr gut in der Geschwindigkeit anstatt jeder erweichenden Apothekersalbe äußerlich anwenden, in allen den Fällen, wo innere Schmerzen, Krämpfe, Zusammenschnürungen, heftige Anspannungen der Faser zu besänftigen sind. Da reibe man nur Butter oder auch Oel lauwarm und lange ein, und es wird ziemlich dasselbe thun, was die zusammengesetztesten Apothekersalben von erweichender Art thun. — So kann ich auch folgende Brandsalbe empfehlen, die in allen Fällen von Verbrennung, besonders mit aufgezogener Oberhaut, das geschwindeste und beste Mittel ist, und man weiß, von welcher Wichtigkeit es ist, solche grausame Schmerzen, besonders bei empfindlichen Kindern, oder bei großen verbrannten Oberflächen, gleich und wirksam zu lindern; denn es sind mir Beispiele bekannt, wo durch Verspätung schleuniger Hülfe, oder daß man gar aus Unwissenheit Branntewein, Seife und reizende Mittel auflegte, die fürchterlichsten Schmerzen, die heftigsten Zuckungen und dadurch der Tod erfolgten. In allen den Fällen ist folgende Salbe die, die in jedem Hause am geschwindesten zu bereiten ist, und nach meinen Erfahrungen am geschwindesten lindert: Man mische zu gleichen Theilen gutes Baumöl (Oliven- oder Provencer-Oel, in Ermangelung dessen auch frisches Leinöl), Eiweiß und Rahm (den fetten Theil der Milch) unter einander, bestreiche damit recht dick leinene Lappen, und bedecke damit alle verbrannte Stellen. Recht oft müssen die Lappen wieder abgenommen, und von neuem bestrichen werden.

Bei Vergiftungen ist der innere Gebrauch des Oels, oder auch der Butter, in warmem Wasser aufgelöset, nicht genug zu empfehlen. Er kann mit dem Milchtrinken verbunden werden, so daß man etwa alle Viertelstunden eine halbe Tasse genießt. Das beste Oel zum medizinischen Gebrauche ist das, was am frischesten und kalt ausgepreßt ist; übrigens sind die fetten Oele sich ziemlich gleich; doch sind das Mandelöl, Mohnöl und Leinöl zu obiger Benutzung am besten.

Bei dem Stich der Bienen, Wespen und anderer ähnlicher Insecten gibt es kein zuverläßigeres und schnelleres Mittel, als die Stelle sogleich eine

Viertelstunde lang mit Oel zu reiben. Sogar beim Biß giftiger Ottern und Schlangen ist es gleich Anfangs (ehe man andre Hülfe erhält) das beste Mittel, nicht allein die Stelle des Bisses, sondern das ganze Glied anhaltend mit warmem Oele zu reiben. Man hat Beispiele, wo gar nichts weiter gebraucht wurde, und der giftige Biß hatte keine übeln Folgen.

Ich muß hier noch eines sehr gemeinnützigen Gebrauchs erwähnen, den man vom Hasenfett machen kann, welches gewöhnlich weggeworfen wird. Man kann die Frostbeulen damit kuriren, wenn man bei Eintritt des Winters die erfrornen Theile früh und Abends damit reibt, auch sie die Nacht hindurch damit belegt, z. E. wenn es die Hände sind, in Handschuhen schläft, die mit jenem Fett ausgestrichen sind. Das Hasenfett besitzt eine eigene reizende Kraft, daher es auch mit Nutzen beim Kropf in den Hals eingerieben wird.

Hafergrütze, Gerstengraupen.

Man kocht einen dünnen Schleim mit Wasser davon ab, wobei es aber besser ist, sie nicht klar zu stoßen, weil sonst zu viel mehlichte und grobe Theile aufgelöset werden. Ein solcher Hafer= oder Graupenschleim ist von mannigfaltigem Nutzen, beim Husten, bei Durchfällen, krampfhaftem Erbrechen, bei Koliken, bei Magenkrämpfen, schmerzhaftem Uriniren, bei der Ruhr, auch zu Klystieren.

Das Klystier.

Es gehört unter die wichtigsten und allgemeinsten Hausmittel, und es ist selten ein Haus, wo man nicht sowohl die Ingredienzien, als die Mittel es zu appliciren, finden sollte. Zu einem gewöhnlichen Klystier braucht man nichts weiter zu nehmen, als 2 Eßlöffel voll Hafergrütze, oder Graupen, oder Leinsamen, und eben so viel Kamillenblumen, oder Holunder- (Flieder-) Blumen (welche aber auch, wenn sie nicht zu haben wären, ohne Bedenken wegbleiben können); dies kocht man mit 4 Tassen voll Wasser ab, und setzt sodann 2 bis 3 Eßlöffel Leinöl oder Baumöl (oder ein anderes) und 2 Theelöffel Kochsalz hinzu. Sind es kleine Kinder, so nimmt man von allem nur die Hälfte, und statt des Salzes eben so viel Zucker. Die Anwendung geschieht freilich am besten durch eine Spritze, und es sollte in jeder guten Haushaltung ein solches Instrument vorhanden seyn. In Ermangelung dessen aber und in der Geschwindigkeit dient auch eine Rinds- oder Schweinsblase, an die man ein Röhrchen, z. B. die hörnerne Spitze einer Tabakspfeife, bindet. Bei der Einfüllung ist zu bemerken, daß die Flüssigkeit nur ganz lau (wie etwa frischgemolkene Milch) seyn darf, und daß man nach dem Einfüllen alle Luft, die oben über der Flüssigkeit steht, herausdrücken muß. Die Application selbst kann jeder Mensch machen. Sie besteht darin, daß sich der Kranke auf die rechte Seite legt, und man nun das vorher mit Oel bestrichene Röhrchen 1 bis 2 Zoll weit in den Mastdarm vorsichtig einschiebt, sodann mit der linken Hand das Röhrchen fest hält, und mit der rechten den nöthigen Druck gibt.

Dies Mittel ist eins der sichersten und wohlthätigsten Hausmittel, denn es kann nie schaden, und schafft in allen Krankheiten, wo nicht Hülfe, doch wenigstens Erleichterung. Vorzüglich nützlich ist es bei allen Kinderkrankheiten, wo man oft gar nichts weiter nöthig hat, und wo man Krämpfe und Nervenzufälle dadurch verhüten, ja selbst heben kann, bei Verstopfung des Stuhlgangs und ihren Folgen, bei Koliken, Krämpfen, hartnäckigem Erbrechen, Rückenschmerzen, im Anfange hitziger Fieber.

Wasser, kaltes und warmes.

Beides ist ein herrliches Heilmittel.

Das kalte Wasser dient bei allen Verletzungen von Fall und Quetschung, selbst bei Verbrennungen ohne Verlust der Oberhaut. Macht man gleich von Anfang an fleißig recht kalte Umschläge, die, so oft sie warm werden, wieder erneuert werden müssen, so verhütet man die Geschwulst, das Blutunterlaufen, die Entzündung, und manche üble Nachfolgen von Schwäche. Bei Verbrennungen ist es am besten, den ganzen Theil in eiskaltes Wasser zu stecken, und so lange darin zu lassen, bis aller Schmerz aufhört. — Auch ist es, äußerlich aufgeschlagen, ein gutes Mittel bei Verblutungen.

Lauwarmes Wasser ist eines der allgemeinsten Besänftigungsmittel, sowohl innerlich als äußerlich angewendet. Innerlich getrunken (wozu man es am besten mit etwas Melisse, oder Flieder-, oder Kamillen-Blüthen abbrühet und als Thee trinken läßt), kann es bei allen Krämpfen des Magens, der

Gedärme, Koliken, Erbrechen, Kopfweh aus dem Magen, mit Nutzen angewendet werden.

Das Fußbad.

Auch ein allgemeines Mittel. Es dient vorzüglich bei Kopfschmerzen, Schwindel, Ohrenbrausen, Betäubung, heftigen Anfällen von Engbrüstigkeit oder Erstickung, Brustschmerzen, Magenkrämpfen, Koliken, Rückenschmerzen; nach Erkältung, und bei heftigem Antrieb des Bluts nach Kopf und Brust; auch bei Unterdrückung, schmerzhaften und krampfhaften Zufällen der weiblichen Periode. — Nur beim fließenden Schnupfen ist es nicht rathsam.

Aber wenige Menschen verstehen ein Fußbad so zu brauchen, wie es nützlich ist. Nimmt man es zu warm oder zu lange, so kann es, statt zu beruhigen, erhitzen und reizen. Die Regel ist also diese: das Wasser wird mit 2 Hand voll Kochsalz vermischt, oder bei dringenden Fällen mit 2 Loth gestoßenem Senfsaamen abgekocht, und nur ganz lau (d. h. wie frischgemolkene Milch, oder so, daß, wenn man mit den Füßen hineinfühlt, man die Wärme nur wenig empfindet) genommen. Man setzt die Füße bis an die Waden hinein, bleibt nur eine Viertelstunde lang darin, läßt sie dann mit einem wollnen Tuche abreiben, und vermeidet darauf alle Erkältungen derselben; daher es am besten ist, wenn man sich gleich nachher zu Bette legt.

Leinsaamen, Leinkuchen.

Ist sehr gut zu brauchen, wo man erweichende Umschläge nöthig hat, z. E. zu Erweichung entzündlicher Verhärtungen, bei innern Schmerzen und Krämpfen. Man läßt zerstoßenen Leinsaamen oder Leinkuchen, nebst etwas Fliederblumen mit Milch abkochen, daß es ein dicker Brei werde; diesen schlägt man in Leinwand ein, drückt die Feuchtigkeit heraus, und legt ihn lauwarm über.

Auch kann man von Leinsaamen einen heilsamen Thee bereiten, wenn man einen Eßlöffel ganze Leinsaamen mit vier Tassen kochendem Wasser aufbrühen läßt, und des Geschmacks wegen einige Tropfen Citronensaft zu jeder Tasse tröpfelt. Dieser Thee dient bei krampfichtem trocknen Husten, beim Bluthusten, bei Koliken, besonders bei Nierenschmerzen, Urinbrennen und erschwertem Urinabgang.

Senf, Meerrettig, Pfeffer.

Senf und Meerrettig dienen hauptsächlich zur Bereitung des so nützlichen Senfpflasters, welches bei heftigen Kopf= und Zahnschmerzen, Schwindel, Ohrenbrausen, Betäubung, Brust= und Magenkrämpfen, Engbrüstigkeit, Erstickung, Leib= und Rückenschmerzen eines der geschwindesten Erleichterungsmittel ist, ja in manchen dringenden Fällen, z. E. schlagflußartigen Zufällen und Brustlstickungen, das Leben retten kann. — Es wird so bereitet: Man stößt 2 Loth Senfsaamen klar, mischt einen Eßlöffel geriebenen Meerrettig und so viel Sauerteig und ein wenig Essig dazu, daß es eine pflasterartige Masse wird; diese streicht man auf Leinwand in der Größe einer Hand, und legt sie entweder auf den Oberarm oder auf die Wade. Man läßt es nicht länger liegen, als bis der Kranke anfängt, ein beträchtliches Brennen zu empfinden, oder die Haut roth wird. Hierauf nimmt man es ab, und wascht mit warmem Wasser die auf der Haut zurückgebliebenen Theile des Teiges ab. Sollten hintendrein noch heftige Entzündung und Schmerzen entstehen, so ist das beste Besänftigungsmittel, süßen Milchrahm oder frischgeschlagene Butter darauf zu streichen. — Sollte der Fall dringend, und eine sehr schnelle Wirkung des Mittels nöthig seyn, so braucht man nur geriebenen Meerrettig auf die Haut zu binden, welches in wenig Minuten ein sehr heftiges Brennen erregt.

Der Pfeffer ist besonders als eins der besten magenstärkenden Mittel zu empfehlen, nur nicht gestoßen, weil er dann zu sehr erhitzt. Alle Morgen nüchtern 8 bis 10 ganze weiße Pfefferkörner zu verschlucken, und dies Monate lang fortzusetzen, ist eine der besten magenstärkenden Kuren bei langwierigem Mangel des Appetits, Blähsucht, langsamer Verdauung, anhaltender Magenverschleimung u. dgl.

Wein, Branntewein.

Wein ist das größte Stärkungs- und Belebungsmittel, und kann daher bei großer Schwäche, Ermüdung, Traurigkeit, bei Ohnmachten oder Krankheiten von Schwäche am schnellsten die Kräfte heben. Doch ist die Anwendung in Krankheiten immer etwas mißlich, und darf nicht ohne des Arztes Bestimmung gemacht werden. Nur allein bei Ertrunkenen, Erfrornen, Erstickten u. dgl. kann man immer, wenn sie wieder zu schlucken anfangen, etwas Wein einflößen. In Fällen, wo man Bedenken trägt, Wein trinken zu lassen, kann man doch Hände, Füße und Gesicht damit waschen, welches auch ungemein stärkt.

Bei äußerlichen Quetschungen und Stößen ist das Waschen mit Wein sehr gut; sind Kinder stark gefallen, so rathe ich, den ganzen Körper mit warmem Wein zu waschen, weil sonst der Grund zum Auswachsen oder einer andern Krankheit dadurch gelegt werden kann. So auch dient das tägliche Waschen mit lauwarmem Wein bei Kindern, welche einen Anfang zur englischen Krankheit zeigen und das Laufen nicht lernen wollen.

In Ermangelung des Weins kann Branntewein, mit vier Theilen Wasser vermischt, zu diesen Absichten benutzt werden.

Kamillenblumen — Holunder- (Flieder-) Blumen — Majoran — Krausemünze — Pfeffermünze — Melissen — Malven.

Diese Kräuter sollten in jedem Hausgarten stehen, in jeder guten Haushaltung trocken vorräthig seyn, und wenigstens in keinem Dorfe ganz fehlen, denn sie sind von mannigfaltigem guten Gebrauch. Die Holunderblüthen als Thee nach Erkältungen und bei Katarrhen; die Kamillen, Melisse, Krausemünze, Pfeffermünze als Thee bei Krämpfen, Magenschwächen, Ohnmachten, Schmerzen — die Malven bei Halsentzündung zum Thee und Gurgeln. — Auch dienen sie alle äußerlich zu Umschlägen und

Kräuterkissen bei Flüssen, örtlichen Schmerzen, Rothlauf, Gicht, Krämpfen.

Wolle — Flanell — grünes Wachstuch.

Eins der besten und sichersten Hausmittel bei Flüssen und Gichtschmerzen. Man umwickelt den leidenden Theil mit gekämmter Wolle oder Flanell; erstere hat oft wegen ihrer natürlichen Fettigkeit noch Vorzüge. Hilft das nicht, so wickelt man grünes Wachstuch oder Wachstaffet darum.

XVI.

Rettung in schnellen Todesgefahren.

Es gibt Ursachen, die bei der vollkommensten Gesundheit, bei der besten Fähigkeit noch lange fortzuleben, plötzlich die Lebensoperation unterbrechen und aufheben können, — die gewaltsamen Todesursachen. Sie vermindern oder unschädlich machen können, ist ein wichtiger Theil der lebenserhaltenden und verlängernden Kunst, und ich werde hier noch das Nöthige darüber mittheilen.

Es gehören dahin alle gewaltsamen Todesarten, die alle entweder durch mechanische Verletzungen oder durch organische Zerstörungen bewirkt werden. Sie lassen sich alle unter drei Classen bringen. Entweder sie machen die Lebensorgane unbrauchbar zu ihren Verrichtungen, oder sie vernichten plötzlich die Lebenskraft (z. E. der Blitz, ein heftiger Gemüthsaffect, die meisten Gifte), oder sie nehmen plötzlich die Lebensreize weg, ohne deren beständige Einwirkung keine Lebensäußerung geschehen kann (z. E. das Blut, die reine Luft).

Die Hülfe dagegen ist zweifach, wir können sie verhüten, oder sie unschädlich machen, wenn sie schon gewirkt haben.

Zuerst die Verhütung. Diese kann sich unmöglich darauf beziehen, die Ursachen alle von uns abzuhalten, denn sie sind so mit unserm Leben und besonders mit manchem Lebensberuf verwebt, daß man das Leben selbst verlassen müßte, um sie zu vermeiden. Aber wir können unserm Körper selbst einen hohen Grad von Immunität dagegen verschaffen, und ihm gewisse Eigenschaften geben, wodurch er in den Stand gesetzt wird, von jenen Ursachen, wenn sie ihm auch nahe kommen, nicht oder nur wenig zu leiden. Es gibt also eine objective und subjective Kunst, Todesgefahren zu verhüten, und die letztere ist es, in der sich jeder Mensch eine gewisse Vollkommenheit zu verschaffen suchen sollte. Sie gehört nach meiner Meinung nothwendig zur Bildung und Erziehung des Menschen. Die Mittel sind sehr einfach:

1. Man suche seinem Körper die möglichste Fertigkeit und Geschicklichkeit in allen körperlichen Uebungen zu verschaffen. Gehörige Kultur der körperlichen Kräfte im Laufen, Klettern, Voltigiren, Schwimmen, Gehen auf schmalen Flächen u. dgl. schützt ausnehmend vor den körperlichen Gefahren dieser Art, und es würden unendlich weniger Menschen ertrinken, stürzen oder andern Schaden leiden, wenn diese Ausbildung gewöhnlicher wäre.

2. Man bilde seinen Verstand aus, und berichtige die Erkenntniß über jene schädlichen Potenzen, durch populäre Physik und Naturwissenschaft. Dahin gehört die Erkenntniß der Gifte (s. oben), der Eigenschaften des Blitzes und seiner Vermeidung, des Nachtheils und der Eigenschaften mephitischer Luftarten, des Frosts u. s. w. Ich müßte ein eigenes Buch schreiben, wenn ich dies gehörig ausführen wollte; aber ich wünschte sehr, daß es geschrieben und in Schulen benutzt würde.

3. Man gebe seinem Geist Furchtlosigkeit, Stärke und philosophischen Gleichmuth, und übe ihn in schneller Fassung bei unerwarteten Ereignissen. Dies wird doppelten Nutzen haben. Es wird den physischen Schaden plötzlicher und erschütternder Eindrücke verhüten, und uns bei plötzlichen Gefahren rettende Entschließung geben.

4. Man verschaffe dem Körper einen gehörigen Grad von pathologischer Abhärtung gegen Frost und Hitze, Wechsel derselben u. dgl. Wer mit diesen Eigenschaften ausgerüstet ist, der wird in unzähligen Fällen dem Tod trotzen können, wo ein Andrer unterliegt.

Nun aber die Rettung bei schon wirklich existirender Todesgefahr! Was ist zu thun, wenn Jemand ertrunken, erhängt, erstickt, vom Blitz getroffen, vergiftet u. s. w. ist? Hier gibt es Mittel, wodurch man schon oft den ganz todt Scheinenden glücklich gerettet hat, und dies ist ein Theil der Medizin, den jeder Mensch verstehen sollte; denn Jedem kann

40

ein solcher Fall aufstoßen, und alles kommt auf die Geschwindigkeit der Hülfe an. Bei einer so gefährlichen Lage ist jeder Augenblick kostbar; das einfachste Mittel, gleich angewendet, kann mehr ausrichten, als eine halbe Stunde nachher die ganze Weisheit eines Aeskulaps. Jeder Mensch, der zuerst hinzu kommt, sollte es als Pflicht ansehen, sogleich Hülfe anzuwenden, und wohl bedenken, daß das Leben des Verunglückten von einer Minute früher oder später abhangen kann *).

*) Es war daher ein sehr glücklicher Gedanke des Herrn D. Struve zu Görlitz, diese Rettungsmittel zur bequemen Uebersicht in Tabellen zu bringen, die in jeder Schule, Bauernschenke und ähnlichen öffentlichen Orten aufgehängt seyn sollten. Es sind bis jetzt drei Noth- und Hülfstafeln erschienen: 1. für Ertrunkene rc.; 2. für Vergiftete, vom tollen Hund Gebissene rc; 3. Hebammentafel. Jede kostet 1 gr., 40 Stück 1 Thl.

Als das Neueste und Beste zum Selbstunterricht empfehle ich: Bernt Vorlesungen über die Rettungsmittel in schnellen Todesgefahren. Wien, 1822.

Ich kann mich nicht enthalten, ein ganz neues Beispiel einer nicht durch einen Arzt, sondern durch eine entschloßne und von lebendigem Gefühl der Menschlichkeit durchdrungene Frau bewirkten Wiederbelebung zur Nachahmung mitzutheilen. Es ist die Wittwe des zu früh verstorbenen Hofmed. Brückner zu Gotha. Am 1. Jul. 1797 fand ein Mann zu Ichtershausen sein vierjähriges Kind todt im Wasser, wo es eine kleine

Es lassen sich die gewaltsamen Todesarten, nach ihrer Behandlung, in drei Classen theilen.

Die erste Classe: Erstickte (Erhängte, Ertrunkene, in unreiner Luft Umgekommene), vom Blitz Erschlagene, in todtengleiche Ohnmacht Versetzte, und ihre Behandlung. Hier sind Folgendes die ersten und wirksamsten Hülfen:

1. Man beschleunige so schnell wie möglich das

---

halbe Stunde gelegen haben mochte. Das Kind war am ganzen Körper blau und ganz steif; alle Anwesende hielten es für völlig todt, und waren zu bestürzt, um etwas zur Rettung zu unternehmen. Die würdige Frau hielt es für Pflicht, das, was sie nach der Vorschrift ihres sel. Mannes wußte, auf der Stelle anzuwenden. Sie öffnete dem Kinde mit einiger Mühe den Mund, und reinigte ihn von den Träbern, die im Teich gewesen waren; dann schnitt sie ihm die Kleider ab, legte den Körper in warmes Wasser, rieb ihn gelinde drei Viertelstunden lang, und hielt ihm Salmiakspiritus vor die Nase. Hierauf fingen die Lippen an etwas Röthe zu zeigen, und in der Gegend des Mundes entstand ein gelindes Zucken. Nun wurde das Kind in ein warmes Bett gelegt, und Körper und Fussohlen mit warmen Tüchern gerieben. Nach Verlauf von zwei Stunden kam das Kind ins Leben zurück. Es wurde ihm nun eine Auflösung von Brechweinstein eingeflößt, und einige Klystiere von Kamillenthee gegeben, und das Kind, weil es noch kalt war, zu einem Erwachsenen ins Bett gelegt. Das that die gewünschte Wirkung. Das Kind gerieth in starken Schweiß, erbrach sich, und gelangte, ohne weitere Mittel, zur völligen Genesung.

Herausnehmen aus dem Wasser, das Abschneiden vom Strick, genug die Entfernung der Todesursache. Dies ist allein schon hinreichend, den Unglücklichen zu retten, wenn es bald geschieht; aber darin wird es am meisten versehen. Rettungsanstalten hat man nun endlich wohl an allen Orten, aber man geht gewöhnlich so langsam dabei zu Werke, daß man mehr glauben sollte, es gehörten diese Anstalten zur letzten Ehre eines Verunglückten, als zur Rettung seines Lebens. Daher bin ich überzeugt, daß bei Ertrunkenen bessere Findanstalten oft mehr werth wären, als alle Rettungsanstalten *), und wenn man sieht, wie ungeschickt und unwillig sich die Menschen dabei benehmen, was für abscheuliche Vorurtheile noch dabei herrschen, so wundert es einen nicht mehr, daß in Deutschland so wenig Verunglückte gerettet werden, und ich beschwöre hier alle Obrigkeiten, diesem wichtigsten Theil der Rettungsanstalten mehr Vollkommenheit zu geben, wohin ich

*) Hamburg, das schon in so manchen patriotischen Einrichtungen zum Muster gedient hat, gibt uns auch hierin ein nachahmungswürdiges Beispiel, indem daselbst dieser Theil der Hülfe zu einer außerordentlichen Vollkommenheit gebracht ist. Ich empfehle als das vollkommenste, was wir in der Art haben, jedem Arzt, jeder Polizei, jedem Menschenfreund, nachfolgendes Buch: Günther Geschichte und jetzige Einrichtung der Hamburger Rettungsanstalten; mit Kupfern. Hamburg, bei Bohn, 1796.

auch die Ausrottung der Vorurtheile *), der Streitigkeiten über Jurisdiction, die Belohnungen des Findens, und die Bestrafung jeder muthwilligen Verzögerung rechne.

2. Man entkleide sogleich den Verunglückten, und suche, so geschwind und so allgemein wie möglich, Wärme zu erwecken. Wärme ist der erste und allgemeinste Lebensreiz. Das nämliche Mittel, was die Natur benutzt, um alles Leben zuerst zu wecken, ist auch das größte, um eine zweite Wiederbelebung zu bewirken. Das beste dazu ist ein lauwarmes Bad; fehlt dies, dann das Bedecken mit warmem Sand, Asche, oder dicken Decken und Betten, mit warmen Steinen, an verschiedenen Orten des Körpers applicirt. Ohne dies Mittel werden alle andere wenig ausrichten, und es wäre besser, den Scheintodten bloß durchdringend zu erwärmen, als ihn, wie so oft geschieht, mit Schröpfen, Bürsten, Klystieren u. s. w. herum zu ziehen, und ihn zugleich vor Kälte erstarren zu lassen.

3. Das Einblasen der Luft in die Lunge folgt

*) Dahin gehört die schändliche Furcht vor dem Schimpflichen und Unehrlichen, was das Behandeln eines solchen Verunglückten mit sich führe, der teuflische Aberglaube mancher Fischer, man dürfe vor Sonnenuntergang einen Ertrunkenen nicht ausfischen, um dem Fischfang keinen Schaden zu thun, oder, es müsse mancher Fluß jährlich sein Opfer haben, und dergleichen Meinungen mehr, die unter dem gemeinen Haufen noch immer mehr, als man denkt, herrschen.

zunächst in Absicht der Wichtigkeit, und kann so schön mit der Wärme verbunden werden. Besser ist es freilich, wenn es mit reiner dephlogistisirter Luft (Sauerstoffgas) und durch Röhre und Blasebalg geschieht. Aber in der Geschwindigkeit, und um die kostbare Zeit nicht zu verlieren, ist es genug, wenn der Erste Beste seinen Athem in den Mund des Unglücklichen bläst, so daß er die Nase desselben dabei zuhält, und, wenn er bemerkt, daß die Rippen davon ausgedehnt werden, ein wenig inne hält, und durch einen Gegendruck auf die Gegend des Zwergfells, auch durch das gelinde Anziehen eines um den Leib gezogenen Handtuches die Luft wieder austreibt, dann von neuem einbläset, und dieses künstliche Athemholen einige Zeit fortsetzt.

4. Man lasse von Zeit zu Zeit aus einer gewissen Höhe Tropfen von eiskaltem Wasser oder Wein auf die Herzgrube fallen; dies hat zuweilen den ersten Anstoß zur Wiederbewegung des Herzens gegeben.

5. Man reibe und bürste Hände und Fußsohlen, Unterleib, Rücken, man reize empfindliche Theile des Körpers, Fußsohlen und Handflächen, durch Stechen, Schneiden und Auftröpfeln von geschmolzenem Siegellack, Nase und Schlund durch eine hineingebrachte Feder, oder durch Vorhalten und auf die Zunge Tröpfeln des flüchtigen Salmiakgeists, die Augen durch vorgehaltenes Licht, das Gehör (ein am längsten empfindlich bleibender Sinn) durch starkes Schreien, oder den Schall einer Trompete, Pistole u. dgl.

6. Man blase Luft oder Tabaksrauch (wozu zwei auf einander gesetzte hörnerne Tabakspfeifen dienen können) in den Mastdarm, oder, wenn ein Instrument bei der Hand ist, so spritze man eine Abkochung von Tabak, Senf, auch Wasser, mit Essig und Wein vermischt, ein.

7. Sobald man einige Lebenszeichen bemerkt, so flöße man einen Löffel guten Wein ein, und wenn der Kranke schluckt, so wiederhole man dies öfter. Im Nothfall dient auch Branntewein, mit zwei Drittheil Wasser vermischt.

8. Bei denen vom Blitze Getroffenen ist auch das Erdbad zu empfehlen. Man legt sie entweder mit dem offenen Munde auf ein frisch aufgegrabenes Fleck Erde, oder man scharrt sie bis an den Hals in frisch aufgegrabene Erde.

Werden diese einfachen Mittel, die ein jeder Mensch anwenden kann, und bei seinem in Todesgefahr schwebenden Mitmenschen anwenden muß, bald angewendet, so werden sie mehr helfen, als eine halbe Stunde später der vollständigste Kunstapparat, und wenigstens wird dadurch die Zwischenzeit nicht unbenutzt gelassen, und das schwache Lebensfünkchen am völligen Verlöschen gehindert.

Zur zweiten Classe der Verunglückten gehören die Erfrornen. Sie verlangen eine ganz andere Behandlungsart. Durch Wärme würde man sie tödten. Hier ist weiter gar nichts zu thun, als dies: Man scharre sie entweder in Schnee bis an den Kopf ein, oder setze sie in ein Bad von dem kältesten Wasser, was man haben kann, und das nur eben nicht gefroren ist. Hierin erholt sich das Leben von selbst, und sobald sich wieder Lebensäußerung zeigt, so flöße man warmen Thee mit Wein ein, und bringe den Kranken in ein Bett.

Die dritte Classe: Vergiftete. Hier besitzen wir zwei unschätzbare Mittel, die auf jedes Gift passen, die überall, ohne alle Apotheke, zu haben sind, und die gar keine medizinische Kenntniß voraussetzen: Milch und Oel. Durch diese beiden Mittel allein hat man sogar die fürchterlichste aller Vergiftungen, die Arsenikvergiftung, heilen können. Sie erfüllen die beiden Hauptzwecke der Kur, Ausleerung und Umwicklung oder Entkräftung des Gifts. Man lasse also in großer Menge, so viel als nur der Kranke vermag, Milch trinken (bricht er sie zum Theil wieder weg, desto besser), und alle Viertelstunden eine halbe Tasse Oel, es ist einerlei, ob es Lein-, Mandel-, Mohn- oder Baumöl ist, nehmen. Weiß man gewiß, daß es Arsenik, Sublimat oder ein anderes Metallsalz war, so löse man Seife in Wasser auf, nnd lasse diese trinken. Dies ist hinreichend, bis der Arzt kommt, und wird ihn gar oft unnöthig machen.

XVII.

Das Alter und seine gehörige Behandlung.

Das Alter, ungeachtet es an sich die natürliche Folge des Lebens und der Anfang des Todes ist, kann doch selbst wieder ein Mittel werden, unsere Tage zu verlängern. Es vermehrt zwar nicht die Kraft zu leben, aber es verzögert ihre Verschwendung, und so kann man behaupten, der Mensch würde in der letzten Periode seines Lebens, in dem Zeitraum der schon verminderten Kraft, seine Laufbahn eher beschließen, wenn er nicht alt wäre.

Dieser etwas paradox scheinende Satz wird durch folgende Erläuterungen seine Bestätigung erhalten. Der Mensch hat im Alter einen weit geringern Vorrath von Lebenskraft, und weniger Fähigkeit sich zu restauriren. Lebte er nun noch mit eben der Thätigkeit und Lebhaftigkeit fort, als vorher, so würde dieser Vorrath weit schneller erschöpft seyn, und der Tod bald erfolgen. Nun vermindert aber der Karakter des Alters die natürliche Reizbarkeit und Empfindlichkeit, dadurch wird die Wirkung der innern und äußern Reize, und folglich die Kraftäußerung und Kraftverschwendung auch vermindert, und so kann er bei der geringern Consumtion mit diesem Kraftvorrath weit länger auskommen. Die Abnahme der Intension des Lebensprozesses mit dem Alter verlängert also seine Dauer.

Eben diese verminderte Reizfähigkeit vermindert aber auch die Wirkung schädlicher Eindrücke und krankmachender Ursachen, z. E. der Gemüthsaffecten, der Erhitzung u. s. w.; sie erhält eine weit größere Gleichförmigkeit und Ruhe in der innern Oeconomie, und schützt auf diese Weise den Körper vor manchen Krankheiten. Man bemerkt sogar, daß aus eben dieser Ursache alte Leute weniger leicht von ansteckenden Krankheiten befallen werden, als junge.

Dazu kommt nun noch selbst die Gewohnheit zu leben, die unstreitig in den letzten Tagen mit zur Erhaltung des Lebens beiträgt. Eine animalische Operation, die man so lange immer in derselben Ordnung und Succession fortgesetzt hat, wird zuletzt so gewöhnlich, daß sie noch durch Habitus fortdauert, wenn auch andere Ursachen zu wirken aufhören. Zum Erstaunen ist es oft, wie sich die größte Altersschwäche noch immer einige Zeit erhält, wenn nur alles in seiner gewohnten Ordnung und Folge bleibt. Der geistige Mensch ist wirklich zuweilen schon gestorben, aber der vegetative, die Menschenpflanze, lebt noch einige Zeit fort, wozu freilich weit weniger gehört. Diese Lebensgewohnheit verursacht auch, daß der Mensch, je älter er wird, desto lieber lebt.

Wird nun vollends das Alter gehörig behandelt und unterstützt, so kann es noch mehr zum Verlängerungsmittel des Lebens benutzt werden, und da dies einige Abweichungen von den allgemeinen Gesetzen erfordert, so halte ich's für nothwendig, hier die dazu gehörigen Regeln mitzutheilen.

Die Hauptideen der Behandlung müssen diese seyn. Man muß die immer zunehmende Trockenheit und Steifigkeit der Fasern (die zuletzt den Stillestand verursacht) vermindern und erweichen. Man muß die Restauration des Verlornen und die Ernährung möglichst erleichtern. Man muß dem Körper etwas stärkere Reize geben, weil die natürliche Reizfähigkeit so sehr vermindert ist; und man muß die Absonderung der verdorbenen Theilchen unterstützen, die im Alter so unvollkommen ist, und jene Unreinigkeit der Säfte nach sich zieht, welche auch den Tod beschleunigt.

Hierauf gründen sich folgende Regeln:

1. Im Alter fehlt die natürliche Wärme. Man suche sie daher von aussen möglichst zu unterhalten und zu vermehren; daher warme Kleidung, warme Stuben, warme Betten, erwärmende Nahrung, auch, wenn es thunlich ist, der Uebergang in ein wärmeres Clima, sehr lebensverlängernd sind.

2. Die Nahrung sey leichtverdaulich, mehr flüssig als fest, concentrirt nahrhaft, und dabei stärker reizend, als in den frühern Perioden rathsam war. Daher sind warme und gewürzte Kraftsuppen den Alten so heilsam, auch zarte, recht mürbe gebratene Fleischspeisen, nahrhafte Vegetabilien, ein gutes nahrhaftes Bier, und vor allen ein ölichter edler Wein, ohne Säure, ohne erdichte und phlegmatische Theile, z. E. alter spanischer Wein, Tokayer, Cyper, Kapwein. Ein solcher Wein ist einer der schönsten und passendsten Lebensreize für Alte; er erhitzt nicht, sondern nährt und stärkt sie; er ist die Milch der Alten.

3. Laue Bäder sind äußerst passend, als eins der schönsten Mittel, die natürliche Wärme zu mehren, die Absonderungen, besonders der Haut, zu befördern, und die Trockenheit und Steifigkeit des Gan-

zen zu vermindern. Sie entsprechen also fast allen Bedürfnissen dieser Periode.

4. Man vermeide alle starke Ausleerungen, z. E. Aderlässe, wenn sie nicht durch besondere Umstände angezeigt werden, starke Purganzen, Erhitzung bis zum Schweiße, den Beischlaf u. s. w. Sie erschöpfen die wenige Kraft, und vermehren die Trockenheit.

5. Man gewöhne sich mit zunehmendem Alter immer mehr an eine gewisse Ordnung in allen Lebensverrichtungen. Das Essen und Trinken, der Schlaf, die Bewegung und Ruhe, die Ausleerungen, die Beschäftigungen, müssen ihre bestimmte Zeit und Succession haben und behalten. Eine solche mechanische Ordnung und Gewohnheit des Lebens vermag ausnehmend zur Verlängerung desselben in dieser Periode beizutragen.

6. Der Körper muß zwar auch Bewegung haben, aber ja keine angreifende oder erschöpfende, am besten eine mehr passive, z. E. das Fahren, und das öftere Reiben der ganzen Haut, wozu man sich mit vielem Nutzen wohlriechender und stärkender Salben bedienen kann, um die Steifigkeit zu mindern, und die Haut weich zu erhalten. — Vorzüglich müssen heftige körperliche Erschütterungen vermieden werden. Sie legen gewöhnlich den ersten Grund zum Tode.

7. Angenehme Stimmungen und Beschäftigungen der Seele sind hier von ungemeinem Nutzen. Nur keine starken oder erschütternden Leidenschaften, welche im Alter auf der Stelle tödtlich seyn können.

Am heilsamsten ist die Heiterkeit und Zufriedenheit des Gemüths, welche durch den Genuß häuslicher Glückseligkeit, durch einen frohen Rückblick in ein nicht umsonst verlebtes Leben, und durch eine heitere Aussicht in die Zukunft, auch jenseits des Grabes, erzeugt wird. Auch ist die Gemüthsstimmung für Alte sehr passend und heilsam, die der Umgang mit Kindern und jungen Leuten hervorbringt; ihre unschuldigen Spiele, ihre jugendlichen Einfälle haben gleichsam etwas Verjüngendes. Insbesondere ist Hoffnung und Verlängerung der Aussichten ins Leben ein herrliches Hülfsmittel. Neue Vorsätze, neue Plane und Unternehmungen (die freilich nichts Gefährliches oder Beunruhigendes haben müssen), genug, die Mittel, das Leben in der Phantasie weiter hinaus zu setzen, können selbst zur physischen Verlängerung desselben etwas beitragen. Auch finden wir, daß die Alten gleichsam durch einen innern Instinkt dazu getrieben werden. Sie fangen an Häuser zu bauen, Gärten anzulegen u. dgl., und scheinen in dieser kleinen Selbsttäuschung, wodurch sie sich das Leben gleichsam zu assecuriren meinen, ungemein viel Wohlbehagen zu finden.

XVIII.

Kultur der geistigen und körperlichen Kräfte.

Nur durch Kultur wird der Mensch vollkommen. Sowohl die geistige als physische Natur desselben muß einen gewissen Grad von Entwicklung, Verfeinerung und Veredlung erhalten, wenn er die Vorzüge der Menschennatur genießen soll. Ein roher unkultivirter Mensch ist noch gar kein Mensch, er ist nur ein Menschthier, welches zwar die Anlage hat, Mensch zu werden, aber, so lange diese Anlage durch Kultur nicht entwickelt ist, weder im Physischen noch Moralischen sich über die Classe der ihm gleich stehenden Thiere erhebt. Das ganze Wesentliche des Menschen ist seine Vervollkommnungsfähigkeit, und alles ist in seiner Organisation darauf berechnet, nichts zu seyn, sondern alles zu werden.

Höchst merkwürdig ist der Einfluß, den die Kultur auch auf die Vervollkommnung des Physischen und eben auf Verlängerung des Lebens hat. Gewöhnlich glaubt man, alle Kultur schwäche und verkürze das physische Leben. Aber dies gilt nur von dem Extrem, der Hyperkultur, die den Menschen zu sehr verfeinert und verzärtelt; diese ist eben so schädlich und unnatürlich, als das andere Extrem, die Unkultur, wenn die Anlagen des Menschen nicht oder zu wenig entwickelt werden; beide verkürzen das Leben. Sowohl der verzärtelte, zu sinnlich oder geistig lebende Mensch, als auch der rohe Wilde, erreichen beide nicht das Ziel des Lebens, dessen der Mensch fähig ist. Hingegen ein gehöriger und zweckmäßiger Grad von geistiger und körperlicher Kultur, hauptsächlich die harmonische Ausbildung aller Kräfte, ist, wie schon oben gezeigt worden, durchaus erforderlich, wenn der Mensch auch im Physischen und in der Lebensdauer die Vorzüge vor dem Thier erhalten soll, deren er fähig ist.

Es ist wohl der Mühe werth, den Einfluß der wahren Kultur auf Verlängerung des Lebens etwas genauer zu entwickeln, und sie dadurch von der falschen desto mehr zu unterscheiden. Sie wirkt folgendergestalt zum langen Leben:

Sie entwickelt die Organe vollkommen, und bewirkt folglich ein reicheres, genußvolleres Leben und eine reichere Restauration. Wie viele Restaurationsmittel hat ein Mensch mit gebildetem Geiste, welche dem rohen fehlen!

Sie macht die ganze Textur des Körpers etwas zarter und weicher, und vermindert also die zu große Härte, welche der Länge des Lebens hinderlich ist.

Sie schützt uns vor zerstörenden und lebensverkürzenden Ursachen, die dem Wilden viel von seinem Leben rauben, z. E. Frost, Hitze, Witterungseinflüsse, Hunger, giftige und schädliche Substanzen u. dgl.

Sie lehrt uns Krankheiten und Gebrechen heilen, und die Kräfte der Natur zur Verbesserung der Gesundheit anwenden.

Sie mäßigt und regulirt das Leidenschaftliche, das bloß Thierische, in uns durch Vernunft und moralische Bildung, lehrt uns Unglück, Beleidigungen u. dgl. gelassen ertragen, und mäßigt dadurch die zu gewaltsame und heftige Lebensconsumtion, die uns bald aufreiben würde.

Sie bildet gesellschaftliche und Staatenverbindungen, wodurch gegenseitige Hülfe, Polizei, Gesetze, möglich werden, die mittelbar auch auf die Erhaltung des Lebens wirken.

Sie lehrt endlich eine Menge Bequemlichkeiten und Erleichterungsmittel des Lebens, die zwar in der Jugend weniger nöthig sind, aber desto mehr im Alter zu gute kommen. Die durch Kochkunst verfeinerte Nahrung, die durch künstliche Hülfen erleichterte Bewegung, die vollkommnere Erholung und Ruhe u. s. w. sind alles Vortheile, wodurch ein kultivirter Mensch sein Leben im Alter weit länger erhalten kann, als ein Mensch im rohen Naturzustande.

Hieraus erhellt auch schon, welcher Grad und welche Art der Kultur nöthig ist, wenn sie lebensverlängernd seyn soll. Nur die ist es, die zwar im Physischen sowohl, als Geistigen, die möglichste Ausbildung unsrer Kräfte zum Zweck, aber dabei immer das höhere moralische Gesetz zur Regel hat, worauf im Menschen alles bezogen werden muß, wenn es gut, zweckmäßig und wahrhaft wohlthätig seyn soll.

XIX.

Anwendung obiger Regeln auf die verschiedenen Constitutionen, Temperamente und Lebensarten des Menschen.

Die Anwendung der allgemeinen Lebens- und Gesundheitsregeln wird aber durch die Verschiedenheit der Constitutionen, Temperamente und auch äußere Verhältnisse mannigfaltig modificirt, und nur die Anwendung kann die rechte heißen, welche darauf gehörige Rücksicht nimmt. Es wird daher noch nöthig seyn, darüber einige Bestimmungen zu geben.

Zuerst sind es die verschiedenen Constitutionen und Temperamente, die einen primitiven und wesentlichen Unterschied unter den Menschen machen, wodurch nicht allein die Stimmung des innern Lebens, sondern auch sein Verhältniß zu dem äußern, und die Einwirkung desselben auf ihn, sehr verschieden gestaltet wird. Nothwendig muß dies auch Einfluß auf die Vorschriften der Diätetik und Makrobiotik haben.

Wir lassen uns hier nicht auf die feinen Distinktionen ein, die nur den Arzt interessiren, sondern wir unterscheiden nur die Hauptclassen, die eine verschiedene Lebensweise bedingen. Hier fällt das, was der Arzt physische Constitution nennt, mit dem Temperament zusammen, und da bleiben ewig die Menschen in die vier Hauptclassen getheilt, die man schon zu den Zeiten der Römer und Griechen unterschied, in die sanguinischen, cholerischen, melancholischen und phlegmatischen. Man kann dies wirklich als die Radicalverschiedenheiten des Menschengeschlechts ansehen, und sie sind als solche auch immer betrachtet worden.

Der Unterschied lag nur darin, daß Philosophen und Aerzte den Grund der Verschiedenheit einmal mehr in den Säften, das andremal mehr in den Kräften, einmal im Leibe, das andremal in der

Seele gesucht haben, nicht bedenkend, daß im Organismus Geistiges und Leibliches, Kraft und Materie, so innig verbunden sind, daß eines das andere bestimmt, und daß allerdings eine gewisse Beschaffenheit der Organisation dem Menschen, so wie Anlage zu gewissen Krankheiten, also auch die oder jene Stimmung und Richtung seiner Triebe und Geistesanlagen geben kann, und, wenn sie angeboren ist, wirklich für sein ganzes Leben gibt.

Die erste Classe: die Sanguinischen. — Der Grundcharakter des sanguinischen Temperaments ist: Leichte und lebhafte Erregbarkeit und Beweglichkeit, ohne Dauer, die höchste Empfänglichkeit für jeden physischen und geistigen Reiz, aber mit schnellem Aufhören seiner Wirkung; daher Frohsinn und Leichtsinn, Aufgelegtheit zur Freude und zum Lebensgenuß, das Leben der Gegenwart, ein geborner Epikuräer; gewöhnlich Gutmüthigkeit, Fügsamkeit, Geselligkeit, Annehmlichkeit im Umgange; eine Menge guter Vorsätze, aber Mangel an Ausführung, und überhaupt an Festigkeit im Charakter. Im Physischen Vorherrschen des Blutsystems, leichte und schnelle Bluterzeugung, Vollblütigkeit, Neigung zu Blutcongestionen und Blutaufregungen, doch mit leicht möglicher Zertheilung; Lunge und Herz am leichtesten affizirbar; Neigung mehr zu hitzigen als zu langwierigen Krankheiten, und leichte Krisen; im Ganzen unter allen die gesundeste Anlage.

Wer zu der sanguinischen Classe gehört, der muß alle zu starken Reize vermeiden, vorzüglich solche, die auf das Blutsystem wirken, hitzige Speisen und Getränke, heftige körperliche Erhitzungen, heftige Leidenschaften, auch äußere Hitze; denn die zu große Aufregung bringt ihm am meisten Gefahr und durch Beschleunigung Verkürzung des Lebens. Eben so muß man in der Diät alles vermeiden, was zu viel Blut erzeugt, mehr von Pflanzenkost als von Fleischkost leben, und viel Wasser trinken.

Die zweite Classe begreift die Melancholischen. — Sie ist der Gegensatz der Sanguinischen. Hier ist der Grundcharakter: schwache Erregbarkeit, mit langer Dauer der Wirkung. Daher die stärksten Reize ohne sonderlichen Eindruck, aber hat es einmal eingegriffen, dann unauslöschliche, wenigstens schwer wieder aufzuhebende Reaction. Dies gilt sowohl vom Moralischen als Physischen. In erster Hinsicht gehören hieher die Homines tenaces propositi, die Menschen von tiefem Charakter, tiefem Gefühl, äußerlich wenig bewegt, aber desto tieferes und stärkeres inneres Leben, der Gegensatz von Leichtsinn, aber desto mehr Schwersinn, der sehr leicht in Schwermuth ausartet, daher auch weniger empfänglich für Freude und Geselligkeit, sondern mehr die Stille, Einsamkeit und Selbstbetrachtung liebend. Im Physischen entsteht dadurch derselbe Charakter, Neigung zu Stockungen und Verstopfungen, hauptsächlich im Unterleib, Trägheit der Circulation und aller Absonderungen und Ausleerungen; daher Zähigkeit, Verdickung, Schärfung der Säfte, Hämorrhoidalbeschwerden, weniger leichte Empfänglichkeit für Krankheitsreize, aber desto langwierigeres Festhalten der einmal erzeugten Krankheit und schwere Krise, mehr Geneigtheit zu chronischen, als zu hitzigen fieberhaften Krankheiten.

Es folgt hieraus die wichtige Regel für alle Menschen dieser Classe, daß sie, gerade im Gegensatz der vorigen, starke körperliche und geistige Aufregung, körperliche Bewegung, stärkere äußere Reize, mehr Abwechselung, Gesellschaft und Zerstreuungen, genug alles, was die Seele nach aussen ziehen kann, suchen, und Stille, Einsamkeit, anhaltendes Nachdenken und Brüten über einzelne Gegenstände möglichst vermeiden müssen. In der Diät müssen sie vorzüglich den Stockungen und Verstopfungen der Unterleibseingeweide entgegen arbeiten, und eröffnende Gemüse und Obst hauptsächlich zur Nahrung wählen, viel trinken, und scharfe, zähe, erdichte Kost, schwere Mehlspeisen, Hülsenfrüchte, blähende Speisen vermeiden, auch im Genuß spiritnöser Getränke sehr vorsichtig seyn, weil diese die Neigung zu Verstopfungen leicht vermehren.

Die Classe der **Phlegmatischen** ist der vollkommenste Gegensatz der Sanguinischen, denn ihr Charakter ist: **die größte Unerregbarkeit und Unbeweglichkeit** gegen äußere, sowohl geistige als physische, Reize, und zugleich **Mangel an Dauer der mühsam erregten Reaction**, sowohl im Geistigen als Physischen. Daher Stumpfheit des Gefühls, Trägheit im Denken, Wollen und Handeln, schwere Fassung eines Vorsatzes, und dann

Mangel der Ausführung, Leidenschaftlosigkeit und Seelenruhe, aber die Ruhe der Leblosigkeit, des Todes. Und eben so im Physischen, Unthätigkeit, Stokkung, Ueberfüllung mit schlecht verarbeiteten Säften; daher Verschleimung, Verstopfung der Eingeweide, Fettanhäufung, Erschlaffung der Fasern, schwammichtes Fleisch, Fehler der Absonderungen, entweder Hemmungen, oder passive Schleim- und Blutflüsse.

Das Grundprinzip der Lebensordnung eines Phlegmatischen muß demnach seyn: Belebung, Auferweckung des schlafenden, nur halb lebenden Organismus; Anwendung der kräftigsten physischen und geistigen Reize, die stärksten körperlichen Bewegungen bis zur Erhitzung, reizende Speisen und Getränke, Wein, Gewürze, viel Arbeit und mannigfaltige Beschäftigung. Daher für solche Menschen Noth und Unglück und äußerer Zwang oft die größten Wohlthaten, und die besten Mittel zur Verbesserung ihrer Gesundheit und Verlängerung ihres Lebens sind, weil sie außerdem nicht dazu zu bewegen sind. In Ermangelung dessen können lebhafte Sinnes- und Gefühlsreize, Ortsveränderungen, Reisen, Erregung von Affecten die Stelle vertreten.

Die vierte Classe endlich: die **Cholerischen**, sind diejenigen, welche mit einer **großen Erregbarkeit** eine **heftige und dauernde Reaction** verbinden; am meisten affizirbar sind Leber und Gallensystem. Sie sind daher äußerst heftig und leidenschaftlich, zum Jähzorn geneigt, feurig, großer und kühner Unternehmungen, aber auch großer

Uebereilungen und Uebelthaten fähig. Im Physischen zeichnen sie sich aus durch ein bräunliches Kolorit, schwarze Haare, trockene Haut und Muskelfasern, Neigung zu Gallenanhäufungen und Gallenkrankheiten, heftige Blutcongestionen, Entzündungen und andere gewaltsame Zufälle.

Menschen dieser Classe müssen alles thun, durch geistige Mittel die Seelenreizbarkeit und Leidenschaftlichkeit zu bekämpfen und zu besänftigen, wozu moralische und religiöse Bildung das Meiste thun, und wodurch oft, wie die Erfahrung lehrt, die wunderbarsten Umwandlungen des Charakters möglich geworden sind. Oeftere Benutzung der Stille, Einsamkeit, Selbstbetrachtung, Landleben werden dies sehr unterstützen. Sie müssen ferner im Physischen alles anwenden, wodurch Milde der Säfte, kühles Blut, und Verminderung der Reizbarkeit bewirkt und die Gallenerzeugung vermindert wird. Dazu Pflanzenkost, Wassertrinken, säuerliche Speisen und Getränke, wenig Fleisch, noch weniger Fett, Vermeidung der Gewürze, des Weins und aller geistigen Getränke. Ein Braminenleben ist dieser Art Menschen am zuträglichsten.

Endlich ist nun noch zu bemerken das gemischte Temperament. — Sehr häufig nämlich sind in den nämlichen Individuen mehrere Temperamente vereinigt, und es entstehen daraus eben die unendlich verschiedenen Nuancirungen der Menschen. Hier muß auch die Behandlung und Diät darnach modifizirt und zusammengesetzt werden. Doch bleibt im=

mer eines das vorherrschende, und dieses muß auch den Grundton der Behandlung und Lebensweise angeben.

Wir gehen nun zu den Lebensarten und Beschäftigungen der Menschen über. Sie lassen sich alle in zwei Hauptclassen theilen: die geistigen und die körperlichen.

Die bloß geistige ist die Lebensart der Gelehrten und Geschäftsmänner. Sie zehrt unglaublich den Körper aus, wie die Flamme das Oel. Sie ist schon nachtheilig als einseitige Thätigkeit, durch das aufgehobene Gleichgewicht, was sie hervorbringt. Aber sie wirkt noch nachtheiliger, wenn sie zu weit getrieben wird, auf das ganze Nervensystem, erzeugt zu große Empfindlichkeit und Reizbarkeit, Nervenschwäche, sowohl allgemeine als örtliche, besonders der Augen, Krämpfe und Nervenzufälle aller Art, Vorherrschen der Phantasie, oder fixe Ideen, Hypochondrie, Verdauungsschwäche, Unterleibskrankheiten, selbst Wahnsinn. Uebermäßige Geistesanstrengung trocknet den Körper aus, und hindert die Restauration. Noch nachtheiliger wird das alles, wenn, wie gewöhnlich, ein sitzendes Leben hinzu kommt, und noch schlimmer, wenn, wie es in großen luxuriösen Städten der Fall zu seyn pflegt, Schwelgerei, übermäßige Tafelgenüsse und nächtliche Schwärmereien hinzukommen. Das heißt, das Licht an zwei Enden zugleich anstecken, und die beste Natur kann dadurch in sehr kurzer Zeit zu Grunde gerichtet werden.

Das Einzige, wodurch eine solche Lebensart unschädlich gemacht werden kann, ist, wenn man die Geistesanstrengung nicht übertreibt, worüber das Kapitel: Uebermäßige Anstrengung der Seelenkräfte nachzulesen, wenn man tägliche Bewegung und Luftgenuß damit verbindet, und vorzüglich wenn man dabei ein einfaches und mäßiges Leben führt, die Genüsse der Tafelfreude beschränkt, harte, schwerverdauliche Speisen meidet, die Nacht der Ruhe und nicht der Arbeit widmet, und der Zeit und Dauer des Schlafs nichts entzieht.

Die körperlichen Beschäftigungen sind entweder sitzende oder bewegte.

Die sitzenden sind am meisten zu beklagen. Denn außer den nachtheiligen Folgen des Sitzens und Zusammendrückens des Unterleibs, welche in Verstopfungen der Unterleibseingeweide, Hämorrhoiden, Hypochondrie, selbst Gemüthskrankheiten bestehen, kommt noch der üble Einfluß der eingeschloßnen Luft hinzu, welche gewöhnlich damit verbunden ist, und auf die Lebenslänge und ganze Lebensrestauration höchst nachtheilig einwirkt. Daher wir auch bei solcher Classe von Lebensart im Durchschnitt eine auffallende Kürze des Lebens bemerken. Am allerschlimmsten, wenn mit dem allen sich noch eine schädliche Beschaffenheit und Einwirkung des Arbeitsmaterials verbindet, z. B. Blei, Wollenstaub u. s. w.

Diese Nachtheile können nur dadurch abgeholfen werden, wenn die sitzende Arbeit zuweilen durch körperliche Bewegung unterbrochen wird, wenn, wie ich solche löbliche Gewohnheit an mehreren Orten gesehen habe, die sitzenden Arbeiter gegen Abend vor das Thor gehen, und ein Stück Land zum Gemüsebau bearbeiten, oder Holz sägen, spalten u. dgl. Auch wird der wöchentliche Gebrauch eines warmen Bades vielen Uebeln dieser Art abhelfen.

Die bewegte Lebensart ist im Ganzen weit zuträglicher, Gesundheit erhaltender und Leben verlängernder. Doch unterscheidet sie sich wieder in zwei Classen: entweder Bewegung in freier Luft, oder in eingeschlossenem Raum.

Die bewegte Lebensart in freier Luft ist unstreitig die glücklichste und gesundeste von allen, am meisten mit der Bestimmung der Natur übereinstimmend. Daher auch in ihr, wie wir oben gesehen haben, die Beispiele von dem höchsten Alter und der dauerhaftesten Gesundheit vorkommen. — Die bewegte Lebensart im eingeschlossenen Raum ist bei weitem nicht so gesund und stärkend. Sie ermüdet und schwächt weit mehr, da sie nicht die volle Lebensrestauration aus der Luft hat.

Vorzüglich aber kommt es darauf an, ob die Bewegung gleichförmig und allgemein, oder nur örtlich und auf ein Organ oder System beschränkt ist. Die erstere ist die gesundeste, die letzte führt leicht durch die beständige vorzugsweise Erregung eines Theils ein aufgehobenes Gleichgewicht und ungleiche Vertheilung der Säfte und Kräfte herbei. So z. B. zieht der Sänger, der Redner, der Spieler blasender

Instrumente die Congestionen des Bluts nach der Lunge, disponirt sie zu Entzündung, und endlich Schwächung und Lungensucht. Die Setzer und andere bloß die Arme Bewegenden ziehen ebenfalls die Congestionen nach den obern Theilen.

Die Regel der Makrobiotik überhaupt ist hierbei, alle übermäßige Anstrengung und die Erkältung nach der Erhitzung zu meiden, und zwar, bei solcher Lebensart, sich gut zu nähren, aber, je stärker man sich bewegt, desto vorsichtiger im Genuß erhitzender Dinge zu seyn. Bei einseitigen Bewegungen und Kraftanstrengungen ist es sehr heilsam, sie zuweilen durch allgemeine Bewegungen zu unterbrechen, um die gleichförmige Vertheilung der Säfte wieder herzustellen.

Es gibt endlich noch eine dritte Classe von Lebensart — Beschäftigung kann man sie nicht nennen, denn sie besteht eben darin, daß sie keine ist — die negative oder nichts thuende. — Sie ist unstreitig die bedauernswürdigste, ungesundeste und lebensverderblichste von allen; denn sie verwandelt den Menschen zuletzt durch Mangel an Reiz und Thätigkeit in einen Sumpf, in ein stehendes, todtes Meer. Das Physische der Maschine stockt, es häufen sich überflüssige, schlecht verarbeitete, verdorbene Säfte an, die Kraft der Organe wird aus Mangel der Uebung immer mehr gelähmt, und der Keim zu allen Krankheiten ist dadurch gelegt. Eben so schlimm ist es mit dem Geistigen; Müssiggang, Mangel an bestimmter Berufsarbeit, erzeugt immer

Verirrungen der Seele, entweder krankhaftes Uebergewicht der Phantasie und Schwärmerei, oder Abspannung und Erschlaffung der edelsten Kräfte, und so entweder Versinken in sich selbst, Hypochondrie, Verdunkelung der Seele, Trübsinn, eingebildetes Unglück, Ueberdruß des Lebens, ja Selbstmord, der sehr häufig nur diese Quelle hat, oder Liederlichkeit, zügellose Ausschweifung, und dadurch ebenfalls, nur langsam, Selbstzerstörung.

Und da nun der Mensch leider von Natur mehr zur Trägheit als zur Arbeit geneigt ist, so bleibt das einzige Sicherungsmittel, entweder die Noth, oder eine bestimmte Berufsarbeit, die uns durch die Pflicht zum Arbeiten und zwar zur bestimmten Zeit ruft. Es ist dies das größte Glück des Lebens, und ich sehe jeden Menschen als unglücklich an, der keinen solchen bestimmten Beruf — das heißt den Pflichtruf zur Arbeit — hat.

So wahr bleibt es ewig, was unsere Alten in zwei goldnen Worten, als den Inbegriff aller Lebensregeln, aussprachen:

Bete und arbeite, — das Uebrige wird Gott machen.

Denn was heißt das anders, als: **Der Friede Gottes im Herzen, und nützliche Thätigkeit nach aussen,** sind die einzig wahren Grundlagen alles Glücks, aller Gesundheit, und alles langen Lebens.

Namenregister.

Sachregister.

A.

B.

G.

H.

L.

S.

W.

Z.

FSC
www.fsc.org
MIX
Papier aus verantwortungsvollen Quellen
Paper from responsible sources
FSC® C141904

Druck:
Customized Business Services GmbH
im Auftrag der
KNV Zeitfracht GmbH
Ein Unternehmen der Zeitfracht - Gruppe
Ferdinand-Jühlke-Str. 7
99095 Erfurt